本书出版获得教育部人文社会科学重点研究基地——河北大学宋史研究中心基地建设经费、河北大学中国史“双一流”学科建设经费资助

海外藏明代太医珍稀古籍研究

HAIWAICANG MINGDAI TAIYI
ZHENXI GUJI YANJIU

周云逸 著

目　录

前　言

对海外所藏的中医古籍进行复制出版和研究，始于著名的中医文献研究专家马继兴。他撰有《海外收藏古代中医文献研究》①，收录他主持的1996—1999年中国中医研究院科研项目“考察当前流散海外中医药善本古籍及其回收途径的研究”的成果，其中论及“当前流散海外中医药善本古籍的重要意义及其范畴”，“现已争取回归的亡佚中国古医籍”的版本及内容特点，“有待陆续争取回归与调研的亡佚中国古医籍”的品种及版本，“国内出土后流散国外的中医古籍”的分类介绍，提出“争取加速回收海外中医药孤善本古籍的进程”。马继兴及其高弟郑金生，与日本学者真柳诚等人合作，经过多年努力，在2002年复制海外中医古籍近400种，其中包括国内失传的中医古籍160余种及中医珍善本200余种，并选辑《日本现存中国稀觏古医籍丛书》②，影印出版海外中医古籍15种。

其后，郑金生、曹洪欣在进一步搜集整理海外中医古籍上又取得突出成绩。郑金生主编《海外回归中医善本古籍丛书》③，点

---

① 参见马继兴：《马继兴医学文集（1943—2009）》，中医古籍出版社2009年版，第367—557页。

② 马继兴等选辑：《日本现存中国稀觏古医籍丛书》，人民卫生出版社1999年版。

③ 郑金生主编：《海外回归中医善本古籍丛书》，人民卫生出版社2003年版。

校整理 62 种海外中医古籍；主编《海外中医珍善本古籍丛刊》[1]，影印 427 种海外中医古籍善本。曹洪欣主编《珍版海外回归中医古籍丛书》[2]，影印 20 种海外中医古籍；主编《海外回归中医善本古籍丛书（续）》[3]，点校整理 24 种海外中医古籍。

上述成果对海外回归中医古籍的收集及整理，对于中医古籍的抢救工程而言，意义重大。这些成果集中在影印、点校整理上，目前学界对海外回归中医古籍进一步的研究，相关成果并不多见。本书在考证出 449 位明太医名录的基础上，利用诸种书目文献，确定明太医有医籍传世者 47 人，共有传世医籍 102 种。从而精选藏于海外的 6 种明太医传世医籍，即董宿《试效神圣保命方》、刘伦《济世内科经验全方》、吴绶《伤寒蕴要全书》、龚廷贤《痘疹辨疑全幼录》、傅懋光《医学集要经验良方》、阴有澜《痘疹一览》，它们或为国内亡佚，或为珍稀版本。目前，这 6 种医籍有点校者仅 1 种，学界对它们的研究尚存不足。本书对这 6 部明代太医珍稀医籍进行综合研究，探讨其版本、内容及价值，将有助于发掘和传承明代宫廷医学经验。

这 6 种海外藏明代太医珍稀古籍，《海外中医珍善本古籍丛刊》均有影印，但是限于体例，每一种书仅影印一个版本。本书对 6 种海外藏明代太医珍稀古籍的研究，尽可能获取不同版本，以诸版本为基础而展开多维度的综合研究。从版本的角度，对其版本情况进行梳理；从考据的角度，对著者生平进行考证；从目

① 郑金生主编：《海外中医珍善本古籍丛刊》，中华书局 2017 年版。

② 曹洪欣主编：《珍版海外回归中医古籍丛书》，人民卫生出版社 2010 年版。

③ 曹洪欣主编：《海外回归中医善本古籍丛书（续）》，人民卫生出版社 2010 年版。

录的角度，辑录相关目录书对之的记载及提要；从学理的角度，对其医药学价值进行探讨；从实用的角度，精选其中的医案、医方加以辨析。因而本书有一定的文献价值、理论价值及实用价值。需要说明的是，世易时移，本书所载古方作为中医遗产是否可以直接用于治今病以及如何才能治今病，这仍有待于中医药临床实验的进一步研究。

本书附录一《明太医名录汇编》、附录二《明太医传世医籍提要》是笔者主持的 2020 年度北京中医药文化资源调查专题项目“明太医院医官传世著述调查与研究”的结项成果。这两个附录是本书得以精选 6 部海外藏明代太医珍稀古籍进行研究的前提。明代文献浩瀚，本书对明太医名录的汇编较前人有所推进，但非敢谓毫无遗漏；对 6 种海外藏明代太医珍稀古籍的研究，抑或有欠妥之处，在此恳请方家批评指正。

第一章
董宿《试效神圣保命方》综论

一、著者生平及书籍简介

董宿《试效神圣保命方》十卷，在国内没有传本，仅日本有两种抄本。学界历来对董宿其人其书存在误识。明代徐春甫《古今医统大全》记载："董宿，四明人，正统间为太医院使，深察药性，博究医书，治疗立方辄有奇效，故辑《奇效良方》七十卷，今行于世。"[①] 清初王宏翰《古今医史》、陈梦雷《古今图书集成》均取其说。今人所撰《中医大辞典》也这么记载："董宿，明代医家。四明（今浙江宁波南）人。正统间（1436—1449）任太医院使。精通药性，临证效果较好。编有《试效神圣保命方》一书，后经方贤编定，改名《奇效良方》。"[②] 这些提要存在三处错误。

第一，董宿并非四明（今浙江宁波）人，而是会稽（今浙江绍兴）人。董宿《试效神圣保命方》卷首题署的是"太医院使会稽董宿著"；比董宿稍后的陈鉴《奇效良方序》也称其为"太医

---

① （明）徐春甫编集，崔仲平、王耀廷主校：《古今医统大全》，人民卫生出版社 1991 年版，第 41 页。

② 李经纬等主编：《中医大辞典》，人民卫生出版社 2011 年版，第 1677 页。

院使会稽董宿”[①]，这一说法也得到《奇效良方》的作者、董宿之后继任太医院院使的方贤的认可。显然，董宿是会稽人，而非四明人。

第二，董宿并非在明正统年间(1436—1449）任太医院院使。正统年间，他担任的是御医，至景泰三年（1452）升为院判，景泰四年（1453）升为院使，事见《明英宗实录》[②]。

第三，《试效神圣保命方》与《奇效良方》没有关系。陈鉴《奇效良方序》指出：“太医院使会稽董宿，尝集诸家之方，类为一帙，未及成书而逝。今院判吴兴方贤惜其采辑未备，犹不能无择简去取之未安者，间与御医杨文翰，翻阅载籍，重加订正。”[③]这个序只是说董宿汇集诸家医方，未竟其功而去世，太医院院判方贤、御医杨文翰对之重加订正，成书《奇效良方》，并没有言明董宿未成的书是《试效神圣保命方》。商辂《奇效良方序》记载：“乃者太医院判方贤，以医书一集见示，曰：此前院使董宿所辑，贤续而成之者。董虑方书太泛，欲斟酌损益，约之于中。顾其书未备，贤窃惜之，间得御医杨文翰相与重加订正，删繁举要，慎于去取，总六十余类，凡若干卷，名曰《奇效良方》。”[④]这个序也没有说明董宿原辑之书的名称。

据笔者考察，《试效神圣保命方》与《奇效良方》在形态及

---

① 参见[日]丹波元胤：《中国医籍考》，人民卫生出版社 1956 年版，第 939 页。

② 《明英宗实录》卷 214 记载：景泰三年（1452）三月十七日“升太医院御医董宿、徐文蔚、宁得中、何永庆俱为本院院判”。《明英宗实录》卷 227 记载：景泰四年（1453）三月十九日“丙子，升太医院院判董宿为院使”。

③ 参见[日]丹波元胤：《中国医籍考》，人民卫生出版社 1956 年版，第 939 页。

④ （明）董宿辑录，（明）方贤续补，田代华等点校：《奇效良方》，天津科学技术出版社 2003 年版，第 1 页。

内容上完全不同，不能在两书之间画上等号。《奇效良方》不由改编《试效神圣保命方》而来，其作者也不是董宿。“据陈鉴序分析，《试效神圣保命方》当先于《奇效良方》问世。后者始著于董宿，未完而卒，书成于他人。”[①] 这或许是一种可能。

根据现有史料，董宿供职太医院期间，曾为明英宗、明景帝两位皇帝服务。在这期间，发生了两帝争位事件。正统十四年（1449）八月，明英宗朱祁镇亲征北伐，在土木堡被蒙古瓦剌部骑兵俘获；兵部尚书于谦联合其他大臣，于同年九月拥立留镇京师的明英宗之弟朱祁钰登基为帝，是为明景帝，以次年为景泰元年（1450），遥尊朱祁镇为太上皇；十月击败来犯北京的瓦剌军，翌年迎朱祁镇回京，软禁于南宫。景泰八年（1457）一月，明景帝病重，朱祁镇发动政变，废明景帝，杀于谦，复辟称帝，改元天顺。

结合这段历史来看，董宿在明景帝时期受到重用，擢升迅速——景泰三年（1452）刚由御医升为太医院院判，次年就由院判擢升为院使，这在明代太医院历史上是比较少见的。《明英宗实录》卷二五三记载：景泰六年（1455）五月十七日，“赐太医院使董宿诰命，并封赠其父母妻，从宿奏请也。”[②] 可见，在明景帝的关照下，董宿不仅仕途通达，而且荣及父母妻子。

通过史料来看，明景帝、于谦、董宿之间，形成了互信的小圈子。于冕《先肃愍公行状》记载董宿曾为其父于谦治病。

---

① （明）董宿著，万芳等点校：《试效神圣保命方》，载郑金生主编：《海外回归中医善本古籍丛书》第7册，人民卫生出版社2003年版，第402页。

② 台北“中研院”历史语言研究所校印：《明实录·明英宗实录》，台北“中研院”历史语言研究所1962年影印本，第5468页。

> 公夙染痰疾，动辄喘急，寓宿直房以便朝谒，一日疾举，上遣太监兴安、太医院使董宿视疾。宿云：“此疾得竹沥和药可愈。”兴安为上言之，且言公自奉甚俭，京城地寒无竹，惟大内万岁山竹颇成林，上亲幸伐竹赐之，仍令计所资用，一切给自尚方，盖异宠也。①

据于继先《先忠肃公年谱》记载，明景帝派遣董宿为于谦治病，事在丙子年（1456）②。明景帝施恩赐医于谦，并且信任董宿的诊断，为取得竹沥入药，亲上大内万岁山伐竹赐于谦。此年十二月明景帝病重，董宿与于谦一起问疾禁中③。可见，董宿极受明景帝、于谦的信重。

明英宗复辟之后，当年于谦就被斩，明景帝也病死。唯独董宿的太医院院使职位未受影响。直到天顺四年（1460），董宿依然在院使任上。这一年，董宿因大祀不敬，遭到弹劾，本应治罪，但获得明英宗的宽宥。《明英宗实录》卷三一一记载：天顺四年正月十一日，礼科掌科事给事中张宁等奏十九名官员大祀不敬，其中就包括“太医院使董宿，院判宁益、刘礼，御医吴敏、樊善名”五人。当年正月八日，英宗皇帝法驾临郊，准备次日大祀天地，而包括董宿在内的十九名官员“忘其戒谨，安于故常，驰骑直前，至天门而不下；肩舆径造，临御道而弗趋，罔思圣明之具临，不顾神灵之如在，放纵者固其所也”。因此“宜将各官

---

① （明）于谦著，魏得良点校：《于谦集》附录二，浙江古籍出版社2016年版，第678—679页。

② （明）于谦著，魏得良点校：《于谦集》附录二，浙江古籍出版社2016年版，第708页。

③ （明）于谦著，魏得良点校：《于谦集》附录二，浙江古籍出版社2016年版，第708页。

拿送法司，明正其罪，以为祭祀不敬之戒”。英宗皇帝最终宽恕了董宿等人，认为：“尔等所言极当，但祀礼既成，悉姑容之，再犯不宥。”①

董宿受明景帝重用，在明英宗复辟后依然受到重用及宽宥，这一切当是有赖于他的高明医术。

据上述史料可以概述董宿的生平如下：董宿，明代会稽（今浙江绍兴）人，正统年间（1436—1449）任太医院御医，景泰三年（1452）升为太医院院判，景泰四年（1453）升为太医院院使。董宿深察药性，博究医书，医术高超，治疗立方有奇效，深受明景帝、明英宗器重，撰有《试效神圣保命方》十卷。

董宿《试效神圣保命方》是一部明代太医所撰的简便方书，共十卷。书前有《医家总诀》以六言或七言歌诀概括行医之要，其余十卷以中风、伤寒等病症为纲，概述治疗的理、法、方、药，其中所附的方剂按书名所示，多为董宿试验有效之方。该书简明扼要，便于临床使用。

董宿《试效神圣保命方》的成书年代不可考。刘时觉《宋以后医籍年表》将董宿《试效神圣保命方》的成书年代系于明正统十四年（1449）②，但并无任何理据。其在“考证内容”栏说：“董正统间为太医院使。卷首《杂录总要》，载医家总诀、十二经本一经、五运六气、司天在泉、运气治法、望闻审切、煎药丸散制法，末卷为妇儿，余为外感内伤诸证。尝集诸家方为《奇效良方》

① 台北“中研院”历史语言研究所校印：《明实录·明英宗实录》，台北“中研院”历史语言研究所1962年影印本，第6529—6530页。

② 刘时觉主编：《宋以后医籍年表》，学苑出版社2019年版，第78页。

70卷，徐春甫称行于世，陈鉴言未及成书而逝，或即为是书。”[1]在“版本资料”栏则说：“国内早佚，日本内阁文库藏有红叶山文库旧藏清抄本，2002年收于《海外回归中医善本古籍丛书》出版。”[2]可见，刘时觉并无任何证据能够证董宿《试效神圣保命方》成书于明正统十四年（1449）。

二、版本叙录及提要辑录

（一）版本叙录

《试效神圣保命方》国内无传本，日本今存抄本2种，均藏于日本国立公文书馆内阁文库。一为清抄本，10册，红叶山文库旧藏，书号：子42—2。《海外中医珍善本古籍丛刊》据此本影印出版，《海外中医珍善本古籍丛刊提要》对之进行了提要（详后），《海外回归中医善本古籍丛书》对之进行了点校。二为日本江户抄本，5册，江户医学馆旧藏，书号：305—95，目前尚未见对此本进行提要者，现对其版本叙录如下。

《试效神圣保命方》，5册，10卷，抄本高22.3厘米，宽16.3厘米。每半叶8行，行16字。无边框行格。

第一册为目录、《试效神圣保命方杂录总要》、卷一和卷二正文。目录首页钤有六枚藏书印，分别为“医学图书”“跻寿殿书籍记”“多纪氏藏书印”“广寿院架藏记”“大学东校典藉局之印”“日

① 刘时觉主编：《宋以后医籍年表》，学苑出版社2019年版，第78页。

② 刘时觉主编：《宋以后医籍年表》，学苑出版社2019年版，第78页。

本政府图书”。前四枚钤印表明此书原为多纪氏藏书。多纪氏是由日本医学世家丹波氏改家名而来。丹波元孝于宽延二年(1748)改家名为多纪，并于明和二年（1765）创建私立医学教育学校，命名为“跻寿馆”，宽政三年（1791）改为官营，更名为“医学馆”，仍由多纪氏主持①。钤印中的“广寿院架藏记”是元孝之子多纪元德（1732—1801）的藏书印②。后二枚钤印表明该书于明

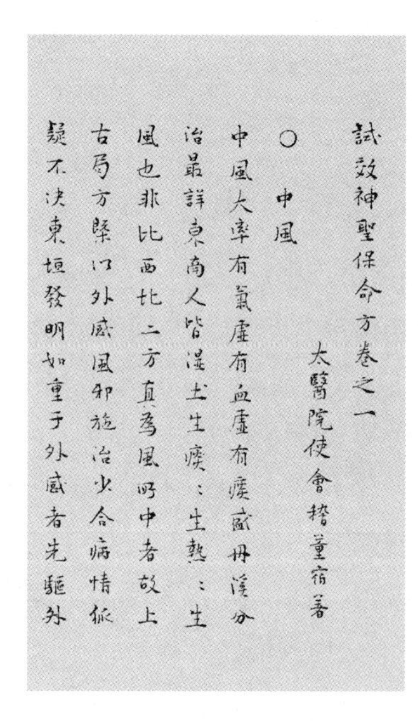

試效神聖保命方卷之一
太醫院使會稽董宿著
○中風
中風大率有氣虛有血虛有痰盛丹溪分治最詳東南人皆濕土生痰痰生熱熱生風也非比西北二方真為風所中者故上古局方鮮以外感風邪施治少合病情狐疑不決東垣發明如重于外感者先驅外

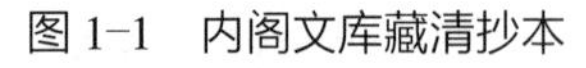

图 1-1　内阁文库藏清抄本

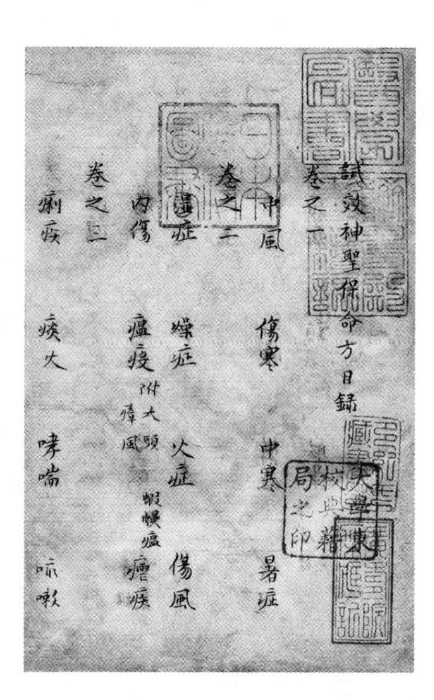

試效神聖保命方目録
卷之一
中風　傷寒　中寒　暑症
卷之二
濕症　燥症　火症　傷風
内傷　瘟疫
卷之三
痢疾　痰火　哮喘　咳嗽

图 1-2　内阁文库藏日本江户抄本

① 廖育群:《扶桑汉方的春晖秋色：日本传统医学与文化》，上海交通大学出版社 2013 年版，第 143 页。

② 海霞、陈红梅:《〈魏氏家藏方〉日本流布考》，《中医典籍与文化》2021 年第 2 期。

治年间转藏大学东校，后转藏内阁文库[①]。

目录之后为《试效神圣保命方杂录总要》，内有《医家总诀》《十二经本一脉》《五运主病》《六气为病》《司天在泉运气图》《运气治法》《望闻审切例》《论用煎药丸散制法》等篇，概述行医之要，除《司天在泉运气图》《运气治法》《论用煎药丸散制法》三篇外，其余各篇皆为六言或七言歌诀，便于记诵。

卷一题为“试效神圣保命方卷之一 / 太医院使会稽董宿著”，内有《中风》《伤寒》《中寒》《暑症》。卷二题为“试效神圣保命方卷之二 / 太医院使会稽董宿著”，内有《湿症》《燥症》《火症》《伤风》《内伤》《温疫（附大头病、虾蟆瘟、瘴气）》《疟疾》。

第二册为卷三、卷四。卷三题为“试效神圣保命方卷之三 / 太医院使会稽董宿著”，钤印同卷一，内有《痢症》《痰症》《哮喘》《咳嗽》。卷四题为“试效神圣保命方卷之四 / 太医院使会稽董宿著”，内有《泄泻》《霍乱》《呕吐》《噎膈》《伤食》《痞症》《吞酸》《嘈杂嗳气》《咳逆》。

第三册为卷五、卷六。卷五题为“试效神圣保命方卷之五 / 太医院使会稽董宿著”，钤印同卷一，内有《消渴》《汗症》[②]《郁症》《积块（附茶癖）》《头痛》《头风》《眩运[③]（附眉棱痛）》。卷六题为“试效神圣保命方卷之六 / 太医院使会稽董宿著”，内有

① 日本国立公文书馆内阁文库所藏明代汪机《医读》的日本抄本，也钤有与《试效神圣保命方》所钤相同的六枚藏书印，说明二书是多纪氏的同一批藏书，转辗藏入日本国立公文书馆内阁文库。《医读》的钤印说明，参见郑金生、张志斌：《海外中医珍善本古籍丛刊提要》，中华书局 2017 年版，第 249 页。

② “汗症”二字，正文遗漏，据第一册全书目录补。

③ “眩运”下有小字注：“眩言其黑，运言其转。”第一册全书目录作“眩晕”。

《目病》《鼻病》《耳病》《口病》《牙病（附乌须方及洗面法）》《喉病》《心痛》《胁痛》《腹痛》。

第四册为卷七、卷八。卷七题为“试效神圣保命方卷之七 / 太医院使会稽董宿著”，钤印同卷一，内有《腰痛》《疝病》《脚气》《痛风》《诸气》《痿症》《手麻木》《便浊》《遗精》《关格》《淋闭》《小便不禁》。卷八题为“试效神圣保命方卷之八 / 太医院使会稽董宿著”，内有《秘结》《水肿》《鼓胀》《脱肛》《痔漏》《癍疹》《结核》《癫痫》《怔忡（附惊悸健忘证）》《黄疸（附黄肿病）》。

第五册为卷九、卷十。卷九题为“试效神圣保命方卷之九 / 太医院使会稽董宿著”，钤印同卷一，内有《虚损》《诸血》《疮疡》。卷十题为“试效神圣保命方卷之十 / 太医院使会稽董宿著”，内有《妇人科（经候、血崩、带下）》《产前胎动》《小儿科》《痘疹》。

（二）提要辑录

1. 丹波元简《聿修堂藏书目录》对《试效神圣保命方》的提要如下：

> 《神圣保命方》十卷，五册，抄本，明董宿撰。[①]

2. 丹波元胤《中国医籍考》对《试效神圣保命方》的提要如下：

> 董氏（宿）《试效神圣保命方》十卷，存。
>
> 徐春甫曰：董宿，四明人，正统间为太医院使，深察药性，博究医书，治疗立方，辄有奇效。故辑《奇效良方》七十卷，今行于世。

---

① ［日］丹波元简：《聿修堂藏书目录》，日本国立公文书馆藏本，书号：219—169。

《奇效良方》七十卷，未见。①

3. 刘时觉《中国医籍补考》对《试效神圣保命方》的提要如下：

《试效神圣保命方》十卷，存，1449？

明会稽董宿原辑。《中国医籍考》卷五十五“存”，录徐春甫之言。

时觉按：董宿，字号无考，正统间为太医院使。是书国内早佚，日本行政法人国立公文书馆内阁文库藏有红叶山文库旧藏清抄本，2002年收于《海外回归中医善本古籍丛书》出版。卷首有《杂录总要》，载医家总诀、十二经本一经、五运主病、六气为病、药本五味、司天在泉运气图、运气治法、望闻审切例、论用前药丸散制法。末卷为妇人、小儿，余为外感内伤诸证。宿尝集诸家方为《奇效良方》七十卷，未成而逝，吴兴方贤续成之。②

4. 郑金生、张志斌《海外中医珍善本古籍丛刊提要》对《试效神圣保命方》的提要如下：

《试效神圣保命方》，明董宿著。清抄本。日本国立公文书馆内阁文库藏。十册。书号：子42—2。高23.5厘米，宽15.3厘米。每半叶八行，行十六字。无边框行格。首为目录。次为“试效神圣保命方杂录总要”一卷。次为正文，卷一之首题署为“试效神圣保命方卷之一 / 太医院使会稽董宿著”。

董宿，会稽（今浙江绍兴）人。为太医院院使。明徐春

① ［日］丹波元胤：《中国医籍考》，人民卫生出版社1956年版，第938页。

② 刘时觉：《中国医籍补考》，人民卫生出版社2016年版，第1024页。

甫云董氏“深察药性，博究医书，治疗立方，辄有奇效，故辑《奇效良方》七十卷行于世”。然明方贤《奇效良方·陈鉴序》则曰：“太医院使会稽董宿，尝集诸家之方，类为一帙，未及成书而逝。今院判吴兴方贤惜其采辑未备，犹不能无择简去取之未安者，间与御医杨文翰，翻阅载籍，重加订正。”可知《奇效良方》乃以董宿之书为基础扩充而成。方贤为明正统、景泰间人，则董宿亦当为正统间人。《试效神圣保命方》无序言，其成书年约亦在明正统间。

该书十卷。正文前《杂录总要》，以经络、运气为医家之要，用歌诀概括相关内容，兼述诊察、药性炮制等简明知识。其余十卷，以病证分为六十六类，含内外科、五官等诸多疾病，末为妇人科、小儿科诸疾。各类病证前简述病因病状、辨证论治之理，后列诸方。作者为医官，精于医理，故其书遣方用药多重辨证分治，随证加减。

该书未见中国古今书志著录。日本《医籍考》首次著录此书。今惟日本内阁文库存该书二部，一为清抄本（即今影印底本），一为江户抄本。清抄本目录下有“晧生”私印，来源不明。内阁文库馆藏书目著录该本为枫山文库（即红叶山文库）旧藏。该文库由德川幕府始建于庆长七年（1602），明治十七年（1884）归入太政官文库（即后之内阁文库）。[①]

5. 丹波元胤《中国医籍考》对《奇效良方》的提要如下：

方氏（贤）《奇效良方》，明志六十九卷，存。

① 郑金生、张志斌：《海外中医珍善本古籍丛刊提要》，中华书局 2017 年版，第 149 页。

陈鉴序略曰：太医院使会稽董宿，尝集诸家之方，类为一帙，未及成书而逝。今院判吴兴方贤惜其采辑未备，犹不能无择简去取之未安者，间与御医杨文翰，翻阅载籍，重加订正。凡方论之轻重失宜、先后不伦、烦而未及删、要而未及采者，悉从校勘，与夫投门而经验者，悉从收入。条分缕析，精思博究，汇萃成编，为门六十有四，为卷六十有九，题曰《奇效良方》，爰锲诸梓。上以禅乙夜之览，下以广四方之传，其用心甚溥，其为力甚勤，亦可嘉也已！亦可尚也已！吾知是书一出，不惟有以巩亿万于皇国，抑且有以登群黎于寿域，岂曰小补之哉？于不可易言之中，而有至易者存，吾于是书有取焉。①

6. 严世芸《中国医籍通考》对《奇效良方》的提要如下：

《奇效良方》，方贤，六十九卷，存。

商辂序曰：医之方何始乎？上古圣神，继天保民，而《素问》、《本草》之书作，方其昉于此乎？《素问》论病之因，《本草》著药之性，合是二者，而医之方出矣。然则二书其医学之源乎？譬之规矩准绳，为方圆平直者，亦取法于此而已耳。厥后秦和六气之论，明此者也；越人《难经》之述，述此者也；仲景《金匮》诸方，推而广之者也；思邈《千金备急》，触类而长之者也。其他如《脉诀》，如《病源》，如《和剂》、《圣惠》，如《秘要》、《直指》，与夫经验集验之殊其名，得效神效之异其目，简帙浩繁，不可殚纪，贮之足以充栋，载之至于汗牛，医之方不亦博矣乎？我朝医药有专

① ［日］丹波元胤：《中国医籍考》，人民卫生出版社 1956 年版，第 939 页。

官，方脉有专科，治疗有全效，列圣仁民之心，即古圣神之心也。乃者太医院判方贤，以医书一集见示，曰：此前院使董宿所辑，贤续而成之者。董虑方书太泛，欲斟酌损益，约之于中。顾其书未备，贤窃惜之，间得御医杨文翰相与重加订正，删繁举要，慎于去取，总六十余类，凡若干卷，名曰《奇效良方》。将绣诸梓，以上裨圣览，下与四方君子共之，愿为之序。予惟医者意也，如对敌之将，操舟之工，贵临机应变。方固难于尽用，然非方则古人之法弗传，茫如望洋，如捕风，必有率意而失之者矣，方果可以弗用乎？是宜董辑之而贤成之，择之愈精，守之愈约，而用之愈效，其有功于医学大矣。虽然，方固良矣，有志之士必熟之《素问》以求其本，熟之《本草》以究其用，熟之诊视以察其证，熟之治疗以通其变，始于用方而终至于无俟于方，夫然后医之道成矣。昔许胤宗谓，我善读仲景书而知其意，然未尝专用其方。诚名言哉！予故诵之以为检方用药者之劝。成化六年庚寅冬十一月长至日，资善大夫兵部尚书兼翰林院学士知制诰经筵官淳安商辂序。①

7. 裘沛然《中国医籍大辞典》对《奇效良方》的提要如下：

《奇效良方》六十九卷。明·董宿编著，方贤、杨文翰补订。刊于明成化七年（1471）。明正统间先由太医院使董宿编辑诸家名方而成《试效神圣保命方》，共十卷，但未竟而病逝；后太医院使方贤与御医杨文翰考求医药文献，重加

① 严世芸主编：《中国医籍通考》第二卷，上海中医学院出版社 1991 年版，第 2465—2466 页。

订正。凡原著方论之轻重失宜、先后不伦、繁而失要者，悉予勘正；又收采经验之方，类编荟萃，并改为现名（增至六十九卷，又名《太医院经验奇效良方大全》）。书分六十四门。卷一至卷八分别为风寒、暑、湿、燥、火门，卷九至卷五十三为内伤杂病门，卷五十四为疮疡门，卷五十五为针灸门，卷五十六为正骨兼金镞门，卷五十七至卷六十二为五官科门，卷六十三为妇人门，卷六十四为小儿门，卷六十五为疮疹门，卷六十六为腋臭门，卷六十七为诸虫门，卷六十八为中恶门，卷六十九为诸毒门。载方达七千余首。是书有论有方，主要以《内经》、《脉经》等书理论为依据，汇集宋代至明初医方精华，综合内、外、妇、儿、杂病医疗经验。刊行之后，流传很广。现存明成化七年太医院刻本、正德六年（1511）刘氏日新堂刻本及1959年商务印书馆铅印本。①

8. 刘时觉《中国医籍补考》对《奇效良方》的提要如下：

《奇效良方》六十九卷，存，1470。

明会稽董宿原辑，明吴兴方贤纂集。《中国医籍考》卷五十五：董宿《奇效良方》七十卷，“未见”；方贤《奇效良方》六十九卷，“存”，录陈鉴序略。

商辂序略曰：我朝医药有专官，方脉有专科，治疗有全效，列圣仁民之心，即古圣神之心也。乃者太医院判方贤，以医书一集见示，曰：此前院使董宿所辑，贤续而成之者。董虑方书太泛，欲斟酌损益，约之于中，顾其书未备，贤窃

① 裘沛然主编：《中国医籍大辞典》，上海科学技术出版社2002年版，第398页。

惜之。间得御医杨文翰相与重加订正，删繁举要，慎于去取，总六十余类，凡若干卷，名曰《奇效良方》，将绣诸梓，以上裨圣览，下与四方君子共之，愿为之序。予惟医者意也，如对敌之将，操舟之工，贵临机应变。方固难于尽用，然非方则古人之法弗传，茫如望洋，如捕风，必有率意而失之者矣。方果可以弗用乎？是宜董辑之而贤成之，择之愈精，守之愈约，而用之愈效，其有功于医学大矣。虽然，方固良矣，有志之士必熟之《素问》以求其本，熟之《本草》以究其用，熟之诊视以察其证，熟之治疗以通其变，始于用方而终至于无俟于方，夫然后医之道成矣。昔许胤宗谓，我善读仲景书而知其意，然未尝专用其方，诚名言哉！予故诵之以为检方用药者之劝。成化六年庚寅冬十一月长至日，资善大夫兵部尚书兼翰林院学士知制诰经筵官淳安商辂序。

《平津馆鉴藏书籍记》曰：题奉政大夫太医院院使吴兴方贤纂集，修职郎太医院御医临江杨文翰校正。前后无序跋。《明史·艺文志》"方贤《奇效良方》六十九卷"，此本尚缺四卷。书中称中书右丞相合剌合孙至元癸未季春一日奉敕治之。贤乃元人，书中诏敕上命等字俱提行写，当为元时所刊。黑口版，每叶廿二行，行廿四字。(《四部总录医药编》)

《续修四库全书提要》曰：元方贤撰。贤事迹无可考。据书首署名为奉政大夫太医院使吴兴方贤纂集。修职郎太医院御医临江杨文翰校正，盖太医院之官书也。书首有序，略谓：太医院判方贤以医书一集见示，曰：此前院使董宿所辑，贤续而成之者。董虑方书太泛，欲斟酌省益，约之于中，顾其书未备，贤窃惜之。间得御医杨文翰相与重加订正，删繁举要，慎于去取，总六十余类，凡若干卷，名曰《奇效良方》，将绣诸梓，以上禅圣览，下与四方君子共之。其末一叶已佚，不知序者为谁。每叶二十六行，目录上中下三列，约膏丸汤散等七十余方，凡目录七十七叶，计方六千有奇。按：《明史·艺文志》“方贤《奇效良方》六十九卷”，则此尚缺五卷。然全书无裁匿之迹，想刻时已逸。又书中称中书右丞相合剌合孙至元癸未季春奉敕治之。癸未为元世祖二十年，则贤乃元初人。《明史》误收其著述也。

胡玉缙曰：《太医院经验奇效良方大全》六十四卷，元方贤撰。贤未详其字，吴兴人，官太医院院使。《明史·艺文志》载是书，作六十九卷，以为明人。案：是书首尾完善，书中称“中书右丞相合剌合孙至元癸未季春奉敕治之”，癸未为元世祖二十年，则贤乃元初人，《明史》殊误。丁氏《宝书阁著录》载是书，题“元人”，为得其实，而作六十五卷，当系传写之讹也。先是，前院使董宿以方书太泛，欲斟酌损益，约之于中。从事编辑而未就，贤因与御医杨文翰重加订正，以成斯编。逐病分门，计方六千有奇，虽不逮《圣济总录》之赅备，而几与《太平圣惠方》相埒，颇有裨于医学。此江南图书馆所藏明刊本，录而存之，非特备经方，并以订史误矣。

光绪《归安县志·人物传》曰：贤为太医院使，奉旨纂集良方，成化初成书。与唐广才名并称。周升、周冕、周鼎师事之，俱为御医，得重名。成化中，召至殿前，考医论三篇，加通政使右通政。著有《奇效良方》六十九卷、《医论》

一卷。

时觉按：是书又名《太医院经验奇效良方大全》。①

三、价值探析及医案选评

（一）价值探析

1.《试效神圣保命方》的理论渊源。

从《试效神圣保命方》引用文献的情况可知该书的理论渊源主要有二：一是“金元四大家”中的三家刘完素、朱丹溪、李东垣，尤其是朱丹溪医学思想；二是《内经》。

第一，《试效神圣保命方》引用最多的是朱丹溪之语，共计引用45次，引用朱丹溪弟子戴原礼阐释朱丹溪医学思想之语11次。《试效神圣保命方》所引“戴氏曰”实际出自朱丹溪《丹溪先生心法》中的“戴云”，而《丹溪先生心法》是丹溪弟子根据丹溪学术经验和平素所述纂辑而成，其中的“戴”即指丹溪弟子戴原礼。戴思恭（1324—1405），字原礼（一作元礼），浦江（今

① 刘时觉：《中国医籍补考》，人民卫生出版社2016年版，第1024—1025页。清孙星衍《平津馆鉴藏书籍记》认为方贤乃元初人。事实有误，因为他所见的《奇效良方》缺了四卷，而且“前后无序跋”，显非完本。孙星衍未见到的序跋里面就有商辂为《奇效良方》所作之序，题署的时间是成化六年（1470）。商辂之序已言明方贤以医书见示于他，可见方贤与商辂是同时之人。孙星衍的论据是“书中称中书右丞相合剌合孙至元癸未季春一日奉敕治之”，至元癸未即元世祖二十年（1277），故他认为方贤是元初人。其实这并非方贤的医案，而是摘录元代罗天益的医案，见罗天益《卫生宝鉴》卷17，明嘉靖十四年明德堂刻本。《续修四库全书提要》、胡玉缙均承孙星衍之误。

属浙江）人，以字行，是朱丹溪的高徒，官至太医院院使。

朱丹溪是刘完素的三传弟子。《试效神圣保命方》引用刘完素之语11次，包括以《原病式》指称的刘完素《素问玄机原病式》6次、以“河间曰”指称刘完素之语5次。此外，《试效神圣保命方》引用李东垣之语4次。可见《试效神圣保命方》重视金元时期的医学思想，尤其是以朱丹溪为核心，上溯其师之说，下探其弟子的阐释，以之作为该书的主要理论来源。

朱丹溪是养阴派的代表人物，他对宋代《太平惠民和剂局方》颇多批评，为此还专门写过《局方发挥》一书，认为《局方》用药偏于温燥，有伤阴劫液之弊，反对用药照搬《局方》。《试效神圣保命方》上承丹溪之学，对《局方》也是颇有微词。例如《试效神圣保命方》卷七《诸气》批评《局方》:“今冷气、逆气、滞气、上气皆是肺受火邪熏蒸，清道炎上之化，有升无降，甚而转成疾病。《局方》类用辛香燥剂，以火济火，咎将谁归。又曰:气无补法。世俗之论也。”[①]董宿引李东垣、朱丹溪之语以为佐证:“东垣曰:气有余便是火。”“丹溪曰:以其为病，痞闷壅塞，似难于补。不思正气虚者不能运行，邪滞着而成病。苟或气怯不用补法，气何由行?”董宿所引的证据简明扼要，极有说服力。又如《试效神圣保命方》卷九《虚损》对《局方》也有批评:“《局方》不分气血盈亏，悉以温热之药为辅佐，名曰温补，岂理也哉!”这些思想都是与丹溪一脉相承的。

万芳、钟赣生、陈绍红在《试效神圣保命方·校后记》中

① （明）董宿:《试效神圣保命方》，日本国立公文书馆内阁文库藏日本江户抄本。后文所引此书原文，均出此本，不再一一出注。

指出："根据其病证所论，作者主要受金元时期朱丹溪、李东垣、刘河间等医家的学术思想影响较大，如暑证用药取刘河间之论，燥证、火证依丹溪之说，内伤证从东垣之言等等，不一而尽。董氏为浙江人，生活时代稍晚于朱丹溪，丹溪为浙江义乌人，或许时代相去不远，或许地近之宜，董氏唯丹溪之说最为推崇。"[①]这一论断是精当的。

第二，《试效神圣保命方》引用《内经》12次，引用"经曰"25次。其中"经曰"多指《内经》，但也有个别并非出自《内经》，比如该书卷二《火症》"经曰：一水不能胜五火也"，实际出自晋代皇甫谧《甲乙经》。可见，《试效神圣保命方》在理论来源上有尊经的思想，但又不局限于《内经》，更看重金元以来医学的理论发展。

此外，《试效神圣保命方》注重吸收明代最新医学理论。比如对明代陶华《伤寒六书》相关温疫理论的引用。《试效神圣保命方》卷二《温疫（附大头病、虾蟆瘟、瘴气）》引用"陶尚文先生曰"，即是陶华之语。陶华（1369—约1450），字尚文，是伤寒学专家，所著《伤寒六书》六卷，成书于1445年。

2.《试效神圣保命方》的医学价值。

《试效神圣保命方》作为一部简便方书，共十卷，6万余字，包含70大类病症，共收录447首简便有效的方剂，大多被董宿归类"试效方"，即经他试验有效之方。《试效神圣保命方》的医学价值除了收录试效方之外，还体现在以下两个方面。

---

① 郑金生主编：《海外回归中医善本古籍丛书》第七册，人民卫生出版社2003年版，第402页。

第一，该书注重方剂的药物加减，以应对同一病症的不同情况。例如《试效神圣保命方》卷二《疟疾》在“主方”一首之下又有针对各种情况的加减。“方以应证，而药物之随证变通，乃病人是否见效，医者技术高明与否之见证所在。主方之后的诸多加减用药，是前人反复临证的积累，给予后学经验不足者的提示与借鉴，其影响不亚于传授新的方药。因为成方与其加减用药存在着密切的关联，后学者于此学到不仅是一方一证，而是一系列相关病证的治疗。”①

第二，该书针对部分方剂的方论，具有一定的价值。例如《试效神圣保命方》卷一《暑症》收录的“大顺散”以“甘草、干姜、杏仁、桂”组方，“上先将甘草用白砂炒过，次入姜，却下杏仁炒，过筛去砂，合桂为末，每服二三钱，汤点服。”对此方，董宿有方论：“愚按：此药味辛者，又经火炒，虽有杏仁，不过取其能下气耳。若以此药而治静而得之之症，恐不能解表，反增烦躁矣，惟裁用之。”

又如《试效神圣保命方》卷五《积块》针对包括“奔豚丸”在内的15首方剂进行评价：“按：已上诸方，宜随症加减用之，所谓益元气，泄阴火，破滞气，削其坚也。”

再如《试效神圣保命方》卷六《目病》针对泻热黄连汤等8首方剂评价：“已上诸方，皆苦寒辛凉之药，以泻其火，如锅底之去薪也。外用点眼，莫要□冰片，而冰片大辛热，故备以拔出火邪，而散其热气。上方用烧酒、干姜末、生姜汁点眼，亦此意

① 郑金生主编：《海外回归中医善本古籍丛书》第七册，人民卫生出版社2003年版，第404页。

也。凡点眼药用辛热，而洗眼用热汤，是火郁则发之，因而散之，从治法也。世人设认冰片为寒，又将瓜水冷物、黄连冷药挹洗，遂致积热入目，而翳障昏瞎者多，医者知之，勿犯此禁。”

这些方论画龙点睛，切中要点。“方书以收集介绍方药为重，大多数古代方书详于方剂的药物组成、剂量、服用方法等，略于方中药物所起作用以及药物配伍功效。方剂对人体产生的正面与负面影响，方药针对主治病证的论述也过于简练，甚或不予涉及，这些因素构成了后来学者难以准确把握使用方剂的障碍。而方药之后加以方论，附以验案，就像一座桥梁，为后学疏通道路，明示疑难。”①

（二）医案选评

《试效神圣保命方》收录 18 则医案，以下精选其中 4 则医案，予以评点。

1. 治积块医案。

《试效神圣保命方》卷五《积块》记载一则医案：

> 一妇因经水多，每用涩药，致胸腹气痛，有块十三枚，遇夜甚，脉涩而弱，此败血不行，用前蜀葵根汤药调服二帖，连下块二枚，恐病久血耗，不敢频下，乃去葵根、玄明粉服之，块渐消而愈。

按：积块是腹胁部结块，属于症积，多由痰饮、食积、死血所致。治宜行气活血，除痰消积。此案中妇人因经水过多，经常

---

① 郑金生主编：《海外回归中医善本古籍丛书》第七册，人民卫生出版社 2003 年版，第 402—403 页。

使用涩药止经水，导致经水壅积形成积块。治疗所用的“蜀葵根汤”即该书前文记载的“治积块”方：“黄蜀葵煎汤，入人参、白术、青皮、陈皮、甘草梢、牛膝煎成膏，入细研桃仁、玄明粉各少许，热饮之。……此即后条所治妇人十三块之方。”方中所用的蜀葵有和血散结之功，人参大补元气，白术治妇人症瘕，青皮破积结，陈皮理气，甘草梢除积热，牛膝逐瘀通经，桃仁活血祛瘀，玄明粉消肿软坚，皆为对症之药。故而调服二帖后，患者连下二枚积块。又因患者得病时间较长，为避免过服上述方剂致其血耗，故而减去方中蜀葵根、玄明粉，使散结之功减缓，最终患者积块渐消而痊愈。

2. 治腹痛医案。

《试效神圣保命方》卷六《腹痛》记载一则医案：

一人多受辛苦又兼欲食劳倦，腹中作泻，疼痛不已，病久应作虚治，即与后药服之，其病如失。

当归（七分）、甘草（三分）、人参（六分）、白芍（一钱）、茯苓（八分）、陈皮（一钱）、干姜（煨，五分）、门冬（净，十五粒）、熟附（三分）、黄芩（酒洗，焙干，七分）。

右为片，水二盏，煎七分，加童便半酒钟，凉服。

按：腹痛的病因不一，外感风气、寒气、暑湿、燥火等，内伤热积、食积、血滞、气凝、寒积、痰积、虫积、血虚、气虚等，均会导致腹痛。治疗又应辨其寒热虚实，随症治之。此案中的患者因多受辛苦，又欲食劳倦，导致气血两虚，腹泻疼痛，且患病已久，故应作虚治，宜补气血，缓疼痛，止泄泻。治疗方剂中的当归补血止痛，甘草益气止痛，人参大补元气，白芍养血止痛，茯苓益气止泻，陈皮理气止泻，干姜温中止泻，门冬主五劳七伤，熟附助阳止泻，黄芩主腹痛止泄，均是对症之药，故而患者服药后痊愈。

3. 治便浊医案。

《试效神圣保命方》卷七《便浊》记载一则医案：

> 一妇年六十，形肥味厚，患白浊，用二陈汤加升麻、柴胡、苍白二术。四帖浊减大半，觉胸满，因升动胃气，痰阻满闷，用二陈汤加炒曲、白术。素无痰者，升动不闷。

按：便浊是脾胃湿热下流，渗入膀胱，导致小便赤白，浑浊不清，治宜燥湿。此案中的患者体形肥胖，又嗜好厚味，故而多湿痰，其所患白浊是便浊的一种，由气虚湿热所致，治宜燥湿化痰。治疗方剂中的二陈汤，出于《太平惠民和剂局方》，以半夏、橘红、茯苓、炙甘草为主药，是燥湿化痰、理气和中的良药；加升麻、柴胡以提气，加苍术、白术以燥湿。故而患者服药四帖之后，便浊症状减去大半；患者又觉胸满，乃是升动胃气，痰阻满闷，继续用二陈汤，加炒曲除肠胃中塞，加白术燥湿，除心下急满。

4. 治淋闭医案。

《试效神圣保命方》卷七《淋闭》记载一则医案：

> 一老年人患淋，概以通利之药治之不效，转作血淋，涩滞不通，茎痛不已，请予治之。先用二陈汤探吐，以提其气，即以归尾、红花、甘草梢、牛膝、升麻，一服而痛立止，二服而全愈焉。

按：淋闭是小便滴沥涩痛、急满不通的总称，前者为淋，后者为闭；淋证而又小便夹血，称为血淋，多由热结下焦所致，治宜燥湿止血。此案中患者因淋证而服用通利之药，不但无效而且病情加重，转变为血淋，小便涩滞不通，阴茎作痛不已。治疗方剂中二陈汤燥湿理气，加当归尾止血，红花散瘀止痛，甘草梢去茎中痛，牛膝止淋痛尿血，升麻治血淋，均为对症之药。故而患者一服而止痛，二服而痊愈，可见此方为有捷效的验方。

第二章

刘伦《济世内科经验全方》综论

一、著者生平及书籍简介

刘伦，字宗序，明代长洲（今江苏苏州）人，世代业医，是太医院院判刘观之孙、太医院吏目刘溥之子。刘伦于明成化年间（1465—1487）担任太医院御医。《（正德）姑苏志》记载刘观事，兼及刘伦：

> 刘观，字士宾，长洲人，世以医显。父毅为燕府良医，后坐事谪戍，没于戍所。永乐初，追念邸臣，召观还，擢御医，赐居第。凡中外亲藩贵戚及公卿近臣有疾，多命往治。寻升院判，掌院事，扈从北征，归卒。子溥自有传。孙伦，字宗序，成化中为御医。①

刘伦的曾祖父刘毅是燕府良医，祖父刘观历任御医、太医院院判，父亲刘溥在《明史》中传。《明史·刘溥传》记载刘溥之事：

> 刘溥，字原博，长洲人。祖彦，父士宾，皆以医得官。溥八岁赋沟水诗，时目为圣童。长侍祖父游两京，研究经史，兼通天文、历数。宣德时，以文学征。有言溥善医者，

① （明）王鏊：《（正德）姑苏志》，正德元年（1506）刻本。

授惠民局副使，调太医院吏目。耻以医自名，日吟咏为事。[①]

刘伦之父刘溥（1392—1453），字原博，号草窗。宣德初以文学征，以善医授惠民局副使。正统十四年（1449）奉使边塞，官至太医院吏目。医通内外科，用药唯宗李东垣，所创《痛泻要方》《泻湿汤》尤为有名，著有《手足经分配四时说》《广嗣全书》《刘草窗医案》等。[②]刘伦《济世内科经验全方》卷上《泻》收录“刘草窗治痛泻要方”、卷上《痢》收录“刘草窗治虚弱患痢方”皆为其父刘溥的验方。

明代张昶《吴中人物志》记载刘伦事：

刘伦字宗序，先汴人，占籍长洲，曾大父彦敬为良医，大父士宾仕历院判，父原博尝征为太医院吏目，有诗名。伦隐于市，成化间以荐者至京，擢官御医，奔母丧归，遂卧不出，以高寿终。[③]

可知刘伦在成化年间被荐至京师，擢为御医，后因母丧，致仕不出，以高寿终其天年。明代陆采《冶城客论》记载刘伦诊疾之事颇为神异：

吴有民家女，跌伤其面，而瘇旬日者，以视予妻祖维明。维明曰：“刘宗序世疡医，盍延之。”宗序至，曰：“此多骨创也，法饮麻药，而以刀剔出其骨可愈，不然明年此时死。”其家固不信，维明亦语人曰：“刘兄亦效售术者，妄言

① （清）张廷玉等撰，中华书局编辑部点校：《明史》卷286，中华书局1974年版，第7341页。

② 李峰、汤钰林编著：《苏州历代人物大辞典》，上海辞书出版社2016年版，第192页。

③ （明）张昶：《吴中人物志》卷13，明隆庆张凤翼、张燕翼刻本。

邪!”已而创中骨渐长，至明年长碍于鼻，昼夜号呼而卒。维明乃曰：“神医哉！刘兄吾不及也。”(宗序传草窗之医。)[①]

陆采（1497—1537）是刘伦的长洲同乡，他明言刘伦的医术是传承自其父刘溥（号草窗）。据陆采的记载，刘伦精擅医术，他诊断吴氏女面肿不消属于“多骨创”(即多骨疽)，指出不动外科手术，患者明年必死，后果然。

刘伦的另一位长洲同乡俞弁撰《续医说》，该书卷二“古今名医”列出12人，刘伦位列第四，可见刘伦在当时的医名较著。俞弁《续医说》撰于明嘉靖元年（1522），此时刘伦因奔母丧，已从太医院御医任上致仕，在家乡行医。俞弁《续医说》收录了刘伦的两则医案，皆诊疗得当，医有捷效。

其一为刘伦治劳倦中暑医案：

> 葑门仰同知（璇），喜看方书，凡遇家人有病，辄自料理。其姊六月间劳倦中暑，自用六和汤、香薷饮之类，反加虚火上升，面赤身热。后邀刘宗序诊视，六脉疾数，三部豁大而无力，刘曰：此病先因中气不足，内伤瓜果生物，致内虚发热，非六和、香薷所能治疗，况夏月伏阴在内，重寒相合，此为阴盛隔阳之证。急用补中益气汤加附子三钱煨、干姜一钱同煎，置冰中浸，冷服之。其夜得熟寐，至天明微汗而愈。仰拜谢曰：伏阴之说已领教矣，但不解以药冰之何也？刘曰：此即《内经》热因寒用、寒因热用之义，何难之有？仰大叹服。[②]

① （明）陆采：《冶城客论》，清钞本。

② （宋）张杲著，曹瑛等注：《医说》；(明）俞弁著，曹瑛注：《续医说》，中医古籍出版社2013年版，第424页。

葑门是长洲(今苏州）城东门。仰璇之姊因劳倦中暑，服六和汤、香薷饮无效，反导致虚火上升，面赤身热，刘伦诊脉后认为患者中气不足，内伤于瓜果冷物，致内虚发热，加之夏日伏阴在体内，两寒相合，遂成阴盛格阳之证，不能从一般的中暑证治疗，治宜补中气、祛寒气，于是用补中益气汤加附子、干姜同煎，候冷服之，患者一剂而愈。其热药冷服，取《内经》之义，遂令仰璇叹服。

其二为刘伦治血痢腹痛医案：

> 吾邑陆炳文，本富家子，年三十岁时，七月间患血痢，日夜百余度，肚腹疠痛。医悉用芩、连、阿胶、粟壳之剂，皆不效，其病反剧。家人惊怖，邀老医刘宗序脉之，曰：脾胃受伤，苦用寒凉，病安得愈？投以四君子汤加干姜、附子，其夕病减半，旬日而愈。或问其故，刘曰：病者夏月食冰水、瓜果太多，致令脾家伤冷，血不行于四肢八脉，渗入肠胃间而下。吾所用附子、干姜，补中有发散，其所伤冷毒，故得愈也。王汝言《杂著》有云：芩、连、芍药为痢疾必用之。岂其然乎？[①]

患者陆炳文是俞弁的同邑，即长洲人，夏月患血痢，肚腹疼痛难耐，前医用黄芩、黄连皆为苦寒之药，泻火解毒，治热痢；阿胶补血、止血，粟壳清热散结、止血，看似均为对症之药，但是患者服药后无效，且病情加重。刘伦诊脉认为患者所得为冷痢，由夏月食冰物太多致脾胃受伤遂成冷痢挟血，而非肠胃积热所成的

① （宋）张杲著，曹瑛等注：《医说》；（明）俞弁著，曹瑛注：《续医说》，中医古籍出版社 2013 年版，第 424 页。

热痢，故用寒凉之药治之无效，治宜用四君子汤益气补中，温养脾胃，加味辛之附子、干姜散寒除湿，患者服药后旬日而愈。刘伦的这则医案推翻了明代名医王纶（字汝言）《明医杂著》所谓“芩、连、芍药为痢疾必用之”的定论，显示出刘伦辨证论治的高超医术。

明代王圻（1530—1615）《稗史汇编》甚至将刘伦编入了稗史之中，以神仙托梦的方式强调其医术甚佳。

> 乡人顾谦淳吉，弘治二年五月得伤寒疾，延医官杜祥疗治，七日转加瞀眩。夜梦一老人曰：“尔为杜生所误，不速更医则当死。”谦请所更者，曰：“葑门刘宗序甚佳。”惊悟，亟迎之，服其药，病稍稍减。①

王圻是苏州府嘉定江桥（今属上海）人。王圻记载刘伦此次出诊是明弘治二年（1489），此时他或已致仕归乡。由于刘伦曾任御医，加之医术精湛，在江南一带医名较著，故而被王圻编入稗史之中。

刘伦家族世代为太医，具有良好的医学传承。既然刘伦的医术出神入化，得到时人高度肯定，那么他的医籍《济世内科经验全方》就令人不得不重视。然而刘伦《济世内科经验全方》，国内仅存孤本残卷，据《中国古籍善本书目》记载：“《济世内科经验全方》三卷，明刘伦撰，明末刻本，存二卷（上、中）。”②此书现藏于重庆图书馆，实际存有首一卷、上卷、中卷，缺少了下卷。此书是残卷，学界难睹其全貌，更遑论对之加以研究和利

① （明）王圻：《稗史汇编》，明万历间刻本。

② 中国古籍善本书目编辑委员会编：《中国古籍善本书目·子部（上）》，上海古籍出版社1996年版，第216页。

用。庆幸的是，刘伦此书在日本有数种传本，《海外中医珍善本古籍丛刊》影印了其中的一种传本而有所提要。但是，刘伦《济世内科经验全方》的诸种日本传本之间的异同及其价值，还有待于深入研究。

据日本传本考察，刘伦《济世内科经验全方》首一卷的内容为脉学，乃是汇集王叔和《脉赋》、滑伯仁《诊家枢要》、《六日传变经图》及《敕传太素寿脉》而成。正文三卷则是将内科病证分为75门，其中内科上卷包括“中风”等16门、内科中卷包括“火”等21门、内科下卷包括“黄疸”等38门。每门之下有简论，论述每门病证的病因病状及治法，次附方剂。

二、版本叙录及提要辑录

（一）版本叙录

《海外中医珍善本古籍丛刊提要》认为日本有两处收藏《济世经验全方》。一为内阁文库，存该书五卷五册，含《济世内科经验全方》三卷、《济世外科经验全方》一卷、《济世女科经验全方》一卷。此书前有念西居士王肯堂宇泰撰《合刻济世千金良方序》、嘉靖丙午费宷撰《外科心法良方序》。一为宫内厅书陵部，藏《济世内外经验全方》六卷五册，所含子书较内阁文库多《济世幼科经验全方》一种。实则不然，据笔者考察，刘伦《济世内科经验全方》在日本的传本有4种。

一为《济世内外经验全方》六卷，明成化版，5册，日本宫内厅书陵部藏，书号:404·9。全书分为四门，曰内科、曰女科、曰小儿科、曰外科。内科前有成化丁未费宏序，女科有罗洪先序，小儿科有徐阶序，外科有嘉靖丙午费寀序。《海外中医珍善本古籍丛刊》据此本影印出版。以下简称“宫内厅本”。

二为《济世经验全方》，明刊，5册，内科三卷、外科一卷、女科一卷，日本国立公文书馆内阁文库藏，原为江户时代医学馆藏书，书号：305—119。以下简称“内阁文库本”。

三为《济世经验全方》，明刊，1册，存内科卷上，日本国立公文书馆内阁文库藏，原为江户时代医学馆藏书，书号：305—108。以下简称“内阁文库残卷本”。

四为《济世经验全方》，江户抄本，6册，内科三卷、外科一卷、女科一卷、幼科一卷，日本国立公文书馆内阁文库藏，原为江户时代医学馆藏书，书号：305—96。以下简称“内阁文库

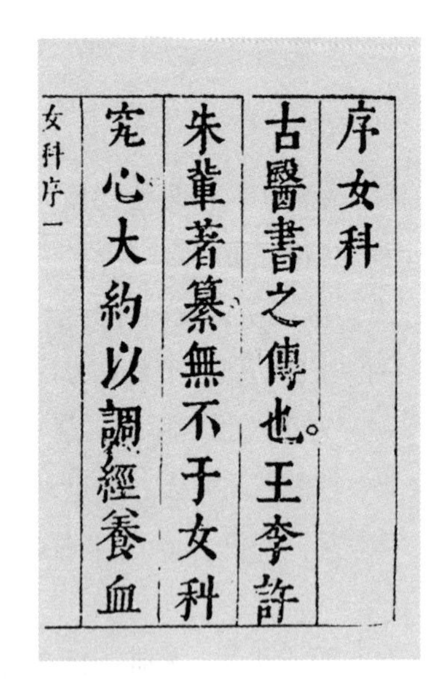
序女科
古醫書之傳也。王李許
朱葷著纂無不于女科
宪心大約以調經養血
女科序一

图 2-1　宫内厅本

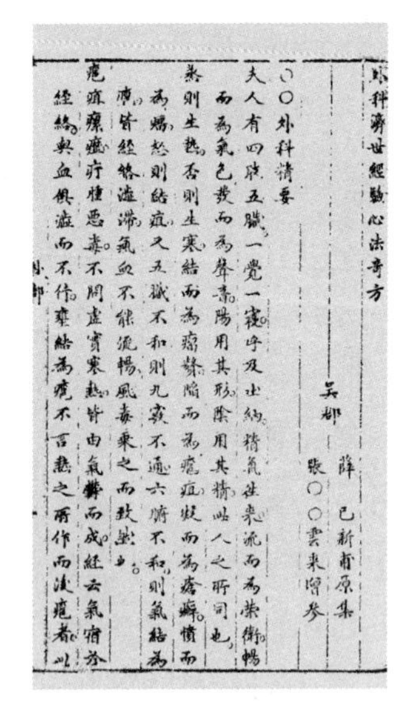
外科濟世經驗心法奇方
吳郡　薛己新甫原集
張○○雲來增參
○○外科精要
夫人有四肢五臟一覺一寢呼吸出納精氣往來流而為榮衛暢
而為氣色發而為聲音陽用其形陰用其精此人之所同也
然則生熱否則生寒結而為瘤贅陷而為癰疽凝而為瘡癬憤而
為煽怒則結疽又五臟不和則九竅不通六腑不和則氣結為
療皆經絡澀滯氣血不能流暢風毒乘之而致然也
癰疽瘰癧疔腫惡毒不問虛實寒熱皆由氣鬱而成經云氣宿於
經絡與血俱澀而不行壅結為癰不言熱之所作而後癰者以

图 2-2　内阁文库本

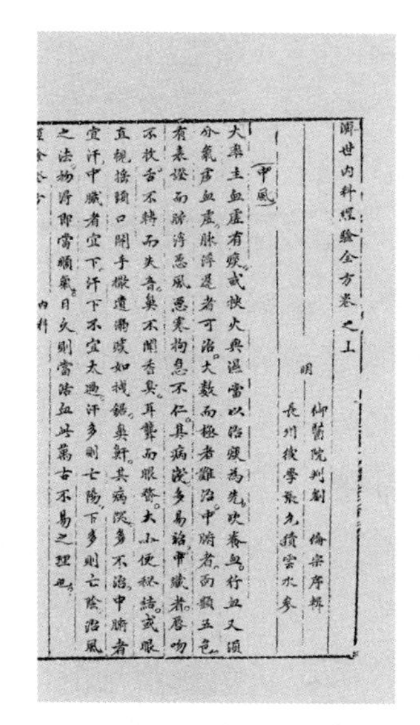

濟世內科經驗全方卷之上

明　御醫院判劉　倫宗序輯

長洲後學張允積雪水參

中風

大率主血虛有痰或挾火與濕當以治痰爲先次養血行血又須分氣虛血虛脈浮遲者可治大數而極者難治中腑者面顯五色有表證而脈浮惡風惡寒拘急不仁其病淺多易治中臟者唇吻不收舌不轉而失音鼻不聞香臭耳聾而眼瞀大小便秘結或眼直視搖頭口開手撒遺溺痰如拽鋸鼻鼾其病深多不治中腑者宜汗中臟者宜下汗下不宜太過汗多則亡陽下多則亡陰治風之法初得即當順氣日久則當治血此萬古不易之理也

图 2-3　内阁文库残卷本

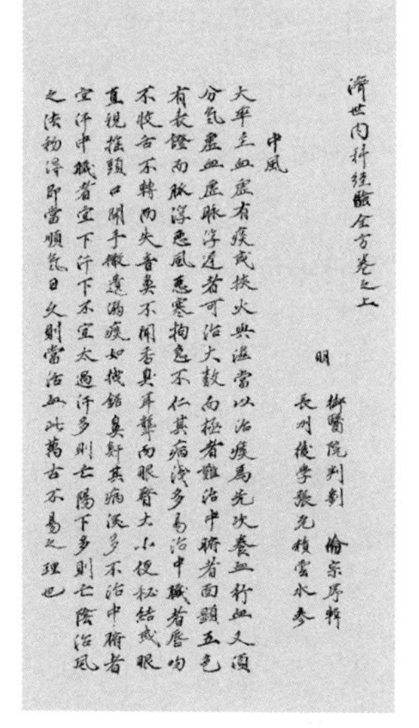

濟世內科經驗全方卷之上

明　御醫院判劉　倫宗序輯

長洲後學張允積雪水參

中風

大率主血虛有痰或挾火與濕當以治痰爲先次養血行血又須分氣虛血虛脈浮遲者可治大數而極者難治中腑者面顯五色有表證而脈浮惡風惡寒拘急不仁其病淺多易治中臟者唇吻不收舌不轉而失音鼻不聞香臭耳聾而眼瞀大小便秘結或眼直視搖頭口開手撒遺溺痰如拽鋸鼻鼾其病深多不治中腑者宜汗中臟者宜下汗下不宜太過汗多則亡陽下多則亡陰治風之法初得即當順氣日久則當治血此萬古不易之理也

图 2-4　内阁文库抄本

抄本”。

需要指出的是，不论是《济世内外经验全方》还是《济世经验全方》，实则其中仅《济世内科经验全方》为刘伦所撰，余则为薛己所撰。

以下对“宫内厅本”进行版本叙录，并对照“内阁文库本”“内阁文库残卷”“内阁文库抄本”，全面分析刘伦《济世内科经验全方》的日本传本情况。

首先需要明确的是，刘伦《济世内科经验全方》并非单行本，而是属于《济世内外经验全方》中的一种，后者由四种书构成，即《济世内科经验全方》《济世女科经验全方》《济世幼科经验全方》《济世外科经验全方》，后三种皆为薛己所撰。其次，从四种书的序言来看，《济世内科经验全方》有明成化丁未（1487）费宏序，《济世外科经验全方》有嘉靖丙午（1546）费寀序，两序时间相距60年。此外，《济世幼科经验全方》有徐阶所作之序，题署为“赐进士及第、大学士加上柱国、太子太师兼少师华亭徐阶撰”①，《世宗肃皇帝实录》卷五四五记载徐阶加授特进“上柱国”是在嘉靖四十四年（1565）四月六日。显然，日本宫内厅书陵部收藏的包含四种子书的《济世内外经验全方》是嘉靖四十四年之后的合刻本，并非明成化丁未（1487）刻本。

“内阁文库残卷本”仅存内科卷上，内容排序与“宫内厅本”“内阁文库本”“内阁文库抄本”均异（详后），当属另外的传本系统。

《济世经验全方》“内阁文库本”及“内阁文库抄本”，书前均有王肯堂“合刻济世千金良方序”，言明他在“校书虎观”之时偶得及购得薛己之书，涉及内外、外科、妇科、儿科四种而合为一部，加以刊行。王肯堂以为内科亦为薛己之作，实则为刘伦之作。序尾虽未题署时间，但是王肯堂（1549—1613）校书虎观当在万历（1573—1620）前中期。由此可见，“内阁文库本”及“内阁文库抄本”当为万历前中期的合刻本。

费宏《济世内科经验全方序》题署为“成化丁未，铅山费宏题”②，序尾钤有“传胪第下”“大学士章”两印，这也证明刘伦《济世内科经验全方》“宫内厅本”并非明成化刻本。费宏（1468—1535），明江西铅山人，字子充，成化二十三年丁未（1487）状元，授修撰，正德中累迁户部尚书，嘉靖间加少保，任首辅，谥

① （明）薛己：《济世幼科经验全方》，日本宫内厅书陵部藏明刻本。

② （明）刘伦：《济世内科经验全方》，日本宫内厅书陵部藏明刻本。后文所引此书原文，均出此本，不再一一出注。

文宪，有《费文宪集》《宸章集录》。[①]可见，费宏为《济世内科经验全方》作序之时，适逢他高中状元，仅是按惯例授“修撰”，离“大学士”的距离尚远。据《明史·武宗本纪》记载，费宏是在正德六年（1511）十二月兼文渊阁大学士，故而他不可能在成化二十三年（1487）有“大学士章”钤印。此外，钤印中的“传胪”在明代指的是二、三甲第一名，而费宏是成化二十三年殿试金榜一甲第一名，显然“传胪第下”这一钤印似乎也不恰当。序尾“传胪第下”“大学士章”两印，当是后来书商所加，旨在增加此书的卖点。

《济世内科经验全方》日本宫内厅书陵部藏本，首为明成化丁未（1487）费宏序，序首钤有“帝室图书之章”“善美含记”[②]两印，前印为宫内厅书陵部所钤，后印含义不明；序尾钤有“传胪第下”“大学士章”两印[③]。费宏《序》曰：

> 古以良医拟相，非谓有寿民之用乎？夫生民命脉，喁喁焉利赖乎上，而人身疾疢，汲汲焉利赖乎医。吾御医宗序刘君善切脉，精太素，察九窍内外女幼等科，称引《内经》、《脉诀》、王叔和、李东垣诸书，摘其精要剀明。凡疾病吉凶，贵贱寿夭，及心术隐微，变换万状，皆本于脉。按其弦长、洪缩、清浊伸引，盖言太素者，莫能尚之。其手辑济世良方，必经验始录。盖合生气之和，道五常之行，使疾疢不作，而无妖祥之累，起敝扶倾，措斯世于康强，非先王所以

① 瞿冕良编著：《中国古籍版刻辞典》，苏州大学出版社2009年版，第658页。

② 善美含记，郑金生、张志斌《海外中医珍善本古籍丛刊提要》释读为“姜美含记”。

③ 郑金生、张志斌《海外中医珍善本古籍丛刊提要》未提及这两枚钤印。

寿民致治者乎？方今主上图维化理，举喙息蠕动之细，莫不禀仰太和，沐浴玄泽，而保安庶类，如刘君者，濯痍煦寒，而转之生养安全。又以民之疾病未治为虑，行是编于天下，诚裁成赞之大端也。况其顺时却病，与医家溯流穷源，不拘轨古方而能有功者，舍是奚观焉！或曰：君子存为顺事，没为吾宁，而有迁避将迎为得耶？曰：洪范论五事，亦有咎征休征，人之身固范诸阴阳五行者也。敬修则吉，从逆则否，居易以俟，守经不回，固行仁之不可涯际尽者欤。信乎！其与良相之燮理经纶一道也。成化丁未，铅山费宏题。

然而，费宏此序多抄录前人。元代至元十三年（1276），罗天益为其师李东垣所撰《兰室秘藏》作序，曰："而论脉法尤详悉而切当，言病证变换万状皆形见于脉，按其弦长、滞缩、清浊，伸引无尽。……然则人之欲自颐真精，顺时却病，与医家溯流穷源，不拘执古方而收功者，舍是奚观焉。夫吾师合生气之和，道五常之性，使疾疢不作而无妖祲短折，起死扶伤，令六合咸宁，万世攸赖，非古圣王亨嘉之致治乎？圣王之世，即喙息蠕动之细，莫不禀仰太和，沐浴玄泽。若吾师殚厥心思以较雠是编，濯痍煦寒。"[①]两相对照，显然费宏此序对罗天益之序颇多抄录。

内阁文库残卷本首载费宏序，但缺了前三页，序尾也钤有"传胪第下""大学士章"两印；书前空白扉页钤有"大学东校典藉局之印""多纪氏藏书印"两印，序中钤有"日本政府图书"印。

① （金）李东垣：《李东垣医学全书》，山西科学技术出版社2012年版，第111页。

内阁文库本、内阁文库抄本均未载费宏序，而是首载王肯堂《合刻济世千金良方序》。内阁文库本所载王肯堂序首页钤有“大学东校典藉局之印”“多纪氏藏书印”“日本政府图书”三印。内阁文库抄本所载王肯堂序首页钤有“医学图书”“跻寿殿书籍记”“多纪氏藏书印”“大学东校典藉局之印”“日本政府图书”五印。这些钤印表明日本国立公文书馆内阁文库所藏的三种《济世内科经验全方》均原为多纪氏藏书，后转藏大学东校，明治年间转藏内阁文库。

次为凡例，题“济世内科经验全方 / 凡例”，诸本均同。《凡例》曰：

一、王叔和《脉赋》。

二、滑伯仁《诊家枢要》。（手配部位、五脏平脉、四时平脉、内经脉法、呼吸浮沉、指定五脏、三部所主、脉贵有神、诸脉宜忌、验诸死证、死绝脉类、五脏动止、妇人脉法、小儿脉法、脉象统会。）

三、六日传变经图。

四、太素脉。（五行生克、流年定数、断祸福歌、四季生死、老人家脉、少年人脉、病脉相反、六部六脉。）

五、内科上卷。十六门。

六、内科中卷。廿四门。

七、内科下卷。三十八门。

八、每门首有论，止摘要略几语，其次序从重而轻，从先圣定方及丹方，而每方文两、炙炒、浸制，毫忽不紊，用者详之。

九、用药看证加减，选药精洁为上，服药亦看证加法宜忌，须法眼详之。

《凡例》首先列出了《济世内科经验全方》全书的章节结构，为考察此书原本次序提供了依据。凡例所列细目与正文细目略有差异，比如《断祸福歌》正文作《五脏断祸福歌》，《四季生死》正文作《四季生死歌》，凡例皆简化为四字句，以求简洁。其次阐明了全书排序规则，即每门之下先有简要之“论”，再例相关经典之“方”，方中所用药物的重量、炮制的要求，均有简要说明。最后阐明加减用药和服药均应据证参酌，不拘于定方。

次为“《济世内科经验全方》上卷目”，共两页，内阁文库本、内阁文库抄本同。内阁文库残卷本则将之置于《脉赋》《诊家枢要》之后，且仅存前页目录，缺后页目录。

前页目录为：

《济世内科经验全方》上卷目

脉赋、总论、经图、覆诊之图、仰诊之图、太素脉。

内科上卷

中风（论一、方三十一），厥（附手足麻木，论一、方十五），痛风（附温痺、鹤膝风，论一、方十三），脚气（附足跟痛、转筋，方十），疠风（附紫云风、血风疮，论一、方十三），头痛（附眉棱骨痛，方九），中寒（方八），伤寒（附伤风，论一、方廿九），瘟疫（论一、方十三），山岚[1]瘴气（方二），暑（附注夏，论一、方十一），湿（论一、方七）。

① 山岚，宫内厅本、内阁文库本、内阁文库抄本、内阁文库残卷本俱作“小岚”，误，据正文改。

后页目录为：

霍乱（论一、方十四），泻（方廿一），痢（论一、方十八），疟（论一、方十七）。

次为四张图（覆诊之图、仰诊之图、正人脏图、伏人脏图），内阁文库本、内阁文库抄本同。内阁文库残卷本除上述四图外，还有六图，即“足太阳膀胱经图，第一日”“足阳明胃经图，第二日”“足少阳胆经图，第三日”“足太阴脾经图，第四日”“足太阴肾经图，第五日”“足厥阴肝经图，第六日”，这也就是《凡例》所谓的《六日传变经图》。

次为“济世内外经验全方卷之一”，无署名，后接《脉赋》《诊家枢要》[①]《六日传变经图》[②]《敕传太素寿脉》，内阁文库本、内阁文库抄本同，后者仅《敕传太素寿脉》篇名作《秘传太素寿脉》，有一字之别。内阁文库残卷本已将《脉赋》《诊家枢要》置于“《济世内科经验全方》上卷目”之前，又将《六日传变经图》置于“覆诊之图”等四图之后，故而此处仅剩《秘传太素寿脉》。

《诊家枢要》所含诸篇依次为：《左右手配脏腑部位》《五脏平脉》《四时平脉》《内经三部脉法》《呼吸浮沉定五脏法》《因指下轻重以定五脏法》《三部所主》《脉贵有神》《诸脉宜忌类》《验诸死证类》《死绝脉类》《五脏动止脉》《妇人脉法》《小儿脉法》《脉象统会》。显然这与《凡例》提及的《诊家枢要》之下的各篇

① 正文中无“《诊家枢要》”这一篇名，仅有《凡例》提及的《诊家枢要》之下的各篇。

② 正文中无“《六日传变经图》”这一篇名，但正文中的六图“足太阳膀胱经图，第一日”“足阳明胃经图，第二日”“足少阳胆经图，第三日”“足太阴脾经图，第四日”“足太阴肾经图，第五日”“足厥阴肝经图，第六日”，显然即《凡例》提及的《六日传变经图》。

的篇名小异，后者将之全部简化为四字句。

《敕传太素寿脉》所含诸篇依次为：《五行生克》[①]《流年定数》[②]《五脏断祸福歌》《四季生死歌》《断老人家脉》《断少年人脉》《病与脉相反》《六部六脉》[③]。显然这与《凡例》提及的《太素脉》之下的各篇的篇名小异，后者将之全部简化为四字句。其中《五行生克》包括“五行相生”“五行相克”“五行相化”“五行相旺”。

次为内科卷上正文，卷上之首题署为“《济世内外经验全方》卷之上 / 明仙医院判刘伦宗序辑 / 长州后学张允积云水参”。其中“仙医”，内阁文库本、内阁文库抄本、内阁文库残卷本，俱作“御医”。

内科卷上包括中风、厥、痛风、脚气、疠风、头痛、中寒、伤寒、瘟疫、山岚瘴气、暑、湿、霍乱、泻、痢、疟，共十六门。内阁文库本、内阁文库抄本、内阁文库残卷本俱同。其中最后一门“疟”，内阁文库残卷本有残破，且缺少末尾2页，仅至“加减六君子汤”，其后的“人参白虎汤”“截疟青蒿丸”“截疟虚甚者（方）”“拿法”“祝由科”皆无。

次为“《济世内外经验全方》中卷目”，下接“内科中卷”四字，次为细目，内阁文库本、内阁文库抄本俱同。宫内厅本在“中卷目”首页钤有“帝室图书之印”。内阁文库本在“中卷目”首页钤有“大学东校典藉局之印”“多纪氏藏书印”“日本政府图书”三印。内阁文库抄本在“中卷目”首页钤有“医学图书”“跻寿殿书籍记”“多纪氏藏书印”“大学东校典藉局之印”“日本政府

① 正文无此篇名，据正文内容及《凡例》加。

② 正文无此篇名，据正文内容及《凡例》加。

③ 正文无此篇名，据正文内容及《凡例》加。

图书”五印。“中卷目”的目录如下：

《济世内科经验全方》中卷目

内科中卷

火（论一、方廿一），癍疹（论一、方七），消渴（论一、方五），痰（论一、方廿一、治一），哮（论一、方四），喘（论一、方十一），咳嗽（论一、方三十一、灸穴二），眩晕（论一、方十一），痫（论一、方十一、灸二），颠狂（论一、方九、议一），惊悸怔忡健忘（论一、方十二），内伤（论三、方五），伤食（论一、方七），脾胃（方十），恶心呕吐（注船轿），噎膈（附关格，论一、方三十），欬，嘈杂（论一、方九），吞酸（论一、方七），痞（论一、方十），积聚（论一、方廿五），水肿（论一、方六，附说），鼓胀（论一、方十八）。

据此目录，内科中卷包含二十三门，与《凡例》所谓“廿四门”不同，或许后者将“噎膈”下附的“关格”单独算为一门。然而《凡例》统计内科上卷这“十六门”却没有包含各门所附者，显然《凡例》的统计标准不统一。

次为正文，卷中之首题署为“济世内外经验全方卷之中 / 明御医院判刘伦宗序辑 / 长州后学张允积云水参”。此处“御医”二字无误，可证卷上题署的“仙医”为误刻。内科卷中包括火、癍疹、消渴、痰、哮、喘、咳嗽、眩晕、痫、颠狂、惊悸怔忡健忘、内伤、伤食、脾胃、恶心呕吐、噎膈、欬、嘈杂、吞酸、痞、积聚、水肿、鼓胀，共二十三门。内阁文库本、内阁文库抄本俱同。

次为“《济世内科经验全方》卷下”，未题署责任者，次为正文，卷下首钤有“帝室图书之印”。内阁文库本在卷下之首钤有“大学东校典藉局之印”“多纪氏藏书印”“日本政府图书”三印。宫内厅本缺少了内科下卷的目录。内阁文库本在内科中卷末尾附有“《济世内科经验全方》下卷目”；内阁文库抄本则首列“《济世内科经验全方》下卷目”，次列“《济世内科经验全方》卷下”，为正常次序。此目录中的书名不再如上卷、中卷名为“内外科”，而是直接名为“内科”，下接“内科下卷”四字，次为细目。内阁文库抄本在“下卷目”首页钤有“医学图书”“跻寿殿书籍记”“多纪氏藏书印”“大学东校典藉局之印”“日本政府图书”五印。“下卷目”的目录如下：

《济世内科经验全方》下卷目

内科下卷

黄疸（论一、方十四），诸气（论一、方十），六郁（论一、方八），虚损（论一、方二十），阴症（方二），脱阳（方五），吐血，呕血（论一、方十九），创血（方十），咳血（方三），咯血（论一、方四），溺血（论一、方四），下血（方廿五），梦遗（论一、方十一），便浊（方十八），发热（论一、方十），恶汗（方三），自汗（论一、方七），盗汗（方九），劳瘵（论一、方十四），瘘（论一、方六），腰痛（方十七），腹痛（绞肠沙，论一、方十七），胁痛（方十四），心脾痛（论一、方十七），脑漏（论一、方四），耳病（方十四），眼目（论一、方廿七），牙齿（方廿三），口舌（方八），鼻病（方十），喉痺（论一、方十五），疝（论一、方十五），小便不禁（方四），燥结（方十），诸淋（方十五），脱肛（方六），痔漏（论一、方三十），肠风脏毒（论一、方九）。

内科下卷正文包括黄疸、诸气、六郁、虚损、阴症、脱阳、吐血、呕血、创血、咳血、咯血、溺血、下血、梦遗、便浊、发热、恶汗、自汗、盗汗、劳瘵、瘘、腰痛、腹痛、胁痛、心脾痛、脑漏、耳病、眼目、牙齿、口舌、鼻病、喉痺、疝、小便不禁、燥结、诸淋、脱肛、痔漏、肠风脏毒，共三十九门，内阁文库本、内阁文库抄本俱同。《凡例》所谓内科下卷“三十八门”，当是少统计一门。

综上，《济世内科经验全方》宫内厅本、内阁文库本、内阁文库抄本的章节编排次序均与《凡例》所示顺序相同，而内阁文库残卷本的编排次序异于上述三本。相对来说，宫内厅本有费宏序，卷次较为完整，仅缺少了内科下卷的目录，较其他三本更接近《济世内科经验全方》原貌，当然其中也有诸如误“御医”为“仙医”的个别错误之处。

费寀、罗洪先、徐阶分别为《济世外科经验全方》《济世女科经验全方》《济世幼科经验全方》作有序。丹波元胤《中国医籍考》引录了费寀序，惜有阙文，遗漏了此序的末尾两页。此外，诸种提要都此三书之序缺乏叙录。此三书虽非刘伦所撰，但由于它们与刘伦之书合刻在一起，且以往误认此三书为刘伦所撰，故有必要将此三书之序加以辑录，以供参考。内阁文库本、内阁文库抄本所载罗洪先之序，均遗漏落款；内阁文库本缺《济世幼科经验全方》，故无徐阶之序，内阁文库抄本所载徐阶之序，亦遗漏落款，令人不知何人所作；宫内厅本则落款及钤印俱全。今取宫内厅本为底本，录此三序于下。

费寀为《济世外科经验全方》所作之《序》曰：

尝论国政失，则急于修省；夷乱华，则急于攘御。医道内外科亦然。御医刘宗序已辑《内科全方》，详委而核要。而外科实并有关，其重者关存亡死生，其轻者关悔吝安危者也。南京太医院判薛立斋汇古方书，自唐陆宣公编集《良方》，《李东垣十书》及《医学正传》《救世良方》《万氏家抄》等书，兹以《海上丹方》为主，采前书凡系于外科者，累而盈箱，历年余，为之分门别类成篇。医无漏诊，诊无漏证，证无漏方，使纤微疑似，阐发明白。一证也，或逆境而忧愤成疾，或顺而嗜欲滋毒。一证也，或寒暑郁结于内，或风露冒触于外。一证也，或老稚之两境，或方域之各禀。一证也，或强弱之异质，或劳逸之殊由。图其像，则正人几证，侧人几证，覆人几证，妇证童证疯证，历历条例，无微不究，无隐不洞，不啻秦越人与卢扁隔垣可见人疾病也者。行是集也，诚患家之针砭，医林之准绳。其禔福斯民之功，良不浅也。乃知医人治国，理同事异。国家得出将入相，如裴郭诸公，治兼内外，而寄之生生之任，则金瓯永固，外侮消萌。今薛君精攻内外科，而起沉疴，置生全。夭札瘥痛不作，疮疡时毒不染，即负赘悬疣，出于性，一经君手，旋化而为血脉元神矣。其功当不减取日虞渊，洗光咸池。彼区区纤疥，不足平矣。

嘉靖丙午春三月礼部尚书兼翰林院学士费寀撰。

序后钤有“世掌丝纶”“铅山费氏”两印。费寀（1483—1548），字子和，号钟石，江西铅山人，正德二年（1511）进士，嘉靖二十年（1541）进为兵部左侍郎，旋改任礼部左侍郎兼翰林学士掌院事，嘉靖二十三年（1544）拜礼部尚书，掌詹事府事，卒谥文通，著有《文通集》。费寀出身于铅山名门望族，是内阁首辅费宏的堂弟，如前文所述，费宏曾为刘伦《济世内科经验全方》作序。费寀祖父应麒生有五子，长子旬、次子瑞，并发贤科，三子湰，进士，四子璠（宏之父），五子舆（寀之父），耕读传家，后以子贵赠如子官，时人有“燕山五桂”之说。[①] 钤印中所谓“掌丝纶”，意谓代皇帝草拟诏旨，而翰林学士正是主管文翰，费寀的伯父费湰也是进士，主管过文翰，加之堂兄费宏曾任文渊阁大学士，故钤印称“世掌丝纶”。

罗洪先为《济世女科经验全方》所作之序曰：

> 古医书之传也，王、李、许、朱辈著纂，无不于女科究心，大约以调经养血理气为先，以胎前产后为次，而杂症又次之。盖经水调，血气理，则胎产自安，前后俱可无虞。即妊母胎动胎涩，产逆产难，与胞衣恶路，带下虚损，及无孕小产，靡不由经水血气而成。况经水系生息孕育之基，而胎产开后裔绵延之自，所以我南京太医院判薛君立斋邃于医，而于女科更加意焉。乃辑济世良方，非经验者不录。是集也，耽而玩之，循而行之，必当家承一索再索之娱，户享宜子宜孙之庆。谐白发，颂螽斯，端由之矣。
>
> 赐进士及第、翰林院学士、左春坊罗洪先撰。

序后钤有“念庵”“玉堂学士”两印。翰林院又称玉堂，罗洪先为翰林院学士，故有“玉堂学士”之印；罗洪先号念庵，故有“念庵”之印。罗洪先（1504—1564），明诗文家、学者，字达夫，号念庵，吉水（今属江西）人。年十五读王守仁《传习录》

① 易宗礼、曹国庆主编：《明代江右闻人》，上海社会科学院出版社 1993 年版，第 216—218 页。

即欲往受业。嘉靖八年（1529）举进士第一，授修撰。嘉靖十八年（1539）拜春坊左赞善，因上疏建储除名归。卒谥文庄。虽罢归，甘淡泊，炼寒暑，跃马挽弓，考图观史，于学无所不窥。著有《念庵集》《冬游记》等。生平事迹见《明史》卷二八三、《国朝献征录》卷一九。[①]

徐阶为《济世幼科经验全方》所作之序曰：

> 婴儿之始孩，已属毛离裹矣。而自朝以至月，自月以至周岁，自孩笑提提抱以至能行语，而乳哺，而总角，而嬉戏，而小学幼仪。历几年岁，经几寒暑风光。于凡动息燥湿，衣食悲喜，宜过不及之兢兢；于凡脾胃惊搐，疮疹痳痘，宜祸与福之凛凛，防于未然，图之于早。设使临疾而求医，医未必良；遇患而寻方，方未必合。父母方且志虑仓忙，心神无主。一日安危在即，吉卤未保，憎药饵之无效，訾时师之图功，复何及哉！吾辈均有慈幼抚婴之心，为异日继志述事地者，急读是编，以裕后昆，以振风风，则薛君己之仁术与天地不朽矣。
>
> 赐进士及第、大学士加上柱国、
> 太子太师兼少师华亭徐阶撰。

序后钤有“子升”“大学士章”两印，前者为徐阶之字，后者为徐阶之职。徐阶（1503—1583），字子升，号少湖，又号存斋，华亭（今上海松江）人。嘉靖二年（1523）进士，嘉靖三十一年（1552）进礼部尚书兼东阁大学士，谥文贞，著有《世

① 钱仲联、傅璇琮、王运熙等总主编：《中国文学大辞典》，上海辞书出版社1997年版，第861页。

经堂集》《少湖集》。[①] 徐阶加授特进、上柱国，事在嘉靖四十四年（1565）四月六日，见《世宗肃皇帝实录》卷五四五，《济世幼科经验全方》的刊刻时间当在此年以后。

（二）**提要辑录**

1. 丹波元简《聿修堂藏书目录》对刘伦医籍的提要如下：

《济世经验方》七册，七册，明刘伦撰。

《济世内科经验全方》一卷，一册，残本，成化丁未刊，明刘伦撰。[②]

2. 丹波元胤《中国医籍考》对刘伦医籍的提要如下：

刘氏（伦）《济世内科经验全方》三卷，存。[③]

刘氏（伦）《济世外科经验全方》一卷，存。

费寀序曰：尝论国政失则急于修省，夷乱华则急于攘御，医道内外科亦然。御医刘宗序已辑内科全方，详委而核要。而外科实并有关，其重者关存亡死生，其轻者关悔吝安危者也。南京太医院判薛立斋汇古方书目，唐陆宣公编集《良方》，《李东垣十书》及《医学正传》《救世良方》《万氏家抄》等书，兹以《海上丹方》为主，采前书凡系于外科者，累而盈箱，历年余为之分门别类成篇。医无漏诊，诊无漏证，证无漏方，使纤微疑似，阐发明白。一证也，或逆境

① 钱仲联、傅璇琮、王运熙等总主编：《中国文学大辞典》，上海辞书出版社1997年版，第860页。

② ［日］丹波元简：《聿修堂藏书目录》，日本国立公文书馆藏本，书号：219—169。“《济世经验方》七册”或为“《济世经验方》七卷”之误。

③ ［日］丹波元胤：《中国医籍考》，人民卫生出版社1956年版，第950页。

而忧愤成疾，或顺而嗜欲滋毒。一证也，或寒暑郁结于内，或风露冒触于外。一证也，或老稚之两境，或方域之各禀。一证也，或强弱之异质，或劳逸之殊由。图其像，则正人几证，侧人几证，覆人几证，妇证童证疯证，历历条例，无微不究，无隐不洞，不啻秦越人与卢扁隔垣可见人疾病也者。行是集也，诚患家之针砭，医林之准绳。其禔福斯民之功，良不浅也。乃知医人治国，理同事异。国得出将入相，如裴郭诸公，治兼内外，而寄之生生之任，则金瓯永固，外侮消萌。今（下文阙）。①

刘氏（伦）《济世女科经验全方》一卷，存。②

刘氏（伦）《济世幼科经验全方》一卷，存。③

3. 严世芸《中国医籍通考》对刘伦医籍的提要如下：

《济世内科经验全方》，刘伦，三卷，佚。④

《济世女科经验全方》，刘伦，一卷，佚。⑤

《济世幼科经验全方》，刘伦，一卷，佚。按：丹波元胤

---

① ［日］丹波元胤：《中国医籍考》，人民卫生出版社 1956 年版，第 1216—1217 页。“薛立斋汇古方书目，唐陆宣公编集良方”一句，宫内厅本、内阁文库本、内阁文库抄本俱作“薛立斋汇古方书，自唐陆宣公编集良方”。“国得出将入相”一句，宫内厅本、内阁文库本、内阁文库抄本俱作“国家得出将入相”。

② ［日］丹波元胤：《中国医籍考》，人民卫生出版社 1956 年版，第 1249 页。

③ ［日］丹波元胤：《中国医籍考》，人民卫生出版社 1956 年版，第 1300 页。

④ 严世芸主编：《中国医籍通考》第二卷，上海中医学院出版社 1991 年版，第 2474 页。

⑤ 严世芸主编：《中国医籍通考》第三卷，上海中医学院出版社 1992 年版，第 3825 页。

《医籍考》谓存。①

《济世外科经验全方》，刘伦，佚。……按：刘伦，字宗序。著有《济世外科经验全方》《济世幼科经验全方》《济世女科经验全方》《济世内科经验全方》等书，未见刊行，是书丹波氏谓存。②

4. 裘沛然《中国医籍大辞典》对刘伦医籍的提要如下：

《济世内外经验全方》，不分卷。明·刘伦(字宗序）撰。成书于明成化二十三年（1487)。现存成化二十三年刻本，藏于重庆市图书馆。③

《济世女科经验全方》，明·刘伦（字宗序）撰。成书年代及内容未详。《医籍考》谓存，国内未见。

《济世内科经验全方》三卷。明·刘伦（字宗序）撰。成书年代及内容未详。《医籍考》谓存，国内未见。

《济世外科经验全方》，明·刘伦（字宗序）撰。成书年代及内容未详。《医籍考》谓存，国内未见。④

《济世幼科经验全方》一卷。明·刘伦（字宗序）撰。

① 严世芸主编：《中国医籍通考》第三卷，上海中医学院出版社 1992 年版，第 4078 页。

② 严世芸主编：《中国医籍通考》第四卷，上海中医学院出版社 1993 年版，第 4581 页。此书提要《济世外科经验全方》，转录丹波元胤《中国医籍考》所录的费寀序，此处从略。

③ 裘沛然主编：《中国医籍大辞典》，上海科学技术出版社 2002 年版，第 399 页。

④ 裘沛然主编：《中国医籍大辞典》，上海科学技术出版社 2002 年版，第 1753 页。

成书年代及内容未详。《医籍考》谓存，国内未见。①

5.严绍璗《日藏汉籍善本书录》对刘伦医籍的提要如下：

《济生内外经验方》六卷：（明）刘伦编撰，明成化年间（1465—1487年）刊本，共五册，宫内厅书陵部藏本。

按：此本分为四门，曰“内科”，曰“女科”，曰“小儿科”，曰“外科”。“内科”前有明成化丁未（1487年）费宏《序》。“女科”前有罗洪先《序》。“小儿科”前有徐阶《序》。“外科”前有明嘉靖丙午（1546年）费寀《序》。第一册、第四册、第五册首皆有“姜国粹印”印记。

《济世经验全方》五卷：（明）刘伦编撰，明刊本，内阁文库藏本，原江户医学馆旧藏。

按：内阁文库藏此同一刊本两部。一部为“内科”三卷，“女科”一卷，“外科”一卷，原系江户医学馆旧藏，共五册。一部仅存“内科”卷上，亦原系江户医学馆旧藏，共一册。②

6.刘时觉《中国医籍补考》对《济世内科经验全方》的提要如下：

《济世内科经验全方》三卷，阙，1487。

明长洲刘伦（宗序）撰辑，长洲后学张允积（云水）参订。《中国医籍考》卷五十六“存”。

凡例曰：一、王叔和《脉赋》，二、滑伯仁《诊家枢要》，三、六日传变经图，四、太素脉，五、内科上卷十六

① 裘沛然主编：《中国医籍大辞典》，上海科学技术出版社2002年版，第1754页。

② 严绍璗：《日藏汉籍善本书录》，中华书局2007年版，第961页。《济世内外经验全方》，严绍璗误作《济生内外经验方》。

门，六、内科中卷廿四门，七、内科下卷三十八门。一、每门首有论，止摘要略几语，其次序从重而轻，从先圣定方及丹方，而每方分两炙炒浸制，毫忽不紊，用者详之。一、用药看证加减，选药精洁为上，服药亦看证，加法宜忌须法眼详之。

时觉按：为《济世内外经验全方》之一，成化二十三年丁未刻本藏重庆市图书馆，存四册，卷首一册，余三册为是书卷上、卷中，卷下阙，卷端署：明御医院判刘伦宗序辑，长洲后学张允积云水参。《日藏汉籍善本书录》载，日本宫内厅书陵部藏有《济世内外经验全方》明成化年间刊本六卷五册，《内科》三卷，前有成化丁未费宏序。①

7. 刘时觉《中国医籍补考》对《济世内外经验全方》的提要如下：

《济世内外经验全方》六卷，阙，1487。

明长洲刘伦（宗序）撰辑，长洲张允积（云水）参订。

子目：《济世内科经验全方》三卷，《济世女科经验全方》一卷，《济世幼科经验全方》一卷，《济世外科经验全方》一卷。

费宏序曰：古以良医拟相，非谓有寿民之用乎？夫生民命脉喁喁焉利赖乎上，而人身疾疢汲汲焉利赖乎医。吾御医宗序刘君善切脉，精太素，察九窍，内外女幼等科，称引《内经》、《脉诀》、王叔和、李东垣诸书，摘其精要剀明。凡疾病吉凶、贵贱寿夭及心术隐微，变换万状，皆本于脉，按其弦长洪缩、清浊伸引，盖言太素者莫能尚之。其手辑《济

① 刘时觉：《中国医籍补考》，人民卫生出版社 2016 年版，第 1189—1190 页。

世良方》，必经验始录，盖合生气之和，道五行之常，使疾疢不作，而无妖祥之累，起敝扶倾，措斯世于康强，非先王所以寿民致治者乎？方今主上图维化理，举喙息蠕动之细，莫不禀仰太和，沐浴玄泽而保安庶类。如刘君者，濯痍煦寒，而转之生养安全，又以民之疾病未治为虑，行是编于天下，诚裁成赞之大端也。况其顺时却病，与医家溯流穷源，不拘执古方而能有功者，舍是奚观焉？或曰：君子存为顺事，没为吾宁，而有迁避将迎为得耶？曰：《洪范》论五事，亦有咎征、休征，人之身固范诸阴阳五行者也，敬修则吉，从逆则否，居易以俟，守经不回，固行仁之不可涯际尽者欤？信乎其与良相之燮理经纶一道也。成化丁未，铅山费宏题。

引言曰：《济世内外经验全方》卷之一，包括《脉赋》、《左右手配脏腑部位》、《五脏平脉》、《四时平脉》等为脉法歌括，《秘传太素脉》。

《吴中名医录》曰：刘伦，字宗序，明长洲人。名医刘溥子，家系世医，刘伦继其祖业，于内外妇幼诸科皆有心得。成化中征召为太医院御医。又精外科手术及麻醉，《稗史外编》载：吴氏有女跌伤，其面久肿不消，宗序曰：病属多骨疮，法当饮麻药，以刀剔出其骨乃得愈，不然，明年此时逝。其家以为浪语，都维明亦曰：刘亦效售术者耶？后疮中骨渐长，竟至碍鼻，昼夜呼号而卒。刘伦著述颇多，所著有《济世内科经验全方》三卷、《济世外科经验全方》一卷、《济世女科经验全方》一卷、《济世内幼科经验全方》一卷，均佚。

时觉按：有成化二十三年丁未刻本藏重庆市图书馆，存四册，卷首一册，载费宏序、凡例、目录，及《脉赋》、《总论》、《经图》、《覆诊之图》《仰诊之图》、《太素脉》。余三册为《济世内科经验全方》卷上、卷中，卷下及《女科》、《幼科》、《外科》均阙，卷端署：明御医院判刘伦宗序辑，长洲后学张允积云水参。《日藏汉籍善本书录》载，日本宫内厅书陵部藏有成化年间刊本六卷五册；内阁文库藏有明刊本《济世经验全方》五卷五册，无《小儿科》一卷，为原江户医学馆旧藏。①

8. 郑金生、张志斌《海外中医珍善本古籍丛刊提要》对《济世经验全方》的提要如下：

题明刘伦、薛己等辑。明嘉靖二十五年（1546）序刊本。日本宫内厅书陵部藏。五册。书号：404—9。版框约高20.9厘米，宽13.1厘米。（该书胶片原无标尺，仅书前载形状高24厘米，宽15.5厘米，今据书影折算其版框大小）每半叶十一行，行二十五字。白口，无鱼尾，四周单边。上书口载书名“经验全方”（每种书因名而异）。该书实为四种医方书之集合，以下分子书描述。一、《济世内科经验全方》：首为明成化丁未（1487）费宏序。次为凡例。次为正文前之附卷（题为卷一），卷前有该卷详目。附卷之首仅题书名“济世内外经验全方”，无责任人署名。次为正文，卷上之首题署为“济世内外经验全方卷之上 / 明仙医院判刘伦宗序辑 / 长州后学张允积云水参”。卷中有分卷目录。二、

① 刘时觉：《中国医籍补考》，人民卫生出版社2016年版，第1027—1028页。

《济世女科经验全方》：首为罗洪先“序女科”（无撰序年）。次为凡例。次为正文，卷首仅题书名“济世女科经验全方”，无责任人署名。三、《济世幼科经验全方》：首为徐阶“序小儿科”（无撰序年）。此后又分两部分，首为凡例、“济世小儿经验急救全方”目录、“太白星君急救小儿济世经验全方”正文。次为“小儿科摘要”目录及“秘传经验小儿科药方摘要”。又次为“痘疹方诀目”、“小儿痘疹方诀”。四、《济世外科经验全方》：首为嘉靖丙午（1546）费寀“外科心法良方序”，次为凡例、目录。次为插图十九幅。次为正文，卷首题署为“外科济世经验心法奇方 / 吴郡薛己新甫原集 / 张〇〇云来增参”。

日本宫内厅书陵部藏书目著录此书为“《济世内外经验全方》六卷，明刘伦，明成化版”（日本宫内厅书陵部：《和汉图书分类目录》，东京：宫内厅书陵部，1951 年，第 1481 页）。然书中尚有嘉靖序，故该书为成化版一说当误。综观全书，各子书均有“经验全方”四字，版式体例大致相同，然作者并非一人。其中内科有成化丁未费宏序，女科有罗洪先序，小儿科有徐阶序，外科有嘉靖丙午费寀序。罗洪先序未署撰年，但罗氏为嘉靖八年（1529）进士，其撰序当在此年之后。徐阶之序亦无撰年，但徐氏为嘉靖二年（1523）进士，其撰序亦当在此年之后。四序之中，三序为嘉靖间所撰，其中罗洪先、费寀序均称作者为薛己（徐阶序残缺，作者无可考）。又各子书卷首题署中，题刘伦辑者一种，薛己原集者一种。故其作者非止刘伦一人。全书中题为薛己所集者至少有两种，故薛己亦当为责任人之一。

诸书责任人尚有参订者“长州后学张允积云水”、“张〇〇云来”。此似为兄弟。其中张允积见于《苏州府志》记载，云为明人，世业医。其父张康忠，精于脉理，允积能世其业。（转引自何时希：《中国历代医家传录》中，北京：人民卫生出版社，1991年，第708页）综观各子书责任人，可知此书并非一人所编，乃书商攒集多种医书合刊。现将其各子书内容分而述之。

一、《济世内科经验全方》：该书费宏序云：“吾御医宗序刘君，善切脉，精太素，察九窍内外女幼等科……其手辑济世良方，必经验始录。”其书约成于成化丁未。该书三卷，另有卷首一卷。卷首为脉诊，采《王叔和脉诀》、滑伯仁《诊家枢要》，绘有诊脉图、脏腑图四幅。其次勾稽《脉赋》及脉学论说，又列各经络图六幅，附载太素脉若干内容。此卷之脉学乃零碎拼凑，不足道也。正文三卷，以病分类，计有内科病七十七类。每病之前先为简论，述其病因病状及治法，后列诸方，时出针法、灸法，然未见附载作者个人治验。考日本内阁文库尚有另一种《济世经验全方》（书号305—119），亦题明刘伦辑。（日本国立公文书馆内阁文库：《（改订）内阁文库汉籍分类目录》，东京：国立公文书馆内阁文库，1956年，第224页）然全书之前有王肯堂“合刻济世千金良方序”，序中仅曰：“明孝庙时，乃有吴人薛己，以医方仕至南北太医院判，历事武、肃二朝，号称国手。尝好著书……顷余校书虎观，偶得其书数种，驰送诸名医勘阅，谓宜覆梓，以博其传，亦仁者用心之一。因并购其全书，得若干种，合为一部，厘为四科，科以类次。凡为经论内科者、为婴儿科者、为妇人科者、为外科者，各若干种卷。付之剞劂。”可见此书乃托名薛己撰。然其内科亦署为“明御医院判刘伦宗序辑 / 长州后学张允积云水参”。其内容与今影印本基本相同。

二、《济世女科经验全方》：罗洪先“序女科”云：“所以我南京太医院判薛君立斋，邃于医，而于女科更加意焉。乃辑济世良方，非经验者不录。”其书先集经病、崩漏、带下方，次按胎前、难产、产后集方，末集子嗣诸方。每类方前有简要理论。此书与薛氏《女科撮要》等书毫无关系，托名薛己而已。

三、《济世幼科经验全方》：该子书前之徐阶“序小儿科”残脱序后半部，故责任人不明。今日本内阁文库所存《济世经验全方》无此书。该子书前为《太白星君急救小儿济世经验全方》，以推拿治惊风诸病，间附药方。此后为《秘传经验小儿科药方摘要》，先列小儿诸证用方三十三道，次出小儿痘疹图像三十六幅，图下或有方药解说。此后为看痘疹法，又出痘疹图二十四幅。又次为《小儿痘疹方诀》，其论说多用歌诀体裁，书后附药方若干。要之，该子书名为幼科经验方，不过略举惊风、痘疹诸治法，蜻蜓点水。其原始数据源不明。

四、《济世外科经验全方》：费寀序提及“御医刘宗序已辑内科全方”，外科则由“南京太医院判薛立斋汇古方书”而成。该子书首列十九图，图中指示各种疾病之部位。图后为《外科精要》诸论，配合前图诸症予以解说，有论七十条，方三百余首。诸方分列于无名肿毒、瘰疬、疔疮、杨梅疮、诸疮、跌扑损伤诸病之下。末附“服食”补养诸方。将此书与薛己诸外科书相核对，并无相似之处。

以上四书，除刘伦之内科外，其余三种，有两种题为薛己编辑，一种编者不明，疑此三书均为张允积等攒集而成。

该书不见于中国古代书目著录。今《中国中医古籍总目》仅载有刘伦《济世内外经验全方》三卷，云有成化二十三年（1487）刻本。（薛清录主编：《中国中医古籍总目》，上海：上海辞书出版社，2007年，第273页）日本《医籍考》著录刘伦《济世内科经验全方》三卷、《济世女科经验全方》一卷、《济世幼科经验全方》一卷、《济世外科经验全方》一卷，均注云“存”，然仅录《济世外科经验全方》序(有残脱)。今日本有两处收藏《济世经验全方》。一为内阁文库，存该书五卷五册，含《济世内科经验全方》三卷、《济世外科经验全方》一卷、《济世女科经验全方》一卷。此书前有念西居士王肯堂宇泰撰“合刻济世千金良方序”、嘉靖丙午费寀撰“外科心法良方序”。一为宫内厅书陵部，藏《济世内外经验全方》六卷五册，所含子书较内阁文库多《济世幼科经验全方》一种。此即今影印底本。该本每一子书前均有序言，其中有年代记录之序以嘉靖丙午费寀序为最晚。故此书之刊刻当在费寀序年或稍后。该本书前有藏书印三枚，其中“帝室图书之章”乃入藏宫内厅书陵部前后所钤，具体时间不明。另“姜美含记”和阴阳八卦图印，来源不明。[1]

---

① 郑金生、张志斌：《海外中医珍善本古籍丛刊提要》，中华书局2017年版，第150—151页。

三、价值探析及医案选评

（一）价值探析

刘伦《济世内科经验全方》由两部分构成，一是脉学理论，二是内科验方。脉学理论节选的是西晋王叔和《脉赋》、元代滑寿《诊家枢要》以及《敕传太素寿脉》等书而成，并无刘伦自己的新见。《济世内科经验全方》首一卷辑录脉学理论，或是强调切脉对于疗疾的重要作用。费宏为《济世内科经验全方》所作的《序》已经揭示了这一点："吾御医宗序刘君善切脉，精太素，察九窍内外女幼等科，称引《内经》、《脉诀》、王叔和、李东垣诸书，摘其精要剀明。凡疾病吉凶，贵贱寿夭，及心术隐微，变换万状，皆本于脉。按其弦长、洪缩、清浊伸引，盖言太素者，莫能尚之。"

《济世内科经验全方》正文为上中下三卷，将内科病证分为75门，每门先概述病证，次附方剂。据笔者统计，该书所列方剂共1010首，费宏《序》认为"其手辑济世良方，必经验始录"，故而具有一定医学价值。《济世内科经验全方》诸门所列方剂，未注明出处，但察其方源，大多出自前人方书，其中又多取李东垣《脾胃论》、朱丹溪《丹溪心法》中的方剂及医论，确如费宏《序》所言刘伦此书称引"李东垣诸书，摘其精要剀明"。

例如，《济世内科经验全方》卷中《火》开篇有医论，后附"升阳散火汤"等21首方剂；其中的医论取自朱丹溪《丹溪心法》，附方则取自李东垣《脾胃论》、朱丹溪《丹溪心法》等书。其医论曰：

气有余便是火。气从左边起者，肝火也。气从脐下起者，阴火也。热从脚下起入腹者，虚之极也。阴虚火动难治，轻者可降，重则从其性而折之。实火可泻，虚火可补。

朱丹溪《丹溪心法》则曰：

火，阴虚火动难治。火郁当发，看何经。轻者可降，重者则从其性而升之。实火可泻，黄连解毒之类，虚火可补。小便降火极速。凡气有余便是火。……气从左边起者，乃肝火也；气从脐下起者，乃阴火也；气从脚起，入腹如火者，乃虚之极也。①

显然刘伦摘录了《丹溪心法》，仅对其语句的前后顺序略有调整。

《济世内科经验全方》附方记载“升阳散火汤”曰：

升阳散火汤：治男子妇人四肢发热，筋骨间热表，热如火燎于肌肤，扪之烙手。此病多因血虚而得，或胃虚过食冷物，郁遏阳气于脾土之中，并宜服此，火郁发之之义也。

升麻、独活、葛根、羌活、白芍药、人参、甘草（半生半炙）、柴胡、防风。

右剉水煎服，忌寒冷之物。

此方实际出自李东垣《脾胃论》卷下：

升阳散火汤：治男子妇人四肢发热，肌热，筋痹热，骨髓中热，发困，热如燎，扪之烙手，此病多因血虚而得之，或胃虚过食冷物，抑遏阳气于脾土，火郁则发之。

生甘草（二钱）、防风（二钱五分）、炙甘草（三钱）、

---

① （元）朱丹溪撰，田思胜校注：《丹溪心法》，中国中医药出版社 2008 年版，第 34 页。

升麻、葛根、独活、白芍药、羌活、人参（以上各五钱）、柴胡（八钱）。

上㕮咀，每服称半两，水三大盏，煎至一盏，去渣，稍热服。忌寒凉之物及冷水月余。[①]

两相对照，显然刘伦此方辑录自李东垣《脾胃论》，而有所精简。其他方剂诸如“黄连解毒汤”“左金丸”“地骨皮散”等出自《丹溪心法》；其他有一些方剂不明出处，如“清咽太平丸”，组方为“薄荷叶十两、川芎二两、桔梗二两、甘草二两、防风二两、柿霜二两、犀角二两（用人两腋下夹住，被汗蒸透取出为末），右研细末，炼蜜为丸，如樱桃大，不拘时噙化”，以往认为此方出于明代万表（1498—1556）《万氏家抄济世良方》[②]，这是有误的。

刘伦在明成化年间（1465—1487）任御医时，万表尚未诞生。万表，字民望，号鹿园，定远（今属安徽）人，他并非医家而是武臣，世袭宁波卫指挥佥事，正德十五年（1520）武试及第，仕至漕运总兵。据万表之孙万邦孚所言：“孚先大父刻《济世良方》，凡五卷行于世久矣，日久板坏，孚重刻之。因以续得经验诸方，随门增入，盖不敢秘，抑欲以承先志也。又集脉诀、药性附于末，为第六卷，庶施治者，察脉认药，参以成方，或不至以病试云。”[③] 可见，万表刻《万氏济世良方》有五卷，由于板坏，万邦孚重刻之，并又续补验方，并辑录脉诀、药性作为第六

① （金）李东垣著，张年顺校注：《脾胃论》，中国中医药出版社2007年版，第74页。

② 李建生、李成文主编：《中医肺病方剂辞典》，中国中医药出版社2017年版，第595页。

③ （明）万表集，齐馨、永清点校：《万氏济世良方》，中医古籍出版社1991年版，序，第2页。

卷。万表的原刻本已不可见，万邦孚的重刻本刊于万历三十七年（1609）[①]。朱道相为重刻本作序指出万邦孚重刻本依据的是“令太父总镇公所刻家抄医方”[②]，可知万表《万氏济世良方》并非己撰，而是抄录他书而成，其刊刻时间显然晚于刘伦《济世内科经验全方》。今据万邦孚增订重刻本《万氏家抄济世良方》，逐一比照刘伦《济世内科经验全方》，发现前者的前三卷的目次、正文实际抄录自后者。由于刘伦《济世内科经验全方》在国内仅存孤卷残本，长期以来学界对之缺乏研究，不知万表《万氏济世良方》前三卷系抄录刘伦《济世内科经验全方》，故而误以为“清咽太平丸”出自万表《万氏济世良方》。由此可见，刘伦《济世内科经验全方》收录的一些不知方源的方剂，具有一定的价值。不仅万表《万氏济世良方》加以抄录，明代张洁《仁术便览》（成书于明万历十三年，1585年）也多有抄录。可见刘伦《济世内科经验全方》在明代颇有影响。

刘伦对所辑的方剂，时有药物加减。例如《济世内科经验全方》卷下《自汗》有“安胃汤”：

> 安胃汤：治胃热，食后复助其火，汗出如雨。乌梅、黑枣、五味子、生甘草、甘草（炙）、生姜，右㕮水煎服。

此方出自李东垣《脾胃论》卷下：

> 安胃汤：治因饮食汗出，日久心中虚，风虚邪，令人半身不遂，见偏风痿痹之证，当先除其汗，慓悍之气按而

① （明）万表集，齐馨、永清点校：《万氏济世良方》，中医古籍出版社1991年版，前言，第1页。

② （明）万表集，齐馨、永清点校：《万氏济世良方》，中医古籍出版社1991年版，序，第2页。

收之。

黄连（拣净去须）、五味子（去子）、乌梅（去核）、生甘草（以上各五分）、熟甘草（三分）、升麻梢（二分）。

上㕮咀，分作二服，每服水二盏，煎至一盏，去渣，温服，食远，忌湿面、酒、五辛、大料物之类。①

刘伦对李东垣的“安胃汤”有所加减，去黄连、升麻梢，而加黑枣、生姜。这种药物加减，亦可见出刘伦的一番用心。

总而言之，《济世内科经验全方》主要是刘伦辑录前人医方、医论、脉论而成，并未记载他自己的医案。此书重视汇集金元医家尤其是李东垣、朱丹溪的医学经验，对所录医方时有加减化裁，万表《万氏济世良方》、张洁《仁术便览》多加抄录，显示此书具有特定的文献价值及医学价值。

（二）医案选评

《济世内科经验全方》收录2则医案，现录于下，予以评点。

1. 治中风医案。

《济世内科经验全方》卷上《中风》记载一则医案：

一人患滞下，一夕昏仆，目上视，溲注汗泄，脉大无伦，此阴虚阳暴绝也。盖得之病后酒色，急灸气海（穴在脐下一寸半），渐苏。服人参膏数斤而愈。

按：滞下指痢疾，多由湿火、气食积滞所致。此案中患者患滞下，其阴已伤，不能维阳，加之病后酒色无度，阴虚阳绝，中

① （金）李东垣著，张年顺校注：《脾胃论》，中国中医药出版社2007年版，第74页。

风昏倒，属于中风脱证，治宜补元固脱。此案以灸法配合方剂，先灸气海穴，以灸火续微阳；后服人参膏，大补元气，复脉固脱。由于治疗得法，患者得以痊愈。此则医案实际是朱丹溪医案，见于明代卢和《丹溪纂要》卷一《中风》。

2. 治肠癖医案。

《济世内科经验全方》卷下《肠风脏毒》记载一则医案：

> 干柿散，治肠风、脏毒、肠癖，神效。干柿不拘多少，焙干烧存性为末，每服二钱，米饮调下甚效。予于宣德年间，集注文公《小学》书，时夜作细字，心劳苦，致肠癖之疾，诸不效。时先父犹存，谓予曰："汝不读《是斋百一选方》乎？宁痛苦如此！"予遂读之，因得此方，一服而愈，后以治人，无不验者。

按：此案自称"予"，却并非刘伦的医案，而是熊宗立（1409—1482）的医案。熊宗立在南宋陈自明《妇人良方大全》的基础上，撰成《新编妇人良方补遗大全》，他补遗"妇人痔瘘方论"时，附录了此则医案。熊宗立是建阳（今属福建）人，他的家族世代为医，其祖父熊彦明曾编撰《类编南北经验医方大成》。熊宗立随其祖父习医术，其父熊礼（1367—1447）虽未有医名，但医学传家，当亦知医。此案发生在宣德年间（1426—1435），熊礼尚健在，故熊宗立称"时先父犹存"。从熊礼提示熊宗立从南宋王璆《是斋百一选方》寻找治方来看，熊礼也是精通医籍的。熊宗立后师从刘剡学习校刊书籍，后者是建阳书坊有名的刻书家。熊宗立所谓"集注文公《小学》书"，即是校刊朱熹（谥文公）《小学》，最终撰成《小学集解》。由于熊宗立集注此书过于劳苦，导致肠癖之疾，诸药无效。其父熊礼告之《是斋百一选方》中有治疗此病的良方，于是熊宗立从中寻到干柿散一方，一服而愈，其后行医用之治疗同证而有神效。干柿甘涩，涩肠止血，是治疗肠风、脏毒、肠澼的良药。

第三章
吴绶《伤寒蕴要全书》综论

一、著者生平及书籍简介

吴绶，生卒年不详，钱塘（今浙江杭州）人，明弘治年间官至太医院院判。其职官及籍贯见吴绶《伤寒蕴要全书序》，落款为“弘治乙丑仲春上巳，太医院院判钱塘吴绶序”。由此序可知，吴绶出身于世医之家，其家以医为业始于鼻祖吴仁斋，至吴绶父亲吴仕宗时已三代为医。吴绶早年丧父，致其荒于医学，长大后读医书，又因义奥难懂而无可奈何，于是四处寻访明师，申请讲解。如此三十余年，坚持不懈，终于颇有所得，医名远扬，被举为医学正科。不久，又被召入太医院，选进御药院，后为太子进药有效，获擢拔，累迁为御医、院判。以病告归，居家著书，广考群书，钩玄附益，并融入其诊疗经验及医学思想，撰成《伤寒蕴要全书》。书成后，又不断修订，四年间校正三次，才最终付梓。

由于《伤寒蕴要全书》一书在国内流传不广，学界对吴绶所知不多，《中医大辞典》甚至误认吴绶为元代人[①]，其实吴绶是明弘治年间人，距元末有一百多年。

---

① 李经纬等主编：《中医大辞典》，人民卫生出版社 2011 年版，第 849 页。

另据《(康熙)浙江通志》记载：

吴绶，钱塘人，著《伤寒蕴要全书》，发明五运六气，画图立说，究极玄微，以名医征至京师，仕至太医院院判。北归时，湖墅有冯英者，病伤寒，一时诸医议用承气汤，邀绶入视之，曰："将战汗矣，非下证也，当俟之。"顷刻果得战汗而解。①

从吴绶对冯英伤寒证的诊治来看，可知他擅长治疗伤寒，医技高超。吴绶基于伤寒诊治临床经验，撰成的《伤寒蕴要全书》一书，不仅包含他的独到见解，更代表了明代宫廷医学流派的医药学经验。

《伤寒蕴要全书》是吴绶编撰的一部伤寒专书，以《内经》及张仲景《伤寒论》为理论渊源，综合诸家之说以及吴绶的己见，对伤寒治法总纲、伤寒类证及疫病理论有精要的阐释。该书对伤寒的探讨，以症类证，以方相从，代表了明代中期伤寒类证研究的最高水平；对时疫的病因、症状及治法的阐释，已发吴又可《温疫论》的先声。该书列有专篇阐释198种伤寒药物，开创了伤寒专科本草的新领域，对其后以《本草纲目》为代表的明代本草专书有着广泛的影响。

目前学界对《伤寒蕴要全书》的研究极少，一方面是因为此书在国内流传不广且藏本极少，另一方面也与明清以来学界对此书存有争议有关。称扬此书者，如明代赵献可《医贯》指出《伤寒蕴要全书》刊行"伤寒之理始著"②。批驳此书者，如明末王肯

① （清）王国安、（清）黄宗羲纂辑：《(康熙)浙江通志》卷50，清康熙二十三年（1684）刻本。

② （明）赵献可：《医贯》，人民卫生出版社1959年版，第22页。

堂《证治准绳》批评《伤寒蕴要全书》："雅俗杂陈，淄渑莫辨，使世不知孰为仲景者，俗工之谬也。"[①] 清代汪琥《伤寒论辨证广注》认为吴绶"不知仲景论为伤寒根本"，"虽终身治伤寒，而未悟其理"，因此《伤寒蕴要全书》是"聋瞽来学者"之作。[②]《伤寒论研究大辞典》等医籍提要书大多引上述批驳者之说，以盖棺论定《伤寒蕴要全书》。上述批驳有失公允，吴绶《伤寒蕴要全书》的价值长期被遮蔽不显。

二、版本叙录及提要辑录

（一）版本叙录

据《中国中医古籍总目》记载，《伤寒蕴要全书》现存传本有：（1）明弘治十七年（1504）刻本，现藏于南京图书馆、天一阁博物馆；（2）清康熙刻本，现藏于北京中医药大学图书馆、上海中医药大学图书馆；（3）日本据明刻本抄本，现藏于上海中医药大学图书馆；（4）抄本，现藏于中国医学科学院图书馆、中国中医科学院图书馆。[③]

《伤寒蕴要全书》在明末及清初又有续编本、重订本。其一，据明末殷仲春《医藏书目》，明嘉靖年间彭用光有续《伤寒蕴要

① （明）王肯堂著，吴唯等校注：《证治准绳》，中国中医药出版社 1997 年版，第 683 页。

② （清）汪琥撰，王振亮等校注：《伤寒论辨证广注》，中国中医药出版社 2016 年版，第 17 页。

③ 薛清录主编：《中国中医古籍总目》，上海辞书出版社 2007 年版，第 84 页。

全书》，即《中国古籍善本书目》记载的《潜溪续编新增伤寒蕴要全书》二卷，为明嘉靖四十一年（1562）胡愷刻本，现藏中国科学院上海图书馆。其二，据严世芸《中国医籍通考》，吴家震等编《（重订）伤寒蕴要方脉药性汇全》四卷，现存康熙间刻本，实际就是《伤寒蕴要全书》的重订本。

《中国中医古籍总目》只记载古医籍在国内的收藏情况，对海外的传本缺乏记载。目前《伤寒蕴要全书》尚无点校本，故而此书的版本尚未得到全面梳理，其中不乏错误及混乱之处。

《中国中医古籍总目》所谓《伤寒蕴要全书》“明弘治十七年（1504）刻本”，有误。其实，《伤寒蕴要全书》有两个序，一是书前序，一为书后序。书前序，吴绶落款时间为“弘治乙丑仲春上巳”，即弘治十八年（1505）三月；书后序，吴绶落款时间为“弘治甲子上元日”，即弘治十七年（1504）正月。一书而有前后两序的情况，在明代是存在的，正如明代徐师曾《文体明辨》说：“凡经传子史诗文图书之类，前有序引，后有后序，可谓尽矣。”[①]

吴绶这两个序的时间相差了一年有余，原因何在？吴绶在前序坦露此书在付梓前经过多次校订，“遂至四年，三复雠正”，因而可以判断，书后序作于此书初定稿之时，即弘治十七年正月，虽然此前书稿已经过数次校订，但吴绶在初定稿上又加校订，耗费一年多时间，终在弘治十八年三月完稿付梓。

《中国中医古籍总目》所谓“明弘治十七年（1504）刻本”，

① （明）徐师曾著，罗根泽校点：《文体明辨序说》，人民文学出版社 1962 年版，第 136 页。

当是未睹书前序所致。这一错误又是沿袭天一阁博物馆记载之误而来。《天一阁博物馆藏古籍善本书目》记载有两种《伤寒蕴要全书》，一为四卷本，索书号为“善 2448”，“明弘治十七年刻本，十行二十字小字双行同上下黑口四周双边，线装，四册”；一为八卷本，索书号为“善 2449”，“明刻本，十行二十字小字双行同白口四周单边，毛装，三册，存三卷：二至四。”[①] 如上文所言，四卷本所谓“明弘治十七年刻本”并不可信。《天一阁博物馆藏古籍善本书目》编者在《编例》中坦言：“天一阁馆藏来源复杂，故一种书或有多部，实为一书而离散者合之；虽题名相同，在流传过程中实为不同之部者，则各自单独著录；有个别天一阁原藏之书题名相同，实为一书之多本者，作复本处理。”[②] 可见天一阁馆藏古籍的来源复杂，或有版本混乱、遗失书前序的情况。因此，此四卷本误作“明弘治十七年刻本”亦情有可原。

天一阁所藏的明刻八卷本是残卷，仅存三卷。此八卷本亦存疑。最早记载《伤寒蕴要全书》八卷本的是明末殷仲春《医藏书目》：“《伤寒蕴要全书》四卷彭用光续吴绶，《伤寒蕴要》八卷吴绶。”[③] 这里特别提到彭用光续《伤寒蕴要全书》，即彭用光《潜溪续编新增伤寒蕴要全书》二卷，现存明嘉靖四十一年（1562）胡慥刻本，《中国古籍总目》将此版本记为《伤寒蕴要（潜溪续编新增伤寒蕴要全书）》二卷。可见彭用光新增之书一名为《伤

① 天一阁博物馆编：《天一阁博物馆藏古籍善本书目》，国家图书馆出版社 2016 年版，第 220 页。

② 天一阁博物馆编：《天一阁博物馆藏古籍善本书目》，国家图书馆出版社 2016 年版，《编例》第 1 页。

③（明）殷仲春：《医藏书目》，群联出版社 1955 年版，第 29 页。

寒蕴要》。殷仲春所见八卷本是否为彭用光新增的部分与吴绶原书的合刻，亦未可知。若是，则《医藏书目》的记载或可断句为："《伤寒蕴要全书》四卷，《(彭用光续吴绶) 伤寒蕴要》八卷，吴绶。"以吴绶为四卷单刻本、八卷合刻本的共同著作权人。

《伤寒蕴要全书》八卷本，仅藏于天一阁博物馆、南京图书馆。天一阁所藏的明刻八卷本题为明刻本，并不是弘治十七年或十八年刻本，在版本形态上是"白口四周单边"，与弘治本"黑口四周双边"明显不同。而南京图书馆所藏八卷本又著录为"明弘治十八年（1505)"，显然又与四卷本的刊刻年代混淆。

上述版本的错误与混乱，正是由于《伤寒蕴要全书》在国内流传极少而导致的误断。如此版本混乱，显然有必要求诸《伤寒蕴要全书》的海外传本，以之作为参考。

据笔者考察，吴绶《伤寒蕴要全书》在日本有5种抄本：(1) 江户初期抄本，4册，丰后佐伯藩主毛利高标献上本，现藏日本国立公文书馆内阁文库，书号：子46—2；(2) 江户初期抄本，2册，江户医学馆本，现藏日本国立公文书馆内阁文库，书号：303—182；(3) 江户抄本，4册，日本京都大学藏卷1、日本庆应义塾大学藏卷2—4；(4) 江户抄本，4册，据明弘治十八年吴绶刊本抄，现藏日本东京大学综合图书馆浅田文库，书号：V11—395；(5) 日本抄本，4册，现藏日本东北大学图书馆，书号：壬·1·2·208。

日本所藏5种《伤寒蕴要全书》抄本，所据的版本为明弘治十八年刻本，均为四卷本，或为4卷4册，或为4卷2册，从时间上可以佐证所谓四卷本"明弘治十七年刻本"有误，从卷数上可以佐证所谓八卷本"明弘治十八年刻本"也存疑。

目前学界推动的海外中医古籍影印回归，成绩斐然，但是由于客观条件限制，一书往往只取其中一种版本，故而难以做到不同版本之间的互证。例如对于吴绶《伤寒蕴要全书》的日本传本，《海外中医珍善本古籍丛刊》只影印日本国立公文书馆所藏江户医学馆本，此抄本相较其他抄本而言，有所缺漏，不仅卷四末尾有数页遗漏，而且吴绶《伤寒蕴要全书后序》也一并遗漏。这导致对此书的提要存在可商榷之处。例如认为吴绶卷一题署“仁斋吴绶”有误，因为“序言、其他卷首作者署名均无‘仁斋’二字。自序称其医业始于鼻祖仁斋。故此处‘仁斋’恐系误入”[1]。其实

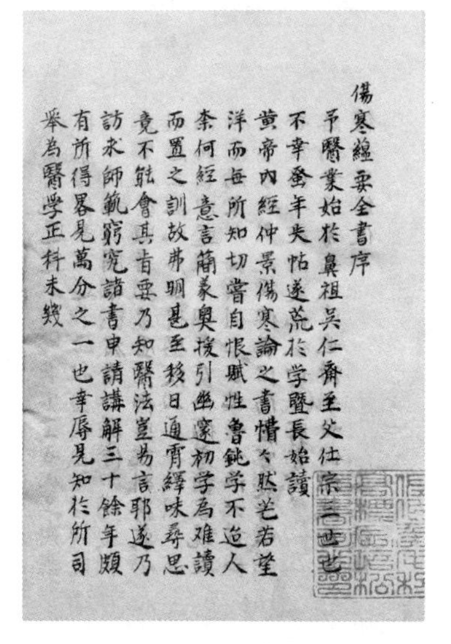
傷寒緼要全書序
予醫業始於鼻祖吳仁齋至父仕宗三世也
不幸蚤年失怙遂荒於学暨長始讀
黃帝內經仲景傷寒論之書懵懵然茫若望
洋而無所知切嘗自恨賦性魯鈍学不逮人
柰何經意言簡義奧援引幽邃初学為難讀
而置之訓故弗明甚至移日通宵繹味尋思
竟不能會其旨要乃知醫法豈易言耶遂乃
訪求師範窮究諸書申請講解三十餘年頗
有所得畧見萬分之一也幸辱見知於所司
舉為醫學正科未幾

图 3-1　内阁文库藏毛利高标献上本

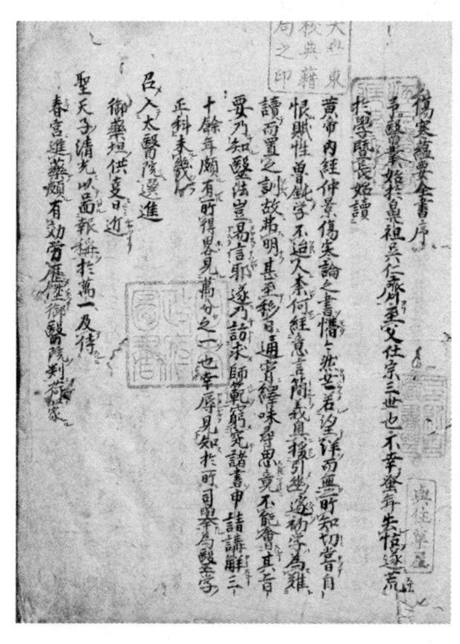
傷寒蘊要全書序
予醫業始於鼻祖吳仁齋至父仕宗三世也不幸蚤年失怙遂荒
於學暨長始讀
黃帝內經仲景傷寒論之書懵懵然茫若望洋而無所知切嘗自
恨賦性魯鈍学不逮人柰何經意言簡義奧援引幽邃初学為難
讀而置之訓故弗明甚至移日通宵繹味尋思竟不能會其旨
要乃知醫法豈易言耶遂乃訪求師範窮究諸書申請講解三
十餘年頗有所得畧見萬分之一也幸辱見知於所司舉為醫學
正科未幾
召入太醫院選進
御藥坦供變日近
聖天子清光以圖報稱於萬一及侍
春宮進藥頗有効勞歷陞御醫院判

图 3-2　内阁文库藏江户初期抄本

① 郑金生、张志斌：《海外中医珍善本古籍丛刊提要》，中华书局 2017 年版，第 30 页。

吴绶《伤寒蕴要全书后序》的署名就为“仁斋吴绶”，显然这并不属于偶然的“误入”。吴绶的鼻祖名为吴仁斋，至其父吴仕宗已三世为医，故“仁斋”或为吴绶家族从医的堂号，吴绶崇祖而加以沿用，这种可能性也是存在的。

现以日本国立公文书馆内阁文库所藏丰后佐伯藩主毛利高标献上本为例，说明吴绶《伤寒蕴要全书》的行款、体例。

毛利高标（1755—1801）是日本德川幕府统治时期的大名之一。毛利高标藏书丰富，又擅长古籍版本的品鉴。文政十一年（1828）他的孙子高翰，将其祖父珍藏的汉籍一万七千余种共两万七百余册献纳于德川幕府[①]。其中就包括了吴绶《伤寒蕴要全

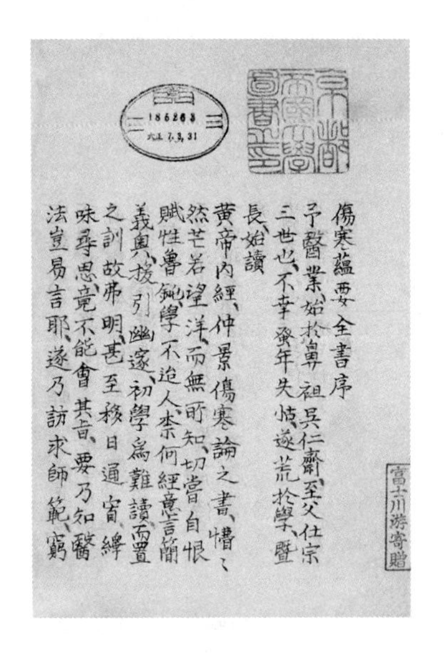
傷寒蘊要全書序
予醫業始於鼻祖吳仁齋至父仕宗
三世也不幸蚤年失怙遂荒於學暨
長始讀
黃帝內經仲景傷寒論之書懵懵
然芒若望洋而無所知切嘗自恨
賦性魯鈍學不逮人奈何經意言簡
義奧援引幽邃初學爲難讀而置
之訓故弗明甚至移日通宵縛
味尋思竟不能會其旨要乃知醫
法豈易言耶遂乃訪求師範窮

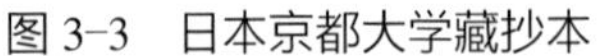
图 3-3　日本京都大学藏抄本

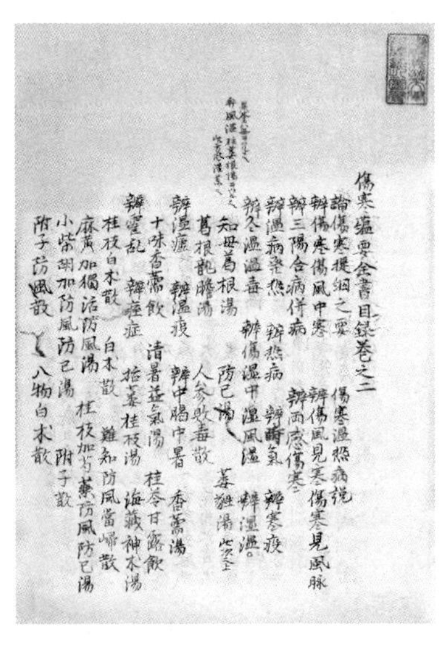
傷寒蘊要全書目錄卷之二
論傷寒提綱之要　辨傷寒溫熱病撓
辨傷寒傷風中寒　辨傷風見寒傷寒見風脉
辨三陽合病併病　辨兩感傷寒
辨溫病發熱　辨熱病　辨時氣　辨寒疫
辨冬溫溫毒　辨傷濕中濕風濕　辨濕溫
知母葛根湯　防己湯　萎蕤湯
葛根龍膽湯　人參敗毒散
辨溫瘧　辨溫疫　辨中暍中暑　香薷湯
十味香薷飲　清暑益氣湯　桂苓甘露飲
辨霍亂　辨痓症　桂枝湯　海藏神朮湯
桂枝白朮散　白朮散　難知防風當歸散
麻黃加獨活防風湯　桂枝加芍藥防風防己湯
小柴胡加防風防己湯　附子散
附子防風散　八物白朮散

图 3-4　日本庆应义塾大学藏抄本

① ［日］町泉寿郎文著，王铁策译：《江户医学馆的教育——考证医学的奠基》，《医古文知识》2005 年第 3 期。

书》的江户初期抄本。江户幕府将毛利高标献上本藏于红叶山文库，明治十八年（1885）创建内阁，红叶山文库改为内阁文库，内阁文库之书现存于日本国立公文书馆。

毛利高标献上本《伤寒蕴要全书》，4册，版本完整，抄本高26.3厘米，宽19.4厘米。每半叶11行，行18字。无边框行格。第一册为序、凡例、卷之一目录、卷之一正文。卷首钤有“佐伯侯毛利高标字培松藏书画之印”。

卷首吴绶《伤寒蕴要全书序》云：

> 予医业始于鼻祖吴仁斋，至父仕宗三世也。不幸蚤年失怙，遂荒于学。暨长，始读《黄帝内经》、仲景《伤寒论》之书，懵懵然芒若望洋，而无所知。切尝自恨赋性鲁钝，学不迨人。奈何经意言简义奥，援引幽邃，初学为难读而置之，训故弗明，甚至移日通宵，绎味寻思，竟不能会其旨要，乃知医法岂易言耶！遂乃访求师范，穷究诸书，申请讲解，三十余年，颇有所得，略见万分之一也。幸辱见知于所司，举为医学正科。未几，召入太医院，选进御药垣供事，日近圣天子清光，以图报称于万一。及侍春宫进药，颇有效劳，历升御医、院判，荷蒙圣明，恩至渥也。居无何，以疾上闻，赐告回还。暇日，抑考古今伤寒诸书，观夫仲景伤寒大论，其例三百九十七法、一百一十三方，与夫六经传变、阴阳虚实、发汗吐下，告戒谆谆，施治变化，微妙无穷，实为济生之惠，万世不易之大法也。惜乎世代湮没，而不复全，不能使人无憾焉。厥后，南阳朱奉议作《活人书》，深有补遗仲景之书，三山赵嗣真释其书，而有可疑者甚多，盖此书又难于专用也。近代虽有伤寒书迭出者，而欲以文法诗赋，意在协于

音韵，殊不知失其本义。虽有锦绣千箧，终不能以御烈肤之寒，曾若一狐裘之愈哉！且夫伤寒六经传变之际，阴阳幽显之微，如火极而似水、水极而似火之症，往往不识，疑似参差，犹豫进退，而无更新之道。或乱投汤剂，或袖手待毙者有之。故《经》曰：阴盛阳虚，汗之则愈，下之则死；阳盛阴虚，下之则愈，汗之则死。虚盛之治，相背千里；吉凶之机，应若影响，岂容易也哉！又曰：桂枝下咽，阳盛则毙；承气入胃，阴盛以亡。死生之要，在于须臾。视身之尽，不暇计日，仁者鉴此，岂不痛欤！此之谓也。盖其不忍人之心，所不能已也。于是僭不自揆，搜辑仲景伤寒大要之法，而为之主，傍取诸书，钩其玄者而附益之，非敢别为议义，互相抵捂也。荟萃鳞集，目之曰《伤寒蕴要全书》。每一过目，辄见舛遗，遂至四年，三复雠正，以锓诸梓。不敢自谓已至，而传之将来，大概欲其古今端绪同归，以便省览而已。管见如斯，庸俟贤哲君子，改而正诸，庶俾后之为医者，皆知有所取法云。弘治乙丑仲春上巳，太医院院判钱塘吴绶序。①

次为《凡例》七则云：

一、是书本《素问》之说，则称"《内经》曰"也；本以《伤寒论》之说者，则称"《经》曰"也；本于诸书之说者，则引具诸书之名。中间亦有语句不便者，则隐而不发，以成一书之便焉。

一、首录《内经》五运六气之法者，此为医家之先要也。

---

① （明）吴绶：《伤寒蕴要全书》，日本国立公文书馆内阁文库藏丰后佐伯藩主毛利高标献上本，后文所引此书原文，均出此本，不再一一出注。

若不知天道岁气之理，而欲语治伤寒者，如无目夜行，复临深地，危哉！

一、经络不可不知。凡伤寒必识病在何经为主，其阴阳冷热，可得而明也。若不识经络，如涉海问津，茫若望洋而已。

一、察色。凡至病人之所，必先察其面色，观其精神、动静、语言何如，然后切脉，参详而断吉凶也。

一、切脉。以浮、中、沉三法为主，盖伤寒之脉，不可与杂病同日而语也。所以只取伤寒脉法，杂病不取也。

一、审证。凡看伤寒，必审病人日数，与夫曾服何药，病因从何而得，日[①]今大小便所去何如，俱问也。

一、伤寒正名。自有六经传变为病者是。其温病、时疫等症，各有本条，宜详辨而治之。

第一册为卷一，内有《伤寒或问》《五运起例诀》《六气起例诀》《五运要略论》《六气司天主病例》《察色要略》《脉法要略》《内经脉要》《仲景脉要》《六经传变论》《伤寒药性主制要略》等篇，并附有五运五天南北政图、六气司天在泉图、每年主气之图、十二年客气图、天符岁会图、察色面图、持脉之图等。《五运起例诀》前题署“伤寒蕴要全书五运六气大略卷之一/大医院判钱塘仁斋吴绶编辑”。

第二册为卷二，首为“伤寒蕴要全书目录卷之二”，正文前题署“伤寒蕴要全书目录卷之二/钱塘吴绶编辑”。内有《论伤寒提纲之要》《伤寒温熟病说》《辨伤寒伤风中寒》《辨伤风见寒

① “日”，日本京都大学藏《伤寒蕴要全书》卷一抄本作“目”。

脉伤寒见风脉》《辨三阳合病并病》《辨两感伤寒》《辨温病发热》《辨热病》《辨时气》《辨寒疫》《辨冬温温毒》《辨伤湿中湿风湿》《辨湿温》《辨风温》《辨湿疟》《辨温疫》《辨中暍中暑》《辨霍乱》《辨痓病》《辨痰证》《辨伤食》《辨虚烦》《辨脚气》《辨疮疡发热》《辨内伤瘀血发热》《伤寒大头例》《伤寒发斑例》《伤寒发黄例》《伤寒发狂例》《伤寒心下满例》《伤寒欬嗽例》《伤寒喘例》《伤寒心下悸例》《伤寒身振例》《伤寒战慓例（附战汗）》《伤寒腹满例》《伤寒腹痛例》《伤寒小便不通例》《伤寒小便数例》《伤寒小便自利例》《伤寒大便不通例》《伤寒脏结例》《伤寒可发汗列》《伤寒不可发汗例》《伤寒可下列》《伤寒急下例》《伤寒不可下例》《伤寒可吐不可吐例》《伤寒皮肤骨髓寒热》《伤寒火攻例》《伤寒水攻例》《伤寒药方》。

第三册为卷三，首为“伤寒蕴要全书目录卷之三”，正文前题署“伤寒蕴要全书目录卷之三 / 钱塘吴绶编辑”。内有《辨三阳经发热标本不同》《伤寒表证发热例》《伤寒表证恶寒例》《伤寒汗不彻汗后例》《伤寒本热例》《伤寒恶风表证发热例》《伤寒内伤外感例》《足阳明经发热例》《伤寒潮热例》《足少阳经发热例》《伤寒寒热例》《伤寒烦热例》《伤寒烦燥例》《伤寒头痛例》《伤寒头眩目眩例》《伤寒项背强例》《伤寒头摇例》《伤寒无汗例》《伤寒自汗盗汗例》《伤寒头汗例》《伤寒手足心腋下汗例》《伤寒身痛例》《伤寒舌胎例》《伤寒动气例》《伤寒口渴例》《伤寒吐血衄血例》《伤寒畜血例》《伤寒呕吐例》《偶寒哕逆噫气例》《伤寒吃逆例》《伤寒胸胁满例》《伤寒自利例》《伤寒下脓血例》《伤寒结胸治例》《伤寒心下痞气例》《伤寒讝语例》《伤寒郑声例》《伤寒懊憹例》《伤寒药方》。

第四册为卷四，首为“伤寒蕴要全书目录卷之四”，正文前题署“伤寒蕴要全书目录卷之四 / 钱唐吴绶编辑”。内有《辨阴阳二症例》《阳症似阴例》《阴症似阳例》《三阴经治例》《阴毒伤寒例》《伤寒阴阳二厥例》《伤寒脏厥例》《邪结胸中厥冷例》《除中例》《伤寒寒热厥例》《蛔厥例》《冷厥关元例》《伤寒短气例》《伤寒多眠例》《伤寒昼夜偏剧例》《不眠例》《伤寒咽痛例》《伤寒佛郁例》《伤寒惊惕例》《伤寒奔豚例》《伤寒狐惑例》《伤寒口燥咽干例》《伤寒嗽水不欲咽例》《伤寒百合病例》《伤寒瘈疭例》《伤寒筋惕肉瞤例》《伤寒肉苛例》《伤寒郁冒例》《伤寒过经不解例》《伤寒直视例》《伤寒瘖痖不言例》《伤寒遗尿例》《循衣摸床例》《舌卷囊缩例》《伤寒手足挛搐例》《伤寒水肿例》《伤寒瘥后喜唾例》《伤寒瘥后发豌豆疮例》《伤寒瘥后遗毒例》《伤寒劳复例》《伤寒食复例》《伤寒女劳复例》《伤寒阴阳易例》《伤寒瘥后虚弱例》《伤寒瘥后昏沉例》《伤寒饮酒复剧例》《妇人伤寒例》《妇人偏寒热入血室例》《朝门穴》《妇人妊娠伤寒例》《妇人产后伤寒例》《小儿伤寒例》《伤寒用针略例》《刺伤寒三阳头痛法》《刺伤寒三阴腹痛法》《刺伤寒期门例》《辨伤寒热甚五十九刺》《刺热病汗不出七穴》《伤寒易简秘方》《伤寒不治证例》《伤寒释音字》《伤寒形症所属例》《伤寒药方》。

卷四之后有吴绶《伤寒蕴要全书后序》云：

> 窃尝论伤寒为世之大病，盖其死生，在于六七日之间而已。且其传变之不常，阴阳幽显之莫测[①]，故曰难也。设

① “莫测”，莫字不可辨识，“测”字原作“侧”，一并据日本庆应义塾大学藏《伤寒蕴要全书》抄本校正。

或用药少有参差，则症变倾危，可立而待也。是以古人有不服药，守过七日，而得中医者，但恐误治，而为下医所害也。若夫医之明脉识证，按法施治，刻期而取效者，乃为而得上医也。呜呼！世有不明此理者，往往守过七日，困乃求医，殊不知邪热日深，正气以衰，虽欲治之，难于用药也。大抵邪在阳经，正气未衰，则易治；若邪传阴分，正气已衰者，多难治也。所以治伤寒，先论人之真气为主者，乃大要也。若邪气日盛，真气衰微，则鲜有能生也。切详仲景之书，表章明白，开示后人，而得其意例之[①]妙者，几何人哉！但近世习俗，不求其意，往往因见桂枝、麻黄二汤之难用，多有弃而不读也。惜哉！遂至治伤寒而无主见，狐疑不次，而为误治者多也。盖仲景书，一字不明，则治法胥壤矣。学者当求仲景之意，然后参详诸家之[②]长，必有主见明白于胸中，则治法不差也。予以僭罪，编集此书，皆本仲景旧章，非越其矩度，然亦未易以为切当，必待明哲见其不逮，改而正诸，不亦宜乎？弘治甲子上元日，仁斋吴绶序。

（二）提要辑录

1. 丹波元简《聿修堂藏书目录》对《伤寒蕴要全书》的提要如下：

---

① “之”，原作“云”，日本庆应义塾大学藏《伤寒蕴要全书》抄本亦同，乃形近而误，据文义改。

② “之”，原作“云”，日本庆应义塾大学藏《伤寒蕴要全书》抄本亦同，乃形近而误，据文义改。

《伤寒蕴要》四卷，四册，抄本。明吴绶撰。①

2. 丹波元胤《中国医籍考》对《伤寒蕴要全书》的提要如下：

吴氏（绶）《伤寒蕴要全书》（《医统》作《伤寒蕴奥》，《浙江通志》作《伤寒蕴要图说》），四卷（《医藏目录》作八卷），存。

《自序》曰："予医业始于鼻祖吴仁斋，至父仕宗三世也。不幸早年失怙，遂荒于医②。暨长，始读《黄帝内经》、仲景《伤寒论》之书，懵懵然茫若望洋，而无所知。切尝自恨赋性鲁钝，学不迨人。奈何经意言简义奥，援引幽邃，初学为难读而置之，训故弗明③，竟不能会其旨要，乃知医法岂易言邪！遂乃访求师范，穷究诸书，申请讲解，三十余年，颇有所得，略见万分之一也。幸辱见知于所司，举为医学正科。未几，召入太医院，选进御药垣供事，日近圣天子清光，以图报称于万一。及侍春宫进药，颇有效劳，历升御医、院判，荷蒙圣明，恩至渥也。居无何，以疾上闻，赐告回还。暇日，抑考古今伤寒诸书，观夫仲景伤寒大论，其例三百九十七法、一百一十三方，与夫六经传变、阴阳虚实、发汗吐下，告戒谆谆，施治变化，微妙无穷，实为济生之惠，万世不易之大法也。惜乎世代湮没，而不复全，不能使人无憾焉。厥后，南阳朱奉议作《活人书》，深有补遗仲景

① ［日］丹波元简：《聿修堂藏书目录》，日本国立公文书馆藏本，书号：219—169。

② "医"，毛利高标献上本《伤寒蕴要全书》作"学"。

③ 训故弗明：此句之后，毛利高标献上本还有一句"甚至移日通宵，绎味寻思"，当是丹波元胤有所遗漏。

之书，三山赵嗣真释其书，而有可疑者[①]甚多，盖此书又难于专用也。近代虽有伤寒书迭出者，而欲以文法诗赋，意在协于音韵，殊不知失其本义。虽锦绣千箧[②]，终不能以御烈肤之寒，曾若一狐裘之愈哉！且夫伤寒六经传变之际，阴阳幽显之微，如火极而似水，水极而似火之证，往往不识，疑似参差，犹豫进退，而无更新之道。或乱投汤剂，或袖手待毙者有之。故《经》曰：阴盛阳虚，汗之则愈，下之则死；阳盛阴虚，下之则愈，汗之则死。虚盛之治，相背千里；吉凶之机，应若影响，岂容易也哉！又曰：桂枝下咽，阳盛则毙；承气入胃，阴盛以亡。死生之要，在于须臾。视身之尽，不暇计日，仁者鉴此，岂不痛欤！此之谓也。盖其不忍人之心，所不能已也。于是僭不自揆，搜辑仲景伤寒大要之法，而为之主，傍取诸书，钩其玄者附益之[③]，非敢别为议义，互相牴牾[④]也。荟萃鳞集，目之曰《伤寒蕴要全书》。每一过目，辄见舛遗，遂至四年，三复雠正，以锓诸梓。不敢自谓已至，而传之将来，大概欲其古今端绪同归，以便省览而已。管见如斯，庸俟贤哲君子，改而正诸，庶俾后之为医者，皆知有所取法云。弘治乙丑仲春上巳，太医院院判钱塘吴绶序。”

《凡例》曰：“一、是书本《素问》之说，则称‘《内经》曰’也；本以《伤寒论》之说者，称‘《经》曰’也；本于诸

① “有可疑者”，原作“不可疑者”，语义不通，据毛利高标献上本改。
② “虽锦绣千箧”，毛利高标献上本作“虽有锦绣千箧”。
③ “钩其玄者附益之”，毛利高标献上本作“钩其玄者而附益之”。
④ “牴牾”，毛利高标献上本作“抵捂”。

书之说者，则引具诸书之名。中间亦有语句不便者，则隐而不发，以成一书之便焉。一、首录《内经》五运六气之法者，此为医家之先要也。若不知天道岁气之理，而欲语治伤寒者，如无目夜行，复临深池[①]，危哉！一、经络不可不知。凡伤寒必识病在何经为主，其阴阳冷热，可[②]得而明也。若不识经络，如涉海问津，茫若望洋而已。一、察色。凡至病患之所，必先察其面色，观其精神、动静、语言何如，然后切脉，参详而断吉凶也。一、切脉。以浮、中、沉三法为主，盖伤寒之脉，不可与杂病同日而语。曰[③]所以只取伤寒脉法，杂病不取也。一、审证。凡看伤寒，必审病人日数，与夫曾服何药，病因从何而得，目今大小便所去何如，俱问也。一、伤寒正名。自有六经传变为病者是，其温病、时疫等证，各有本条，宜详辨而治之。"

汪琥曰："《伤寒蕴要》，明太医院判钱塘吴绶集，书凡四卷。其第一卷首叙或问运气、察色验舌、辨脉及六经传变、药性制方、煎服之法。第二卷辨伤寒温热、合病、并病、两感、时气、寒疫、冬温、温毒、湿温、温疟、温疫、中暍、中暑、霍乱、痉证、痰证、伤食、虚烦、脚气，皆有方治。后论伤寒，则曰大头例、发斑例、发黄例；又发狂、心下满、咳喘、悸等，共二十三例。第三卷辨三阳经热标本不同，则曰表证发热例、表证恶寒例、汗不彻汗后例，至讝语、郑声、懊憹，共三十六例。第四卷

---

① "深池"，毛利高标献上本作"深地"。

② "可"，原作"不"，语义不通，据毛利高标献上本《伤寒蕴要全书》改。

③ "曰"字当为衍文。

辨阴阳二证例，又阳证似阴，阴证似阳，至妇人小儿伤寒，共五十一例。末后复继之以用针之法。大抵此书虽胜于陶氏六书，止以便俗学，寻例检方。初不知仲景论为伤寒根本，舍本逐末，求之多歧。是虽终身治伤寒，而未悟其理。吾恐其疗虽多，而误治者亦不少，是亦聋瞽来学者也。”①

3. 裘沛然《中国医籍大辞典》对《伤寒蕴要全书》提要如下：

《伤寒蕴要全书》四卷。明·吴绶撰。成书于明弘治十八年（1505）。卷一载伤寒或问、五运起例诀、六气起例诀、察色目鼻唇耳舌脉法要略、六经传变、药性主制等二十五篇，并附五运五天南北政图、六气司天在泉图、十二年客气图、察色面图、持脉之图、六经传变图等；卷二载伤寒提纲之要、伤寒温热病说及辨伤寒中风中寒、辨温病发热、辨喘咳心下悸腹满腹痛十二篇，并论伤寒药方；卷三载辨三阳经发热标本不同，辨伤寒表证发热、恶寒、潮热、口渴、蓄血、心下痞气等三十八篇，并述伤寒药方；卷四载辨阴阳二证、除中、热厥、脏厥、蛔厥、不眠、咽痛、水肿、妇人伤寒、小儿伤寒等六十一篇，并述伤寒药方。以仲景辨证论治大法为主，注重证候的鉴别，采辑后世医家之精论及验方附益之，并探讨五运六气，画图立说。现存明刻本、清康熙刻本及日本抄本。②

① ［日］丹波元胤：《中国医籍考》，人民卫生出版社 1956 年版，第 555—558 页。

② 裘沛然主编：《中国医籍大辞典》，上海科学技术出版社 2002 年版，第 99 页。

4. 刘时觉《中国医籍补考》对《伤寒蕴要全书》的提要如下：

《伤寒蕴要全书》四卷，存，1505。

明钱塘吴绶（梦斋）撰。《中国医籍考》卷三十二“存”，录弘治甲子自序、凡例及汪琥之言。

自跋曰：窃尝论伤寒为世之大病，盖其死生在于六七日之间而已，且其传变之不常，阴阳幽显之莫测，故曰难也。设或用药少有参差，则症变倾危可立而待。是以古人有不服药，守过七日而得中医者，但恐误治而为下医所害也。若夫医之明脉识症，按法施治，刻期而取效者，乃为上医也。呜乎！世有不明此理者，往往守过七日，困乃求医，殊不知邪热日深，正气已衰，虽欲治之，难于用药。大抵邪在阳经，正气未衰，则易知，若即传阴分，正气已衰者，多难治也。所以治伤寒先论人之真气为主者，乃大要也，若邪气日盛，真气衰微，则鲜有能生也。切详仲景之书，表章明白，开示后人，而得其意例之妙者，几何人哉？但近世习俗，不求其意，往往因见桂枝、麻黄二汤之难用，多有弃而弗读也。惜哉！遂至治伤寒而无主见，狐疑不决，而为误治者多也。盖仲景书一字不明，则治法霄壤矣。学者当求仲景之意，然后参详诸家之长，必有主见明白于胸中，则治法不差也。予以僭罪编集此书，皆本仲景旧章，非敢越其距度，然亦未易以为切当，必待明哲，见其不逮，改而正诸，不亦宜乎？吴绶序。

康熙《浙江通志·方技》曰：吴绶，钱塘人。著《伤寒蕴要全书》，发明五运六气。画图立说，究极元微。以名医征至京师，仕至太医院院判。北归时，湖墅有冯英者病伤寒，一时诸医议用承气汤。邀绶视之曰：将战汗矣，非下证也，当俟之顷刻。果得战汗而解。

时觉按：是书亦题《伤寒蕴要图说》《伤寒蕴要图说玄微》，王震《王氏家宝伤寒证治明条自序》谓“伤寒之书迭出，如近世吴梦斋之《蕴要全书》”云云，知绶号梦斋。康熙三十三年甲戌，休宁吴家震、歙县徐涛以为，“《伤寒蕴要》一书，深得仲景之旨，言简意详，理明义畅。久蠹箧中，吾友子威吴君复加搜订，令览者了如指掌，益以滑氏《脉诀》。涛不敏，合参附后方脉证治，为《伤寒全书》”，即《(重订)伤寒蕴要方脉药性汇要》四卷，有康熙间刊本存世。[①]

5. 郑金生、张志斌《海外中医珍善本古籍丛刊提要》对《伤寒蕴要全书》的提要如下：

明吴绶编辑。日本江户初期抄本。日本国立公文书馆内阁文库藏。二册。书号：303—182。抄本高 26.6 厘米，宽 20.5 厘米。每半叶十三行，行约二十五字。无边框行格。有日文假名旁注或眉批。首为弘治乙丑（1505）吴绶“伤寒蕴要全书序”。次为凡例。次为正文，各卷前有分目录，卷一之首题署为“伤寒蕴要全书五运六气大略卷之一 / 大医院判钱唐仁斋（序言、其他卷首作者署名均无“仁斋”二字。自序称其医业始于鼻祖仁斋。故此处“仁斋”恐系误入）吴绶编辑”。

吴绶，钱塘（今浙江杭州）人。家传医业始于曾祖吴仁斋，至其父仕宗已历三代。其父早亡，故吴绶及长研读《内

① 刘时觉：《中国医籍补考》，人民卫生出版社 2016 年版，第 592—593 页。

经》《伤寒论》诸医书，且访师求教，历三十余年而学有所成。初被举为地方医学正科，未几召入太医院，历升御医、太医院判。后以疾告归，考古今伤寒诸书，撰《伤寒蕴要全书》四卷（1505）。

该书为伤寒普及书，非为阐释《伤寒论》条文而作。卷一首为“或问”十一则，乃吴氏伤寒诊治答疑。其余运气、察色、诊脉、审证、六经传变诸目，皆为提要大略。末附“伤寒药性主制要略”，简述二百余味药性、炮制、用量等事。卷二为伤寒及相关病证辨析。该卷虽以辨伤寒病证为主，然先论伤寒纲要，次及伤寒与瘟热、伤风、中寒、热病、时气等病证之区别，再辨伤寒诸证诊治法，共五十一则。间或加“按”，以阐发吴氏诊治经验。卷三首辨三阳经热标本不同，次辨伤寒诸证及诸治法，有论三十八则。各证所用方药虽以仲景伤寒方为主，然亦多采宋元以后诸效方。卷四有病证论五十七则，涉及内容甚多，有辨阴阳二症例、阳症似阴治例、阴症似阳治例之疑难证辨析，亦有诸厥证、奔豚、百合病、豌豆疮、阴阳易，乃至妇人、小儿伤寒治例。末附刺法及简易秘方等。此书议论，多本吴氏临床经验，较少引经据典，抄袭前说。其篇目虽繁，然论说明备，后世治伤寒者多引此书，如明汪机《伤寒选录》、顾宪章《伤寒溯源》等书，均引其中条文。清汪琥既谓此书“胜于陶氏六书”，又指责其“止以便俗学寻例检方，初不知仲景论为伤寒根本，舍本爱末，求之多歧，是虽终身治伤寒而未悟其理”。

该书见于明《古今医统医书大全》著录，名《伤寒蕴奥》。

明《医藏书目》亦著录其八卷本。今国内所藏有明弘治十七年（1504）刻本及康熙刻本，然藏本极少。日本东京、大阪等处藏该书抄本数种。东京内阁文库藏江户初期抄本两种，今复制其中之一。该本有藏书印五方："与住草屋"、"多纪氏藏书印"、"江户医学藏书之记"、"大学东校典籍局之印"、"日本政府图书"。首印"与住草屋"来源不详。此后二印表明该书原藏宽政三年（1791）江户幕府官办医学馆，该馆前身为多纪氏跻寿馆，故多纪家藏书亦藏此馆。末二印乃该书明治二年（1869）转藏大学东校、明治十七年（1884）后转藏内阁文库时所铃。①

6. 严世芸《中国医籍通考》对《(重订）伤寒蕴要方脉药性汇全》的提要如下：

《(重订）伤寒蕴要方脉药性汇全》，吴绶原著，吴家震等编，四卷，存。

吴家震序曰：旨哉！伯仁滑氏之论诊曰：天下之事，统之有宗，会之有元。言简而尽，事核而当，斯为至矣。百家者流，莫大于医，医莫先于脉，浮沉之不同，迟数之有类。曰阴曰阳曰表曰里，抑亦以对待而名象焉，有名象，而有统会矣。高阳生之七表八里，意凿凿也，求脉之明，为脉之晦。或者曰：脉之道大矣，古人言之亦夥矣，犹惧不及，而欲以此统会该之，不既太简乎？呜呼！至微者脉理，而名象著焉，统会寓焉，观其会通，以知其典礼，君子之

① 郑金生、张志斌：《海外中医珍善本古籍丛刊提要》，中华书局 2017 年版，第 30 页。

能事也。震观载籍之博，敢窃附滑氏之义，重有感于凭脉据症、处方措宜之枢要焉。溯自长沙、河间、东垣、丹溪四先生，补缺缀遗，六气七情、内伤外感之治详矣。在人贤者，可无遗珠之憾，后之作家，仅可因时措宜，不能外此为法。且长沙立言词简意深，引而不发，要令学人平情切事，力索心得，而晚近连篇辩讼，徒供空谈，读者望洋，条例反晦。事口吻者欲其不藉词逞臆，支离失真，草菅生民，乌可得耶？又如一部《本草》，寒热温凉之气，辛甘苦酸之味，已经先辈参配化育，录注宜忌，何品可弃，而又呶呶于桂、附、芩、连，执一而废百耶？恒尝蠡论，有明自弘、正递至启、祯，百五十年间，以良知格致德性，问学操论如雠，语录半天下，大道几泯。今日之医书，汗牛充栋，习者多贫窭谋生之士，不能远搜渊博，一入好奇喜新执固杜撰之论，立可毙人指下，安望如圣人之道，广大汪濊。间有一二迂怪独行之谈，不即溺人心而祸苍生耶？近读汪讱庵先生《医方集注》、《本草备要》，窃有感所谓言简意尽，事核施当，统宗会元，博而能约矣。震复订吾家仁斋心传、梦斋辑著，欲概伤寒本末，六气药宜，窃付简尽核，当有益生民之义，得非按图索骥、居瓮运瓮，为蠡管之诮乎？虽然，探微索隐，仲景之堂未易亟登，据症循条，颇可起人白骨，知我罪我，心焉而已。康熙岁次甲戌，休宁后学吴家震撰。

徐涛序曰：尝谓良医方良弼，士君子抱济世泽民之心不得志于时者，每隐乎是。然而天下大矣，高人逸士固不多见，又岂咸儒者始业此哉？盖借兹养生者比比也。奈何医书至今日，正患其多，支离汗漫，不独愚者诵之聩聩，即聪颖者习其辨论，以资口给，信偏说而执臆见，误世非浅。即如仲景《伤寒论》，迩来笺注日繁，治理愈晦，仲景非故为深奥之说，秦汉文字近古难读，不易了了，宜细心研究，多历岁月，方能逆作者之心，融会贯通。嗟夫！医以活人为务，岂可猎人唾余，以为古人之道在是。盖未能潜心默识，读而疑，疑而悟，悟而得，无怪乎其不能登仲景之堂也。惟《伤寒蕴要》一书，深得仲景之旨，言简意详，理明义扬。久蠹箧中，吾友子威吴君，复加搜订，令览者了若指掌，益以滑氏《脉诀》。涛不敏，合参附后方脉症治，为伤寒全书，以寿斯世，其功伟矣。古歙徐涛撰。

现有版本：清康熙间刊本。[①]

三、价值探析及医案选评

（一）价值探析

如前文所述，学界对吴绶《伤寒蕴要全书》过于低估，这不符合事实。笔者尝试辨明此书的理论渊源及医药学价值，以发昔论之覆[②]。

① 严世芸主编：《中国医籍通考》第三卷，上海中医学院出版社 1992 年版，第 482—484 页。

② 笔者对吴绶《伤寒蕴要全书》医药学价值的探析，主要内容已发表，参见周云逸：《明代太医吴绶〈伤寒蕴要全书〉的医药学贡献》，《中医药文化》2022 年第 3 期。

1.《伤寒蕴要全书》的理论渊源。

吴绶《伤寒蕴要全书》四卷，卷一探讨五运六气学说、经络学说、伤寒六经传变理论，主要取《内经》及张仲景《伤寒论》之说；卷二探讨伤寒论治总纲，并辨析伤寒及相关病证，在张仲景《伤寒论》的基础上，综合诸家之说，而有所独创；卷三、卷四探讨伤寒类证，在张仲景《伤寒论》、朱肱《南阳活人书》、成无己《伤寒明理论》、陶华《伤寒六书》等书的基础上有所创新。

整体上来看，《伤寒蕴要全书》是以《内经》及张仲景《伤寒论》为理论根基，并非如汪琥所讥评"不知仲景论为伤寒根本"[①]。吴绶《伤寒蕴要全书序》（以下简称吴绶《序》）自述他对《黄帝内经》、仲景《伤寒论》"访求师范，穷究诸书，申请讲解三十余年，颇有所得"。吴绶在太医院任职期间，因医术高超，"荷蒙圣明恩至渥也"，告老还乡后，开始编撰《伤寒蕴要全书》。吴绶《序》自述他"搜辑仲景伤寒大要之法，而为之主，傍取诸书，钩其玄者而附益之，非敢别为议义，互相抵捂也"；吴绶《伤寒蕴要全书后序》（以下简称吴绶《后序》）又说他编集此书，"皆本仲景旧章，非越其矩度"。王肯堂批评吴绶《伤寒蕴要全书》雅俗杂陈，使世人不知何为仲景之说，此说亦失当。实际上，《伤寒蕴要全书》引《素问》之说注明"《内经》曰"，引张仲景《伤寒论》则注明"《经》曰"，其后附益诸家说法及吴绶的见解，在体例上并非淄渑莫辨。

吴绶精通张仲景伤寒理论。张仲景界定伤寒是在六经传变，

① （清）汪琥撰，王振亮等校注：《伤寒论辨证广注》，中国中医药出版社2016年版，《凡例》第17页。

治伤寒必须懂得六经传变。吴绶《伤寒蕴要全书·凡例》解释说："经络不可不知。凡伤寒必识病在何经为主，其阴阳冷热，可得而明也。若不识经络，如涉海问津，茫若望洋而已。"这实际上遵循的是《内经》及张仲景的经络思路。《伤寒蕴要全书》绘制有伤寒六经传变图，探讨经络与伤寒传变的关系。《伤寒蕴要全书》卷一《六经传变论》总结张仲景伤寒六经传变思想："凡治伤寒之要，须读仲景之书，当求立法之意，不然则疑信相杂，未免通此而碍彼也。要在熟读详玩，其意其例自见，则治法不差矣。"显然《伤寒蕴要全书》在伤寒论治上是以《伤寒论》为根本大法的。

吴绶编撰《伤寒蕴要全书》，旨在弘扬张仲景《伤寒论》，通过古今贯通，使治疗伤寒的理、法、方、药得以系统梳理，以便于临床使用，最终达到"古今端绪同归，便于省览"的目的。吴绶《序》梳理宋代以来《伤寒论》研究史，指出《伤寒论》世代湮没，不复全帙，"厥后，南阳朱奉议作《活人书》，深有补遗仲景之书，三山赵嗣真释其书，而有可疑者甚多，盖此书又难于专用也。近代虽有伤寒书迭出者，而欲以文法诗赋，意在协于音韵，殊不知失其本义，虽有锦绣千箧，终不能以御烈肤之寒，曾若一狐裘之愈哉！"宋代朱肱《南阳活人书》对《伤寒论》多有补遗，但元代赵嗣真《活人释疑》辨析了《南阳活人书》存在两感伤寒治法之误，所以吴绶认为朱肱之书可疑者甚多，难于使用；明代以来伤寒书迭出，存在歌诀化的倾向，有失张仲景本意。

吴绶不仅自己尊奉《伤寒论》，而且批评不尊奉仲景之法者。《伤寒蕴要全书》卷一《伤寒或问》对陶华《伤寒琐言》以冲和汤代替麻黄、桂枝、大青龙汤三方，提出异议，认为冲和汤不是治疗正伤寒之药，他从药性分析入手，指出冲和汤中的生地黄、黄芩对于里无热者无益，而羌活、防风不能代替麻黄、桂枝，因为它们的药性相差太远。吴绶指出发汗必用麻黄，止汗必用桂枝，无汗而烦躁、脉浮紧者必用大青龙汤，“此仲景不易之大法，冲和汤岂可代之”，他尊奉张仲景《伤寒论》是显而易见的。

汪琥臆测吴绶不通张仲景之学，“是虽终身治伤寒，而未悟其理。吾恐其疗虽多，而误治者亦不少，是亦聋瞽来学者也”①，这是无根据的。有医案证明吴绶在伤寒临床治疗上活用张仲景伤寒诊疗理论，取得捷效。据《浙江通志》记载：“北归时，湖墅有冯英者，病伤寒，一时诸医议用承气汤，邀（吴）绶入视之，曰：将战汗矣，非下证也，当俟之。顷刻果得战汗而解。”②吴绶对冯英伤寒证的诊断极为精准，认为其病并非是下证，不宜用承气汤，患者将战汗而解，果然顷刻间患者如其言而愈。《伤寒蕴要全书》卷一《伤寒或问》记载了一则吴绶治愈阴症伤寒的医案；《伤寒蕴要全书》卷二《发斑治例》记载了一则吴绶治愈伤寒黑斑的医案，均审症精当，治疗有效。清代俞震《古今医案按》记载了吴绶治疗伤寒的三则医案，认为吴绶对于伤寒“病因病形之不同，分别得清，故用药恰当”③，称赞吴绶《伤寒蕴要全书》“有功于仲景”④。

---

① （清）汪琥撰，王振亮等校注：《伤寒论辨证广注》，中国中医药出版社2016年版，《凡例》第17页。

② （清）王国安、（清）黄宗羲纂辑：《（康熙）浙江通志》卷50，清康熙二十三年（1684）刻本。

③ （清）俞震著，焦振廉等校释：《古今医案按》，上海浦江教育出版社2013年版，第28页。

④ （清）俞震著，焦振廉等校释：《古今医案按》，上海浦江教育出版社2013年版，第46页。

2.《伤寒蕴要全书》的医学价值。

从吴绶《伤寒蕴要全书》四卷的内容分布来看，该书的医学价值主要体现在对伤寒治法总纲、伤寒类证及疫病的创新性探讨上。

第一，《伤寒蕴要全书》精当地总结了张仲景伤寒治法的总纲。《伤寒蕴要全书》卷二列有《论伤寒提纲之要》，认为张仲景伤寒 397 法，提纲之要在于表、里、虚、实、阴、阳、冷、热。他说："仲景伤寒三百九十七法，提纲之要，无出于表、里、虚、实、阴、阳、冷、热八者而已。若能究此八者，则三百九十七法，可得一定于胸中也。"他认为辨明这八者，才能把握张仲景伤寒治法的规律。后世所谓"八纲辨证"的完整表述，实受吴绶《伤寒蕴要全书》之沾溉。这段话亦出陶华《伤寒全生集》，但此书乃伪托之作[①]，是杂取陶华《伤寒六书》、吴绶《伤寒蕴要全书》等书拼凑而成。八纲辨证的思想，在张仲景《伤寒论》中分散各处，后世多取其中部分要点，诸如北宋朱肱重在辨析表里阴阳，南宋许叔微重在辨析表里虚实，至明代陶华《伤寒证脉药截江网》才将"阴、阳、表、里、虚、实、寒、热"八者并列作为伤寒辨证的要点。吴绶《伤寒蕴要全书》接受陶华之说，进而将这八者视为伤寒治法的总纲，以之为"万世不易之大法"。

吴绶《伤寒蕴要全书》根据此"八纲"，将伤寒症状分为 11

---

① 国家图书馆藏薛贞刻本《伤寒全生集》在《凡例》之后有《伤寒全生集引用书目》，其中有"《伤寒蕴奥》，明太医钱塘吴绶集"，"《伤寒准绳》，明王肯堂著"。但吴绶、王肯堂均晚于陶华。可知《伤寒全生集》是伪托陶华之作。对此，丹波元胤《医籍考》、连松《陶节庵伤寒学术思想研究》已有辨析。

种类型：表实、表虚、里实、里虚、表里俱实、表里俱虚、表寒里热、表热里寒、表里俱寒、阴症、阳症，分别指出其脉象、症状及相应的仲景治疗方剂。由此亦明确了《伤寒论》作为伤寒学理论渊薮的地位和价值。吴绶《后序》指出："盖仲景书，一字不明，则治法霄壤矣。学者当求仲景之意，然后参详诸家之长，必有主见明白于胸中，则治法不差也。"可见《伤寒蕴要全书》将仲景之说视为伤寒论治的根本大法。

第二，《伤寒蕴要全书》通过伤寒类证研究，揭示了伤寒辨证论治的规律。《伤寒蕴要全书》卷三、卷四论述了伤寒 94 种病症，有《伤寒表证发热例》《伤寒表证恶寒例》《伤寒内伤外感例》《足阳明经发热例》《伤寒潮热例》《伤寒寒热例》《伤寒头疼例》《伤寒烦热例》《伤寒下脓血例》《伤寒百合病例》《伤寒短气例》等，几乎将伤寒及其并证、兼证尽收于此。这种"以症类证"探讨伤寒的做法，始于北宋刘元宾《伤寒辨类括要》[①]。其后，金代成无已《伤寒明理论》第 1 至 3 卷分论恶寒、发热等 50 证，第 4 卷论伤寒方剂，实际是将病症与医方分列。明初黄仲理《伤寒类证》对伤寒分病症探讨，以成无已之说置于各类之首，再附会众说，惜已佚。明代陶华《伤寒明理续论》将成无已 50 证发展到 71 证[②]，病症之下只列一二方名，失于简略。至吴绶《伤寒蕴要全书》列论94种伤寒例证，"以症类证"的同时，又"以方相从"，

① 徐国仟：《明代〈伤寒论〉研究的学术特征》，载王新陆主编：《山东中医药大学九大名医经验录系列：徐国仟》，中国医药科技出版社 2018 年版，第 126 页。

② 徐国仟：《明代〈伤寒论〉研究的学术特征》，载王新陆主编：《山东中医药大学九大名医经验录系列：徐国仟》，中国医药科技出版社 2018 年版，第 127 页。

即症名之下，首辨病症，次列方名、组方药物、剂量及用法，纲举目张，一目了然，且所论精当，代表了明代中期伤寒类证研究的最高水平。明代汪机《伤寒选录》、张遂辰《张卿子伤寒论》，清代顾宪章《新纂伤寒溯源》等书，均对《伤寒蕴要全书》条文加以引用。

《伤寒蕴要全书》每症之下所附治疗方剂，以张仲景方剂及其加减方剂为主，辅以吴绶行医验证有效的方剂，共有266种类方。以小柴胡汤类方、桂枝汤类方、四逆汤类方、理中汤类方、五苓散类方、四物汤类方、四君子汤类方7种类方，使用最为频繁，变化最为灵活，其中前5类医方的原方出自《伤寒论》①,《伤寒蕴要全书》对之有灵活的加减化裁。

第三,《伤寒蕴要全书》在疫病理论上有突出贡献。《伤寒蕴要全书》卷二辨析了伤寒与其他相近病证的不同病因及相关治疗方法，有《伤寒瘟热病说》《辨温病发热》《辨热病》《辨时气》《辨寒疫》《辨冬温温毒》《辨湿温》《辨风湿》《辨温疟》《辨温疫》等。《伤寒蕴要全书》认为对于疾病应当辨其因，正其名，察其形，方能辨证论治。在继承张仲景伤寒论思想的基础上，吴绶又有新的发展，对“时疫”的阐释，具有重要的理论贡献。他在《伤寒瘟热病说》中指出“时疫，盖受天之疫厉之气而为病”,《辨时气》指出时疫有传染性，“长幼相似而病，及能传染于人”，又说“此乃疫气，不可与寒同论也。治法要当辟散疫气，扶正气为主”。吴绶将时疫区别于伤寒，将其病因解释为疫疠之气致病，症状为具

① 朱紫尧:《吴绶〈伤寒蕴要全书〉主要类方的药物运用规律研究》，云南中医药大学2021年硕士学位论文，第53—65页。

有传染性，治法为逐疫邪、扶正气，显然已发吴又可（1592—1672）《温疫论》的先声。

吴绶《辨温疫》将温疫、时疫相区别，他对温疫的解释严格遵守张仲景的界定，但他对时疫的阐释与吴又可所讲的温疫已经是一回事了。吴又可《温疫论·辨明伤寒时疫》实际上就是将时疫区别于伤寒，时疫就是他讲的温疫。由此可以看到从吴绶到吴又可，疫病观念的联系与区别。由于吴绶被汪琥批评，清代以来中医界对吴绶的疫病观念未予以重视，只知吴又可而不知吴绶，这是不符合历史事实的。

3.《伤寒蕴要全书》的药学价值。

吴绶《伤寒蕴要全书》卷一《伤寒药性主制要略》(以下简称《药性》）记载198种伤寒药物，开创了伤寒专科本草的新领域。

《药性》阐述药物的性味、归经、主治伤寒症状及炮制之法，简略精当。例如《药性》“白芷”条记载：“白芷，味辛，平，治足阳明头痛药，去头面皮肤之风。洗去灰土，切片用。”这里记载白芷味辛性平，说明它归于足阳明经，用于治疗伤寒在表的头痛症状，具有祛除头面及皮肤之风的功效；炮制之法是洗去灰土，切片用。至于白芷的其他功效，《药性》不再论及，以体现伤寒专科本草的特色。

《药性》阐释的伤寒治疗药物198种，其中既有张仲景《伤寒论》113方所用药物，也有其他伤寒验方涉及的药物。在伤寒专书中如此集中、专门地探讨伤寒药物，这是吴绶的首创，弥补了医界对伤寒药物探析不足的缺陷，并形成了伤寒专书探讨伤寒药物的传统。

在吴绶之前，成无己《注解伤寒论》随方注出药物性味，如在“桂枝汤方”的组方药物桂枝之下注明“味辛，热”[①]，既失之简略，又分散各处，远不能与《伤寒蕴要全书》列单篇专论伤寒药物相比。在吴绶之后，明代伤寒专书开始注意探讨伤寒药性。例如，汪机《伤寒选录》中有《伤寒药性主制要略》[②]，实际抄录吴绶《伤寒蕴要全书》，而未注明出处。方有执《伤寒论条辨》末附《本草钞》，对张仲景《伤寒论》113方所用的91种药物“具钞而附说”[③]。王肯堂《证治准绳·伤寒》卷末列《药性》对张仲景《伤寒论》所用的90味药物“采诸家之说，以发明之”[④]。这些伤寒专书对伤寒药物的研究，显然受到吴绶《伤寒蕴要全书》的影响。万历二十九年（1601），吴勉学校刊朱肱《南阳活人书》，在卷末增加《伤寒药性》，简述178味相关药物的药性及毒性，亦是受吴绶《伤寒蕴要全书》影响的结果。

《伤寒蕴要全书》精于阐述药性，对其后的明代本草专书有着广泛影响，汪机《本草会编》、李时珍《本草纲目》、缪希雍《神农本草经疏》、李中梓《本草征要》均对之加以引用。明清本草专书引用《伤寒蕴要全书》，或是阐释其说，或是以其方剂证药，或是以其《药性》证药。

阐释《伤寒蕴要全书》之说者，以汪机《本草会编》（已佚）为代表。汪机对吴绶的本草学观点曾作精彩诠释。例如吴绶《药

① （金）成无己注：《注解伤寒论》，人民卫生出版社2012年版，第54页。

② （明）汪机著，叶进等校注：《伤寒选录》，中国中医药出版社2015年版，第689—703页。

③ （明）方有执撰，储全根、李董男校注：《伤寒论条辨》，中国中医药出版社2009年版，第201页。

④ （明）王肯堂著，吴唯等校注：《证治准绳》，中国中医药出版社1997年版，第934页。

性》“猪肤”条认为猪肤“乃皮上黑肤”，李时珍《本草纲目》卷五十“豕”条引用汪机《本草会编》之语：“汪机曰：猪肤，王好古以为猪皮，吴绶以为燖猪时刮下黑肤，二说不同。今考《礼运》疏云：革，肤内厚皮也；肤，革外厚皮也。则吴说为是（浅肤之义）。”[①] 汪机比较了王好古与吴绶对猪肤的不同看法，并引用文献解释吴绶所谓猪肤指的是猪的浅肤，认为吴绶之说更为准确。可见汪机《本草会编》参考吴绶《药性》，且认同吴绶之说。

以《伤寒蕴要全书》方剂证药者，以李时珍《本草纲目》为代表。《本草纲目·引据古今医家书目》列示的十部伤寒专书，除张仲景《伤寒论》外，多为宋金元时期著作，明代仅陶华《伤寒六书》、吴绶《伤寒蕴要全书》两部。《本草纲目》引用《伤寒蕴要全书》21次，足见李时珍对吴绶此书的重视。诸如《本草纲目》卷十二“人参”条附方“夹阴伤寒”，引用《伤寒蕴要全书》方剂，用以说明人参作为主药治疗夹阴伤寒的功效。

以《伤寒蕴要全书》中的《药性》证药者，李时珍《本草纲目》、缪希雍《神农本草经疏》、李中梓《本草征要》均为代表。例如《本草纲目》卷十三“防风”条引吴绶《药性》之语，以说明防风黄色而润者为佳。缪希雍《神农本草经疏》卷三“玄明粉”条[②]引吴绶《药性》以说明玄明粉主治伤寒发狂的功效。李中梓《本草征要》“附子”条[③]引吴绶《药性》以说明附子治疗寒伤的功效。

上述以《本草纲目》为代表的众多明代本草专书对吴绶《伤

① （明）李时珍：《本草纲目》，人民卫生出版社2018年版，第2708页。

② （明）缪希雍撰，夏魁周校注：《神农本草经疏》，中国中医药出版社1997年版，第59页。

③ （明）李中梓：《医宗必读》，山西科学技术出版社2006年版，第85页。

寒蕴要全书》的征引，反映出《伤寒蕴要全书》具有独到的药学价值。

吴绶从太医院院判任上致仕，返回杭州故里，开始撰写《伤寒蕴要全书》，此书包含他在太医院任职期间的临床经验和心得体会，某种程度上反映出明代宫廷医学流派的医药学经验。《伤寒蕴要全书》书名中的“全书”二字说明吴蕴在伤寒研究上讲究对理、法、方、药全面研究；书名中的“蕴要”二字则说明该书简明扼要，便于临床使用。正因为《伤寒蕴要全书》主张切于实用，且对张仲景《伤寒论》有所发展，反而受到不公正的批评。对于《伤寒蕴要全书》的批评，如王肯堂批评此书“雅俗杂陈”[①]，汪琥批评此书“舍本逐末”[②]，实是对此书附益诸家之说以及吴绶己见的做法存在偏见，这是未明中医继承与革新之关系的表现。汪琥批评《伤寒蕴要全书》“不知仲景论为伤寒根本”[③]，罔顾此书以《伤寒论》为主干的事实；汪琥批评《伤寒蕴要全书》“止以便俗学，寻例检方”[④]，则是未悟吴绶在伤寒类证研究上的贡献。俞震《古今医案按》认为吴绶《伤寒蕴要全书》“有裨于后人，即有功于仲景”[⑤]，是为确论。

① （明）王肯堂著，吴唯等校注：《证治准绳》，中国中医药出版社 1997 年版，第 683 页。

② （清）汪琥撰，王振亮等校注：《伤寒论辨证广注》，中国中医药出版社 2016 年版，《凡例》第 17 页。

③ （清）汪琥撰，王振亮等校注：《伤寒论辨证广注》，中国中医药出版社 2016 年版，《凡例》第 17 页。

④ （清）汪琥撰，王振亮等校注：《伤寒论辨证广注》，中国中医药出版社 2016 年版，《凡例》第 17 页。

⑤ （清）俞震著，焦振廉等校释：《古今医案按》，上海浦江教育出版社 2013 年版，第 46 页。

吴绶《序》中说,《伤寒蕴要全书》撰成后,“全书每一过目,辄见舛遗,遂至四年,三复雠正,以锓诸梓”,可见他的编撰态度是严谨认真的。尽管如此,吴绶《伤寒蕴要全书》在文献征引上也并非完美无缺,他引用张仲景《伤寒论》就存在一处错误。在《伤寒蕴要全书》卷四《伤寒过经不解例》,吴绶说:“《经》言:伤寒十三日不解,谓之过经。”实际上,这并不是《伤寒论》原文,而是成无已《注解伤寒论》中的注文①。李中梓《伤寒括要》卷上《辨成氏再传之讹》②对此已有所指正。但是瑕不掩瑜,不能因此低估吴绶《伤寒蕴要全书》的医药学价值,对之应予以客观评价。

(二)医案选评

1. 治阴症伤寒医案。

《伤寒蕴要全书》卷一《伤寒或问》记载:

或问:阴症伤寒,用附子汤冷服,何也?盖阴极于下,阳浮于上之治法也。予曾治一人,伤寒十余日,脉息沉细,手温而足冷,大便不通,面赤呕烦③,汤药不能下,惟喜凉水二三口,或西瓜一二块,食下良久,而复吐出。此阴寒于内,逼其浮阳失守之火,聚于胸中,上冲咽嗌,故为面赤呕烦也。遂用附子大者一个,以生姜自然汁和白面,包裹煨熟,去面④取附子,去皮脐,切作八片,又以人参三钱、干

① (金)成无已注:《注解伤寒论》,人民卫生出版社 2012 年版,第 88 页。

② 包来发主编:《李中梓医学全书》,中国中医药出版社 1999 年版,第 304 页。

③ “呕烦”,日本江户医学馆藏本同,日本京都大学藏第一卷抄本作“呕吐烦渴”,可参读。

④ “面”,原作曲,形近而误,据日本京都大学藏第一卷抄本改。

姜炮二钱、水二钟，煎取一钟，浸于冷水中，待药冷与之，即愈，乃良法也。按《内经》曰："若调寒热之逆，冷热必行，则热药冷服。下嗌之后，冷体既消，热性则发，由是病气随愈，呕烦皆除，情且不违，而致大益。"此之谓也。盖近世患阴症伤寒，往往疑似参差，初便不敢用附子，直待阴极阳竭而用之，则为迟矣。大抵治法，有是病而投是药，岂可狐①疑而误治也哉？且夹阴伤寒，先因欲事②，伏阴于内，却又着寒，内外皆阴，阴气独盛③，则阳气以衰，故脉沉而足冷也。必须急用人参健脉，以益元气为主，佐以附子，温肾经，散寒邪，以退阴而回阳也。若舍此二味不用，将何以救之哉？古之谚曰："伤寒遍④死下虚人。"诚哉斯言是也。许学士以真气为主者，盖真气乃人之命蒂也，可不论哉？若不察真气之虚实，而欲急攻其热，或妄施汗下，或多用寒凉之药，攻热未已，阴寒复生，病至危殆而勿救，良可悲夫！

按：吴绶所治阴症伤寒，即夹阴伤寒，多因房劳伤肾，又骤感风寒为病，基本症状是脉沉足冷，面赤微热。吴绶认为："且夹阴伤寒，先因欲事，伏阴于内，却又着寒，内外皆阴，阴气独盛，则阳气以衰，故脉沉而足冷也。"因而治疗夹阴伤寒当以破

① "狐"，原作孤，形近而误，日本京都大学藏第一卷抄本眉批："孤当作狐"。

② "先因欲事"，原作"先因欲"，漏一"事"字，据日本京都大学藏第一卷抄本、江户医学馆藏本改。

③ "阴气独盛"，原作"阴气独盛事"，事字衍，当为串行，应接在上文"先因欲"之后。据日本京都大学藏第一卷抄本、江户医学馆藏本改。

④ "遍"，原作偏，形近而误，据日本京都大学藏第一卷抄本、江户医学馆藏本改。

阴回阳立法。此医案中的患者病伤寒十余日，脉息沉细，手温、足冷、面赤，呕吐烦渴，喜凉水冷物，且大便不通，汤药不治。吴绶诊为夹阴伤寒，乃阴寒积于体内，逼其浮阳之火，上冲咽嗌，导致面赤呕烦。吴绶以人参益元气，佐以附子温肾经，散寒邪，以热药冷服（治疗上热下寒证的服药方法），从而达到退阴回阳的捷效。

吴绶批评医者治疗阴症伤寒不敢用附子，往往导致患者阴极阳竭而难以疗治。吴绶这一医案体现了他的伤寒类证思想，即"有是病而投是药，岂可狐疑而误治也哉"，这是他继承张仲景《伤寒论》诊疗理论的明显体现。吴绶赞同北宋医家许叔微（因官至翰林集贤院学士，故人称许学士）治伤寒以考察真气虚实为依凭，认为不察真气虚实，对夹阴伤寒妄施汗下攻热之法，导致阴寒复生，使患者危殆而难救。吴绶的这一看法，正是《伤寒蕴要全书》卷二《论伤寒提纲之要》中作为伤寒论治之要的"表、里、虚、实、阴、阳、冷、热"八者的具体运用。

2. 治伤寒黑斑医案。

《伤寒蕴要全书》卷二《发斑治例》记载：

人参三白汤

白术、白茯苓、白芍药（各中）、人参（上）、生姜（三片）、大枣（二枚）

右煎法同前。若脉沉足冷，加附子半个。

治伤寒黑斑。曾治一人，伤寒七八日，因服凉药太[1]过，遂变身凉，手足厥冷，通身黑斑，惟心头温暖，乃伏火

[1] "太"，原作大，据日本庆应义塾大学藏第二卷抄本、江户医学馆藏本改。

也。诊其六脉沉细，昏沉不知人事，亦不能语言，状似尸厥。遂用人参三白汤，加熟附子半个，干姜二钱，水二钟，煎一钟与之。服下待一时许，斑色渐红，手足渐暖而苏醒也。复有余热不清，此伏火复作也。以黄连解毒、竹叶石膏汤调之而愈。

按：伤寒发斑多由外感寒邪，或脾不统血，或误进寒凉药，阴寒内盛，逼其无根之火浮散于外所致。南宋郭雍《伤寒补亡论》卷十四认为："伤寒发斑，毒气在胃，当下不当汗也。故皆腹痛，眼睛疼，身体倦怠，四肢逆冷，额上、手背冷汗不止，或多烦渴，精神恍惚，如有所失，二三日间，或可起行，不甚觉重。诊之则六脉沉细而疾，尺部短小，寸口脉或大。若误服凉药，则渴转甚，烦躁急。有此病证者，便须急服辛热之药，一日或二日便安。"[①] 此案中的患者因伤寒而过服凉药，导致身凉肢冷，通身发黑斑，六脉沉细，昏死似尸厥，此乃中气虚冷之象。吴绶以人参三白汤治之，方中人参大补元气，复脉固脱，白术、白茯苓、白芍药健脾益气，系温补脾胃之剂，又加附子，兼暖下焦虚寒。吴绶以温补取效，斑色由黑转红，手足渐暖而苏醒。复有余热不清，乃伏火所致，以黄连解毒、竹叶石膏汤，清伏火而愈。

吴绶治疗伤寒的医案显示他诊疗准确，治疗得当，其医技实非俗医可比，与他作为太医院院判的身份相符。王肯堂《证治准绳》批评《伤寒蕴要全书》："雅俗杂陈，淄渑莫辨，使世不知

① （宋）郭雍撰，聂惠民点校：《伤寒补亡论》，人民卫生出版社 1994 年版，第 230 页。

孰为仲景者，俗工之谬也。”[1]然而吴绶此则医案却被王肯堂《证治准绳·伤寒》帙之六《发斑》[2]原封不动抄去，而不注明出处，冒为己作，这才是良医不为的。

① （明）王肯堂著，吴唯等校注：《证治准绳》，中国中医药出版社 1997 年版，第 683 页。

② （明）王肯堂著，吴唯等校注：《证治准绳》，中国中医药出版社 1997 年版，第 883 页。

第四章
龚廷贤《痘疹辨疑全幼录》综论

一、著者生平及书籍简介

龚廷贤（1538—1632年以后），字子才，号云林，金溪（今属江西）人，万历年间任太医院吏目。事见《（乾隆）金溪县志》：

> 明龚廷贤，字子才，信子，幼颖异，习儒弗效，慨然谓："古良医济世，功与良相等，况世其家乎?"遂博考古方书，自岐黄以来，莫不穷源竟委，临症设治，复以己意佐验。言人五脏症结之故，决生死莫不奇中。间游大梁，方病疫，连染闾巷，有阖户虫出者，时医循古法治弗效，廷贤以己意立方，所活无算。于是名噪中州，及至今亦然。大司寇荐为太医院吏目。鲁王妃遘疾，延医弗效，乃属贤，妃寻瘳，酬千金不受，王刻其禁方行世，画其像礼之。所著书有《万病回春》凡数十种。子守国、宁国俱授太医院医官，侄懋官授周府医官。[1]

龚廷贤弃儒业，从其父太医院医官龚信习医，医术高超，在游历大梁（今河南开封）期间，适逢疫情，立方救人，活人无数，于

---

① （清）杨文灏修，（清）杭世馨、丁健纂：《（乾隆）金溪县志》，清乾隆十六年（1751）刻本。此书误龚廷贤为龚应贤，今正之。

是名声大显，被荐入太医院任吏目。又因治愈鲁王妃之疾，获“医林状元”匾额。其子守国、宁国俱授太医院医官。崇祯元年(1628)，龚廷贤作《云林医圣普渡慈航自序》自称“九十岁翁”，可知他生于嘉靖十七年（1538)。

为龚廷贤诸医书作序者，皆高官名士，例如为其《寿世保元》作序的张位是赐进士第、荣禄大夫、文渊阁大学士、太子太保、户部尚书、侍经筵。张位《寿世保元序》曰：

> 乃龚子复出秘书十卷以示余，其命曰《寿世保元》。余反复玩视，见其立论高，著方妙，其调治疗理，核实而有法，大都九折臂而成，真得医门家钵矣。嘻！亦大奇矣哉！曩者诸书，业已传世，今兹之集，思且殚矣，苦尤剧矣。方之前刻，则昔固精而此尤精之精者也，昔固详而此尤详之详者也，所谓发诸名医之所未发，传诸名医之所未传者，端不在是也邪？……夫儒林有玉，其独步者命之曰国士，医林亦有玉，其十全者命之曰国手，龚子者得不为国手而当国士哉，得不称为国士而寔国手哉！以国手汇成国医之集，以故分门别类，靡不具悉，溯流穷源，靡不究竟，起死回生，靡不效验。将前登岐黄，后咸刘李，自俞跗、涪翁而下，卓夐无与俪矣。集成以付剞劂氏，公诸宇内，则遵而守之，可以寿一人，亦可以寿千万人，推而广之，可以寿一世，亦可以寿千万世，其所裨益，宁以家计年算哉！余故善龚子，喜其集成而启后，洵有地也，特为之弁言简端。①

① 方春阳编著：《中国历代名医碑传集》，人民卫生出版社2009年版，第614页。

张位对龚廷贤的评价极高，认为其医籍医理精，立论高，著方妙，得医门家钵，发前人所未发，医学价值极高；称赞他是儒林国士、医林国手，故而编撰医籍，能分门别类，溯流穷源，泽被国人。

赐进士第、兵部观政何出光《儒医云林山人像赞有引》评价龚廷贤的医术：

> 山人江以西金溪产也。父西园翁，尝以医动我梁豫，生山人而训以儒，儒既通，去读医，尽父之技，复携壶游颍汝间，颍汝士争接纳也，有投辄效。已而京都诸缙绅，无不知山人者，延致之，遂壶于都市。都中自高使相而下，咸宾礼如不及，定西蒋侯，尤慕其医而儒也。俾冠佩列于医林，归而乡往者益众。①

何出光认为龚廷贤向其父龚信学医“尽父之技”，他在颍汝之间行医，当地士人争相接纳，其治疗效果极佳，“有投辄效”，以致医名远播京都。于是被延请进京行医，由于医术高妙，京都权贵对之宾礼有加。

赐进士第、亚中大夫、浙江布政使司参政徐汝阳《叙云林志行纪》记载龚廷贤曾治愈徐汝阳父亲的重病，于是他历举龚廷贤的志行而为之纪，其中提到龚廷贤的医术高超而受到权贵的推崇：

> 遂缵父业，精于医。谓达则为良相，不达则为良医，均之有补于世道也。始游许昌，如扶沟，诣都下，即受知于太

① （明）何出光：《儒医云林山人像赞有引》，引自《种杏仙方》卷首，参见方春阳编著：《中国历代名医碑传集》，人民卫生出版社2009年版，第610页。

学士中玄高公，定西侯文益蒋公，大司寇三川刘公。声名烨烨播京师，随被命拜官荣归。既而由金陵复抵大梁，在在驰声，起死回生，活人无算。王侯公卿，宾礼敬慕，迎候接踵，赠以诗章，旌以扁额，络绎不绝。而周藩海阳王昆湖，安昌王静观，大宗正西亭，及当道抚台洪溪衷公，翰林玉阳张公，学宪一申杨公，尤加毖焉。[①]

徐汝阳指出龚廷贤从其父习医有成之后，游历许昌、扶沟、都下，因医术高超，受到太学士中玄高公、定西侯文益蒋公、大司寇三川刘公的礼遇，于是医名烨烨播京师，拜官荣归；后又由金陵复抵大梁行医，“起死回生，活人无算”，于是更加受到王侯公卿的宾礼敬慕，或赠诗，或赠匾，尤其受到王昆湖、王静观、大宗正西亭、当道抚台洪溪衷公、翰林玉阳张公、学宪一申杨公的看重。

赐进士第、资政大夫、太子太保、南京户部尚书张孟男《贺云林龚君荣授鲁府恩赐医林状元序》叙述龚廷贤因医术受权贵礼遇，极为详尽：

乃手制《医鉴》《回春》《仙方》《神彀》等书，俾疲癃残疾者，咸籍是以更生。故君自嘉靖甲寅，人赴中州，缙绅先生佥礼貌之，许昌之宪副，若魏少颖、徐毅罔，鄢陵之郡守，若刘水山、梁及泉等，首击节之。自是扶沟大司寇刘公三川，方伯郝中岩，柱史杜西泉、何中环，司马何见环敦请焉，握手谈心，盖三十于兹矣。开府王儆吾、张许东、王竹

① （明）徐汝阳：《叙云林志行纪》，引自《万病回春》卷末，参见方春阳编著：《中国历代名医碑传集》，人民卫生出版社 2009 年版，第 611 页。

溪，大参彭豫斋，又皆我省之人豪也，畴不尊君为杏林之巨擘哉！丙寅冬，新郑高相国聘君如京，京之将相咸艳羡焉。故定西侯蒋公授君为左府教胄，三川刘公复为君勒太医院吏目衔。盖皆以酬君之雅惠也。后君以定省南旋，越数载，复由金陵抵大梁。于时周藩海阳王、安昌王、京山王，大宗正西亭，俱以贤良称翰林，张玉阳、高讷轩、张明宇，俱以文章名，至如袁都宪、王廉宪、陈宪副、王佥宪，又中州之当道者。见泉魏中丞、益斋成中丞、霖环李中丞、商乡张春岩、侍御崔振峰者，乃燕赵之名流也。数君子者，其与君交也，异姓而骨肉。其感德也，同心如肺腑。然君之德愈茂，业愈精，初不以是而移志焉。故侯王君公，咸景慕其芳声。是以癸巳冬，山东鲁国王妃遘疾几危，遍访海内名医，竟无寸效。闻君名，特遣官赍诏，诣大梁以聘君。君至，授以良剂，对证如神，未几而妃疾瘳矣。国主甚得君恩，赐君医林状元，锡以仪卫，馈以千金，而君且曰：医林状元，世罕有也，臣沐是，是亦荣矣，而千金曷为哉！竟还而不受。国主于是亦嘉君谊至高，乃为镌其秘方，名曰《鲁府禁方》，以公于世。①

由上可知，龚廷贤成名的几个节点：其一，嘉靖甲寅，即嘉靖三十三年（1554），龚廷贤赴中州行医，在许昌、鄢陵、扶沟一带开始崭露头角，受到许昌的宪副，比如魏少颖、徐毅罔，以及鄢陵的郡守，比如刘水山、梁及泉等人的礼遇。经由他们“首击

① （明）张孟男：《贺云林龚君荣授鲁府恩赐医林状元序》，引自《济世全书》卷末，参见方春阳编著：《中国历代名医碑传集》，人民卫生出版社 2009 年版，第 611 页。

节之”，龚廷贤的医名开始显露。此后，又获得扶沟权贵的敦请，比如扶沟大司寇刘公三川、方伯郝中岩、柱史杜西泉等人对之礼遇有加。他在中州行医期间，即被尊为“杏林之巨擘”。其二，丙寅冬，即嘉靖四十五年（1566），新郑高相国延请龚廷贤进京行医，定西侯蒋公授其左府教胄，三川刘公推荐他任太医院吏目，由此龚廷贤的医名更盛。其三，离京南归后，过了几年，龚廷贤又由金陵抵达大梁，结交了周藩海阳王、安昌王、京山王等权贵，当时的侯王君公“咸景慕其芳声”。其四，癸巳冬，即万历二十一年（1593），山东鲁国王妃病危，海内名医治疗无效，闻龚廷贤医名，遂从山东到大梁来延请他，龚廷贤用药如神，治愈王妃之疾，因而获赐“医林状元”称号，馈以千金而不受。

龚廷贤少习举子业，屡试不第，郁郁不得志，遂愤而弃举业，从其父龚信习医。建极殿大学士、少师兼太子太师、吏部尚书叶向高《云林医圣普渡慈航序》描述龚廷贤科举不利的情况：

> 龚君廷贤，丱角岐嶷，已志圣贤之学问，一操觚为举子业，一再试于主司不捷，遂掷笔而起曰：吾岂濡首笔砚间，为造物小儿所播弄，使名不著于当时，泽不及于天下哉！古人有云：不为良相，则为名医。遂殚精岐黄，其精以养亲，其真以治身，而其绪余以及天下。久之，豁然解悟，真若饮上池之水，洞然见垣一方也。投剂于人，沉疴锢癖，无不雾释冻解者。[1]

① （明）叶向高：《云林医圣普渡慈航序》，参见方春阳编著：《中国历代名医碑传集》，人民卫生出版社 2009 年版，第 612 页。

对于科举屡败，龚廷贤看似掷笔而起，愤然弃举子业，其实他对此一直介怀。直到崇祯元年（1628），龚廷贤九十岁，作《云林医圣普渡慈航自序》自述生平，对此依然觉得遗憾：

予自幼习孔孟书，深嘉晦翁之善著述也。稍长，读古今史传，极羡范文正公之为人，私为少得展志，当必以公为程范也。乃试屡不偶，徒郁郁无所之，范公事业，付之虚怀焉已耳。予父西园公，授我岐黄业，因殚精敝神，究极此道，誓不如卢扁诸名家不已也。于是挟父书，出己意，遵古法制，游齐、鲁、燕、赵、韩、魏之都，一以览古圣贤豪杰之遗，一以广吾寸心普济之术也。其道之所用，出人于颠连疵疠，而置之生全安乐者，不下数千人，而囊中之积无问也。不敢谓辞鲁藩之千金，是其明征，得花满杏林，其所素愿矣。壮年归，著《医鉴》，书行于世，自以得附著述为幸。迨历年久，所见愈觉有未足，嗣是《回春》《仙方》《神彀》《保元》《禁方》《全书》《医宗》，相继而付梓人矣。呜呼！予果能如晦翁之著儒者哉，不过以术自鸣耳，亦可愧也已。迩年日月愈迈，无复范文正公事业之妄想，与夫晦翁著述之妄事，惟与诸缙绅之旧知，谈心讲学而已。乃缙绅诸公每笑予曰：先生之著业，有裨于世者，可谓宏且远矣，义兴丁公所谓尘埃宰相，陆地神仙，匪虚语也，宁范文正之事业已哉？晦翁之功德已哉？……予笑曰：……但范文正之事业，予未一见，而吾儿又时遁不获得志，无已，愿学其可行者焉。事业固眇不可几矣，如义田一节，千古美事，予愿学焉。诸缙绅以为美，爰出己资，付吾儿定国为义田之举。[1]

科举的失败，使得龚廷贤专心从其父龚信习医，并立下大志，终生穷究医道，要以医名世。医术既成，他游历齐、鲁、燕、赵、韩、魏之都行医，所疗救的患者多达数千人。壮年归乡，续编其父龚信之书，撰成《古今医鉴》。其后，他自著的《寿世回春》《种杏仙方》《云林神彀》《寿世保元》《鲁府禁方》《医林状元济世全书》等医籍相继付梓。尽管著述颇丰，但他仍感到自己不如儒士，“不过以术自鸣”，甚至觉得惭愧。年老之后，他将早年企图继范文正公事业视为“妄想”，以继朱晦翁著述为“妄事”，其缙绅友人对他多有开导，称赞他撰写刊布的医籍有裨于世，其功不下于范仲淹的宰相事业、朱熹的著述功德。龚廷贤仍对“范文正之事业，予未一见”表示遗憾，表示只能学其可行者，即兴办义田。

徐汝阳《叙云林志行纪》记载龚廷贤的品行：

然赋性廉介，乐于施济而不责报。诸元老荐绅先生，酬以金币而不可却者，虽受之亦不私己，遗归以赈宗族乡党之贫困者。事乃父西园公纯孝，温凊定省，聚百顺以养志。如父志在仁天下，即推所传之秘集《古今医鉴》《种杏仙方》《万病回春》三书，刊行于世，使人人按书而察其病，得以终天年而登寿域，大有功于天下后世。父志在钟爱庶母所生二幼子，即以其所爱者而加爱焉，视之犹父然也。凡家业悉推让之，又且另赠之以田，使安享其逸，以承父欢，可谓善

① 方春阳编著：《中国历代名医碑传集》，人民卫生出版社2009年版，第613页。

继善述，而恪守义方者也。至于让祖产于叔父，贻厚资于仲弟，建祠堂以承先，立家训以启后，创大门以华宗，置义田以赡族，此皆仁人义士之所为也。又尝输谷粟赈饥民，而不忍其颠连；施棺木瘗旅榇，而不忍其暴露；解衣裘救寒士，而不望其后偿；崇礼节友贤良，而不爽其信行；还鬻女返卖僮，而不索其聘财；怜鳏寡恤孤独，而不吝其厚费。志行卓荦奇伟，不可枚举，此特其彰明较著，可纪而传之，以风世教也。①

可见，龚廷贤赋性廉介，品行极高。其一，乐于救济他人而不求回报。其治病所得诊金，用于救济宗族乡党中的贫困者，置义田，赈饥民，施棺木，怜鳏寡，恤孤独。其二，事父纯孝，让祖产于叔父，贻厚资于仲弟。这些均体现了龚廷贤兼济天下的儒家仁士情操。

龚廷贤传世的医籍较多，其中《痘疹辨疑全幼录》三卷原书已佚，今存胡廷训补遗的四卷本，名为《新锲御院秘传补遗痘疹辨疑全幼录》，前三卷（天集、地集、人集）为龚廷贤撰，第四卷（和集）为胡廷训补遗之作。此书国内仅存缺一卷（地集），而日本藏有此书的完整刻本及抄本。该书前三卷均为痘疹证治，其中卷一重在辨痘，列辨症赋、论气血虚实、辨寒热虚实，乃至痘之部位轻重等。卷二重在验形察色、辨痘形、见证及疑似证，又列发热、报痘、起胀、贯脓、结靥等不同痘期之诊治法，其后又列诸多痘疹歌赋、麻疹辨疑、治痘合用药性等。卷三为“治痘

① （明）徐汝阳：《叙云林志行纪》，引自《万病回春》卷末，参见方春阳编著：《中国历代名医碑传集》，人民卫生出版社 2009 年版，第 611 页。

常用汤散歌”，后附常用诸方。[①]

二、版本叙录及提要辑录

（一）版本叙录

龚廷贤《痘疹辨疑全幼录》三卷本原书已佚，胡廷训补遗的四卷本，名为《新锲御院秘传补遗痘疹辨疑全幼录》，明万历三十六年（1608）朱仁斋刻本，前三卷（天集、地集、人集）为龚廷贤撰，即《痘疹辨疑全幼录》，第四卷（和集）为胡廷训补遗之作。此书国内仅存一卷（地集），是据明万历朱仁斋刻本复制本，现藏于中国中医科学院图书馆。而日本藏有此书的完整刻本及抄本。

《海外中医珍善本古籍丛刊提要》指出日本宫内厅书陵部藏该书卷一、卷三、卷四（书号：559—47），日本国立公文书馆内阁文库藏该书卷二（书号:304—61），合之则为该书完璧的刻本。其实，不仅如此，日本国立公文书馆内阁文库还收藏了该书的完整抄本。现将此抄本的版本叙录如下。

该抄本共两册。第一册为卷一、卷二，封面题为“龚廷贤 / 痘疹全幼录 / 一二”，书号：304—57；第二册为卷三、卷四，封面题为“痘疹全幼录 / 三四”，书号与第一册相同。版框高 25.6 厘米，宽 17.3 厘米。每半叶 12 行，行 30 字，与刻本同。

① 郑金生、张志斌：《海外中医珍善本古籍丛刊提要》，中华书局 2017 年版，第 302 页。

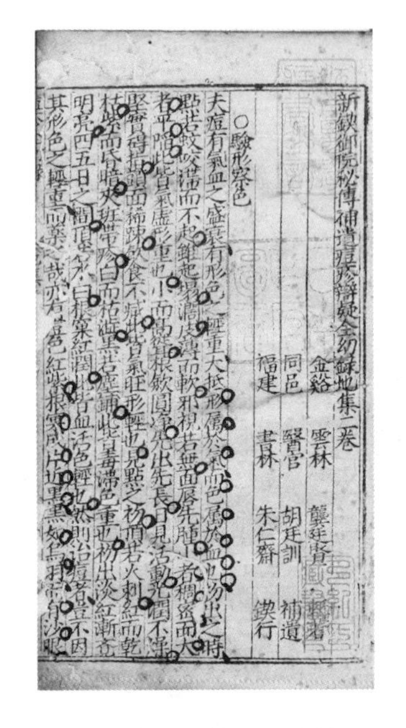
新鍥御院秘傳補遺痘疹辯疑全幼録地集二卷
金谿　雲林　龔廷賢　輯著
同邑　醫官　胡廷訓　補遺
福建　書林　朱仁齋　鍥行
○驗形察色

图 4-1　内阁文库藏刻本　　　　图 4-2　内阁文库藏抄本

第一册为总目录及卷一、卷二。总目录题为“新锲御院秘传补遗痘疹全幼录目录”，其上钤有五印：“医学图书”“跻寿殿书籍记”“多纪氏藏书印”“冈氏家藏之裕记”“日本政府图书”。前三枚钤印表明此抄本为多纪氏藏书，多纪元孝于明和二年（1765）创建私立医学教育学校，命名为“跻寿馆”，宽政三年（1791）改为官营，更名为“医学馆”；“冈氏家藏之裕记”①钤印表明，此抄本后成为冈氏家藏；“日本政府图书”钤印是明

① 明代蔡龙阳《新刻广嗣须知》（日本国立公文书馆内阁文库藏本，书号：303—226）也钤有此印。郑金生、张志斌《海外中医珍善本古籍丛刊提要》提要《新刻广嗣须知》，认为此印“似为冈了允（1791—1830）之印。此印亦见于日本早稻田大学图书馆藏《新刊仁斋直指方论》，著录为‘冈了允旧藏’”。

治年间该书转藏内阁文库时所钤。可见，该抄本为江户时代抄本。总目录列出各卷细目，而此抄本每卷之首均无目录。现将总目录抄录于下。

《新锲御院秘传补遗痘疹全幼录》目录

天集一卷

论痘始终总要、因痘期施治法、论颜色轻重、辨症赋一、辨症赋二、辨症赋三、辨症赋四、辨症赋五、辨症赋六、论表里寒热虚实、论气血虚实、虚症调护论、虚症补气不补血、虚症坏势必至辨[①]、虚症变实辨、虚症似实辨、拥热实症似虚辨、热症变虚辨、拥热变虚辨、实热拥遏痘症用木香异攻散辨、三法治例、治虚弱痘症有二法、治血热拥遏有伍法、痘有[②]当微汗下者、痘不可妄表妄下、五脏六腑所属、时[③]热四脏形症、头面部位之图、头面部位吉凶歌、轻痘歌、重痘歌、逆痘歌、生死总要歌、轻痘变重、重痘变轻。

地集二卷

验形察色、痘疹惊搐、变黑腰疼、灰白痒塌、音哑作呛、寒战咬牙、干枯陷伏倒靥、烦燥啼叫、口干发渴、咳嗽痰涎、痘内夹斑、痘夹丹疹与麻疹不同、水泡失血、小便黄亦短涩、大便秘结泄泻、腹胀腹痛、不食能食、余毒不止于痈肿、发热三朝生死、报痘三朝生死、起胀三朝生死、贯脓

① 原无“辨”字，据正文增。
② 原无“有”字，据正文增。
③ “时”，原作“四”，据正文改。

三朝生死、结靥三朝生死、附遗症治[①]、附遗凶证[②]、辨疑赋、金镜赋、节制赋、权宜赋、指南赋、虚症禁用药性二十三味、麻疹附余、麻疹辨疑赋、麻疹轻重不治要诀、治痘合用药性一百味。

人集三卷

治痘常用汤散歌、参芪饮、参芪饮加减禁忌法、十神解毒汤、十神解毒汤加减法、血热痘症禁忌、羌活散郁汤、羌活散郁汤加减法、太乙保和汤、益元透肌散、保婴百补汤、十二味异攻散、十一味木香散、枳壳汤、宽中汤、麦门冬汤、滋阴润燥汤、葫荽酒、水杨汤、夺命五毒丹、谈笑博金丹、大[③]造保童丸、一字金丹、至宝丹、一粒金丹、牛李膏、百祥丸、猪尾膏、独神散、冰肌散、糯草灰散[④]、稀痘保婴丹、三酥饼、三豆饮、鲜鳞攻毒散、升麻葛根汤、参苏饮、紫草化毒汤、犀角地黄汤、退火回生丹、甘桔汤、生脉散、消毒饮、如圣饮[⑤]、辰砂益元散、导赤散、四苓散、三仁膏、四顺散、玄明粉散、蜜导、四君子汤、补中益气汤、四物汤、八珍汤、托里散、十全大补汤、参苓白术散、二神散、人牙散、理中汤、益黄散、何号周天散、如金散、如神汤、三仙散、四圣丹、大连翘饮、十三味败毒散、三合汤、金华散、生肌散、泻肝散、羚羊角散、复明散、退翳散、搽

① “治”，原作“法”，据正文改。
② “证”，原作“歌”，据正文改。
③ “大”，原作“天”，据正文改。
④ “糯草灰散”，原作“糯米灰散”，据正文改。
⑤ “饮”，原作“汤”，据正文改。

药方、兔粪丸、安胎独圣散、安胎散、清胃汤、犀角黄连汤、走马牙疳药、治痘疮湿[①]烂五方。

和集四卷（小见诸症总括门俱有医方以备急方）

便蒙捷法歌、寒门总括歌、热门总括歌、伤风门总括歌、伤寒门总括歌、斑疹门总括歌、惊风门急惊歌、慢惊慢脾歌、胎惊歌、天瘸歌、急慢惊风不治歌、吐泻门总括歌、吐泻不治歌、疟疾经久不治歌、痢门总括歌、痢疾不治歌、疳积门总括歌、疳积不治歌、伤积总括歌、脾胃门总括歌、肿胀门总括歌、脐风撮口门总括歌、刺泡法、回气法、通便法、贴囟法、奇方。[②]

总目录之后为卷一，题署为“新锲御院秘传补遗痘疹辩疑全幼录天集一卷 / 金溪云林龚廷贤辑著 / 同邑医官胡廷训补遗 / 建阳书林朱仁斋锲行”。

卷二题署为“新锲御院秘传补遗痘疹辩疑全幼录地集二卷 / 金溪云林龚廷贤辑著 / 同邑医官胡廷训补遗 / 福建书林朱仁斋锲行”。题署人名之上钤有“冈氏家藏之裕记”。

第二册为卷三、卷四。卷三题署为“新锲御院秘传补遗痘疹辩疑全幼录人集三卷 / 金溪云林龚廷贤辑著 / 同邑医官胡廷训补遗 / 福建书林朱仁斋锲行”。钤有五印：“医学图书”“跻寿殿书籍记”“多纪氏藏书印”“冈氏家藏之裕记”“日本政府图书”。

卷四题署为“新锲御院秘传补遗小儿诸症医方便蒙捷法和集

① “湿”，原作“温”，据正文改。

② （明）龚廷贤撰，（明）胡廷训补遗：《新锲御院秘传补遗痘疹辨疑全幼录》，日本国立公文书馆内阁文库藏日本抄本。后文所引此书原文，均出此本，不再一一出注。

四卷 / 金溪云林龚廷贤辑著 / 同邑医官胡廷训补遗 / 建阳书林朱仁斋锲行”。题署人名之上钤有“冈氏家藏之裕记”。此卷是胡廷训补遗之作，并非专论痘疹，而是论述小儿诸病症。卷四正文末尾题署：“万历戊申年仲夏月朱仁斋锲行”。万历戊申年即万历三十六年（1608）。可见此抄本是明万历三十六年朱仁斋刻本的抄本。

（二）提要辑录

1. 丹波元简《聿修堂藏书目录》对《痘疹辨疑全幼录》的提要如下：

> 《痘疹辨疑全幼录》四卷。二册，抄，仁斋锲行。明龚廷贤撰。[①]

2. 丹波元胤《中国医籍考》对《痘疹辨疑全幼录》《补遗痘疹辨疑全幼录》的提要如下：

> 龚氏（廷贤）《痘疹辨疑全幼录》三卷，未见。
>
> 胡氏（廷训）《补遗痘疹辨疑全幼录》四卷，存。
>
> 按：是书与陆道元《补遗痘疹金镜录》全然不同。考陆序其书在万历戊午，而朱仁斋锲行是书在万历戊申，相溯十年，乃知胡书先陆而成焉。且所载诸论，多与龚廷贤诸书相符。自发热三朝生死，至结靥三朝生死五则，及麻疹附余章，见于《古今医鉴》《济世全书》；颜色轻重篇、痘疹辨疑赋，见于《寿世保元》；论痘始终总要篇，见于《普渡慈

① ［日］丹波元简：《聿修堂藏书目录》，日本国立公文书馆藏本，书号：219—169。此处所谓《痘疹辨疑全幼录》四卷，二册抄本，当即日本国立公文书馆内阁文库收藏的龚廷贤撰、胡廷训补遗的两册抄本。

航》，原书之出于廷贤者，亦可知焉。盖翁仲仁取龚说而为己所撰，道元更袭胡《补遗》以托名，后人不察，特奉《金镜录》为痘科之章程，而是书殆废不行。江旭奇《痘经大全》二书互引，孙一奎《痘疹心印》特称翁说，其在当时，其假不辨若此。夫廷贤亦一代之名医，所著诸书盛行于世，更岂为此狡狯之伎俩耶？仲仁《麻疹心法》，又与万氏《世医心法》相类，偶足以证其袭用之迹矣。是说闻之于医官池田柔行（晋），精确可喜。盖其祖嵩山翁（正直）受治痘法于归化人戴曼公（笠），而戴在明，尝从云林龚氏而讲医术云。其学有所渊源，宜乎柔行之表章是书，以谂后世矣。①

3. 严世芸《中国医籍通考》对《痘疹辨疑全幼录》的提要如下：

《痘疹辨疑全幼录》，龚廷贤，三卷，佚。按：见丹波元胤《医籍考》。②

4. 裘沛然《中国医籍大辞典》对《痘疹辨疑全幼录》的提要如下：

《痘疹辨疑全幼录》三卷。明·龚廷贤（字子才，号云林、悟真子）撰。约成书于明万历年间。见《医籍考》。③

5. 严绍璗《日藏汉籍善本书录》对《新锲御院秘传补遗痘疹辨疑录》的提要如下：

《（新锲御院秘传补遗）痘疹辨疑录》（残本）三卷，（明）

---

① ［日］丹波元胤：《中国医籍考》，人民卫生出版社1956年版，第1340—1341页。

② 严世芸主编：《中国医籍通考》第三卷，上海中医学院出版社1992年版，第4312页。

③ 裘沛然主编：《中国医籍大辞典》，上海科学技术出版社2002年版，第1788页。

龚廷贤撰，胡廷训补。明万历三十六年（1608年）刊本，共三册，宫内厅书陵部藏本。【按】是书全四卷。此本今缺卷二，实存三卷。①

6. 刘时觉《中国医籍补考》对《补遗痘疹辨疑全幼录》的提要如下：

《补遗痘疹辨疑全幼录》四卷，未见，1608。

明金溪龚廷贤（子才，云林，悟真子）原撰，胡廷训补遗。《中国医籍考》卷七十七“存”，有按语，又载龚廷贤《痘疹辨疑全幼录》三卷“未见”。

时觉按：《联目》不载。《大辞典》《中国医籍通考》“佚”。严绍璗《日藏汉籍善本书录》载，日本宫内厅书陵部藏明万历三十六年刊本共三册，全名为《新锲御院秘传补遗痘疹辨疑录》，原四卷，缺卷二，实存三卷。丹波按谓：陆道元袭胡《补遗》以托名，后人不察，特奉《金镜录》为痘科之章程，而是书殆废不行。②

7. 郑金生、张志斌《海外中医珍善本古籍丛刊提要》对《新锲御院秘传补遗痘疹辨疑全幼录》的提要如下：

明龚廷贤撰，胡廷训补遗。明万历三十六年（1608）朱仁斋刻本。日本宫内厅书陵部藏（日本宫内厅书陵部：《和汉图书分类目录》，东京：宫内厅书陵部，1951年，第1485页）。三册。书号：559—47。该本缺卷二。今影印本补入日本国立公文书馆内阁文库藏该本（一册。书号：304—61）

① 严绍璗：《日藏汉籍善本书录》，中华书局2007年版，第904页。
② 刘时觉：《中国医籍补考》，人民卫生出版社2016年版，第1484页。

之卷二。版框高 21 厘米，宽 12.2 厘米。每半叶十二行，行三十字。白口，上黑鱼尾，四周双边。上书口题署“痘疹全幼录”。首为目录。次为正文，卷首题署为“新锲御院秘传补遗痘疹辨疑全幼录天集一卷 / 金溪云林龚廷贤辑著 / 同邑医官胡廷训补遗 / 建阳书林朱仁斋锲行”。目录及卷一“辨症赋”以前内容均系抄补。书末有牌记“万历戊申年仲夏月朱仁斋锲行”。

龚廷贤生平参本书《新刊古今医鉴》提要。卷首署胡廷训为“同邑医官”，则胡氏亦当为金溪（今属江西）人。胡氏于何处任医官，尚无旁证。然此书刊刻之年明确，则知此书之成当不晚于万历戊申（1608）。

该书前三卷分别为天、地、人集，均为痘疹证治。其中卷一重在辨痘，列辨症赋、论气血虚实、辨寒热虚实，乃至痘之部位轻重等。卷二重在验形察色、辨痘形、见证及疑似证，又列发热、报痘、起胀、贯脓、结靥等不同痘期之诊治法，其后又列诸多痘疹歌赋、麻疹辨疑、治痘合用药性等。卷三为“治痘常用汤散歌”，后附常用诸方。第四卷题书名为“新锲御院秘传补遗小儿诸证医方便蒙捷法和集四卷”，乃小儿各种杂证证治，属胡廷训后补之卷。该卷首为长篇“便蒙捷法歌”，述儿科生长发育乃至诸病诊治等诸多内容。此后又分门列歌，述寒、热、伤风、伤寒、斑疹、惊风、吐泻、疟、痢、疳积、伤积、脾胃、肿胀、脐风撮口等十四门病证证治。

鉴于万历年间出现多部内容与该书近似之书，日本多纪元胤在《补遗痘疹辨疑全幼录》一名下已有考证：“按是书与陆道元《补遗痘疹金镜录》全然相同。考陆序，其书在万历戊午，而朱仁斋锲行是书在万历戊申，相溯十年，乃知胡书先陆而成焉。且所载诸论多与龚廷贤诸书相符，自发热三朝生死，至结靥三朝生死五则，及麻疹附余章，见于《古今医鉴》《济世全书》。颜色轻重篇、痘疹辨疑赋，见于《寿世保元》。论痘始终总要篇，见于《普渡慈航》。原书之出于廷贤者，亦可知焉。盖翁仲仁取龚说而为己所撰。道元更龚胡《补遗》以托名。后人不察，特奉《金镜录》为痘科之章程，而是书殆废不行。"多纪氏此说闻之于日本医官池田柔行。池田柔行之祖嵩山翁受治痘法于归化人戴曼公，而戴在明尝从云林龚氏讲医术，学有渊源，故熟知诸书源流。([日] 丹波元胤著，郭秀梅、[日] 冈田研吉整理:《医籍考》，北京：学苑出版社，2007年，第604页)

该书未见中国明清书志著录。日本《医籍考》始载此书，且有考证。今《中国中医古籍总目》未见著录该书。该书之明万历三十六年刊本四卷，为日本江户时期多纪氏医学馆旧藏。然其中卷一、三、四后被日本宫内厅书陵部收藏，卷二则存于内阁文库。是以宫内厅书陵部所藏本卷首有藏书印"江户医学藏书之记"、"多纪氏藏书印"，收入宫内厅书陵部后再钤上"帝国博物馆图书"、"宫内省图书印"二印。内阁文库所藏卷二则仅有"多纪氏藏书印"、"江户医学藏书之记"。明治时该书归日本政府所有，又加盖"日本政府图书"一印。今影印本将上述两馆所藏均予复制，再加影印，使之完璧问世。①

8. 方春阳《中国历代名医碑传集》对龚廷贤的提要如下：

龚廷贤之生卒，众说纷纭，然《云林医圣普渡慈航》自序云："著是者何人？九十岁翁，著《医鉴》诸书，金溪之云林老叟是也。时崇祯元年仲春月日，书于仁孝堂中"，同书叶向高序中亦谓"今君以九十之年，而康强若是"，则其生年可以推定，为嘉靖十八年（公元1539年）。同书自跋撰于崇祯五年（公元1632年），卒年应在是年或稍后。"其父西园，讳信，字瑞之。父子并以医大行于世"，见《古今医鉴》刘自强序。②

三、价值探析及医案选评

（一）价值探析

龚廷贤医籍的价值，赐进士第、中宪大夫、钦差整饬湖东等处兵备副使袁世振作《云林子传》，对之评价曰：

书之始创，由一二人之奇验传播；其方书之成，由数十年之积累，汇成充栋；书之刻，由二三名公之简阅，分门析类；书之分散，由其他禀之各异，随人姿取而不拘。读其书者，如入邓林而游海藏，举世外之珍异，毕集于前。观其行

① 郑金生、张志斌：《海外中医珍善本古籍丛刊提要》，中华书局2017年版，第302页。

② 方春阳编著：《中国历代名医碑传集》，人民卫生出版社2009年版，第614页。

> 者，如尹旌阳而令岣嵝，举人世之疲癃，悉就扶植。不佞自京邸而耳其名，至川上而观其集，集中之类各析为门，而首辄冠之以论，详脉息以加减之，汇诸家之旧说而评其殿最，即初学者，有水镜焉，而久擅名家者，以名之以为彀率，故称彀称神而筌蹄具矣。①

袁世振在京师就听闻龚廷贤的医名，读其医籍更是称赞有加。其一，龚廷贤所著的医籍有“数十年之积累”；其二，龚廷贤所著的医籍由“二三名公之简阅”，质量有所保证；其三，龚廷贤所著的医籍“汇诸家之旧说而评其殿最”，具有汇集文献的价值，也有评述引导的作用，具有重要的工具作用，故而“筌蹄具矣”。上述评价对于探讨龚廷贤《痘疹辨疑全幼录》的价值具有参考意义。

龚廷贤《痘疹辨疑全幼录》体现了他治疗痘疹的经验，与龚廷贤其他医籍所论的相关内容相符。“且所载诸论，多与龚廷贤诸书相符。自发热三朝生死，至结靥三朝生死五则，及麻疹附余章，见于《古今医鉴》《济世全书》；颜色轻重篇、痘疹辨疑赋，见于《寿世保元》；论痘始终总要篇，见于《普渡慈航》，原书之出于廷贤者，亦可知焉。”② 丹波元胤认为龚廷贤此书被明代翁仲仁《痘疹金镜录》抄录，冒为己作，后来陆道元又在翁仲仁书的基础上作补遗，撰成《补遗痘疹金镜录》，后人不察，奉翁仲仁《痘疹金镜录》为“痘科之章程”，龚廷贤《痘疹辨疑全幼录》反而废而不行。丹波元胤此说是否合理呢？以下略加考察，以佐证

① （明）袁世振：《云林子传》，引自《济世全书》卷末，参见方春阳编著：《中国历代名医碑传集》，人民卫生出版社 2009 年版，第 610 页。

② ［日］丹波元胤：《中国医籍考》，人民卫生出版社 1956 年版，第 1340 页。

龚廷贤《痘疹辨疑全幼录》的价值。

翁仲仁《痘疹金镜录》原本已佚，今存者皆是该书的补遗本，尤以陆道元《补遗痘疹金镜录》（又名《新刊补遗秘传痘疹全婴金镜录》）最早。中国国家图书馆收藏了两种《新刊补遗秘传痘疹全婴金镜录》，皆为明刻本。其一，三卷本，上卷首页题为“新刊补遗秘传痘疹全婴金镜录卷之上 / 信州翁仲仁辑著 / 鹅邑心湖胡汝敏校订 / 云间南阳陆道元补遗 / 同兄明阳陆道光参补”，每半页12行，每行30字，无直格，白口，四周单边，书号：12754。书前有陆道元之序，题署的时间为“明万历戊午年”，即万历四十六年（1618）。据此序所言：“补遗者，补《录》中绪论，诚金镜隙光余照，末附杂症，亦以补痘科所不及。”可见陆道元补遗所补的是绪论及杂症两部分内容，然而此本未见所补的绪论及末附的杂症。其二，三卷本末附一卷，目录题为“全婴金镜录目录”，目录末曰：“附刊小儿杂证便蒙捷法一帙。外有药性、脉法、经络、运气、伤寒、杂证、女科，总名曰《范蒙医会录》，尚在修纂，待完日并刊，以就高明同志者正之是望。”上卷首页题为“新刊补遗秘传痘疹全婴金镜录卷之上 / 信州翁仲仁辑著 / 云间南旸陆道元补遗 / 同兄明旸陆道光参补 / 鹉邑心湖胡汝敏校订”，每半叶9行，每行20字，细黑口或白口，左右双边或四周单边，书号：16316。此本无序，首为目录，末附《新刊小儿杂症秘传便蒙捷法》，题署为“云间云峰陆金校集”。此本前三卷为翁仲仁《痘疹金镜录》，卷下末尾有牌记“明万历己卯仲秋寿春堂刊行”，题为“鹉湖巽楼杨方书”。“明万历己卯”，即万历七年（1579）。此本末附的《新刊小儿杂症秘传便蒙捷法》当即陆道元序中所称的“末附杂症”。

上述两本的前三卷内容是完全相同的，区别在于版本形态上，一有序，无牌记，仅三卷；一无序，有牌记，三卷之后附录一卷。结合此两本观之，可知《新刊补遗秘传痘疹全婴金镜录》的内容排序当为：首为陆道元序、次为目录、次为上中下三卷正文，下卷之末为寿春堂牌记，最后为附录的《新刊小儿杂症秘传便蒙捷法》一卷。翁仲仁《痘疹金镜录》的刊年为万历七年(1579)，陆道元补遗的《新刊补遗秘传痘疹全婴金镜录》刊于万历四十六年（1618）。

据笔者考证，翁仲仁辑著、陆道元补遗《新刊补遗秘传痘疹全婴金镜录》四卷的正文内容，与龚廷贤辑录、胡廷训补遗的《新锲御院秘传补遗痘疹辨疑全幼录》四卷本相同。前者末附《新刊小儿杂症秘传便蒙捷法》，后者题为《新锲御院秘传补遗小儿诸症医方便蒙捷法》，内容也相同。前者刊于万历四十六年，后者刊于明万历三十六年（1608），显然以后者刊刻时间更早。前者一本有寿春堂牌记，佐证翁仲仁《痘疹金镜录》刊于万历七年。然考察其中内容，丹波元胤已指出：“自发热三朝生死，至结靥三朝生死五则，及麻疹附余章，见于《古今医鉴》《济世全书》。”而龚信初撰、龚廷贤续编的《古今医鉴》刊于万历五年（1577），早于翁仲仁《痘疹金镜录》。丹波元胤又指出翁仲仁有抄他人之书的前科：“仲仁《麻疹心法》，又与万氏《世医心法》相类，偶足以证其袭用之迹矣。”[①]故而丹波元胤认为：“盖翁仲仁取龚说而

① ［日］丹波元胤：《中国医籍考》，人民卫生出版社 1956 年版，第 1340—1341 页。

为己所撰，道元更袭胡《补遗》以托名，后人不察，特奉《金镜录》为痘科之章程，而是书殆废不行。”丹波元胤此说“闻之于医官池田柔行（晋），精确可喜。盖其祖嵩山翁（正直）受治痘法于归化人戴曼公（笠），而戴在明，尝从云林龚氏而讲医术云”①。也就是说，丹波元胤此说源出池田晋，后者的祖父池田正直向明人戴笠习医，而戴笠乃龚廷贤弟子，故而此说是渊源有自的。

综上所述，翁仲仁取龚廷贤之书冒为己作，陆道元又袭取胡廷训补遗的《新锲御院秘传补遗痘疹辨疑全幼录》以托名，大行于世，而龚廷贤《痘疹辨疑全幼录》及胡廷训补遗之作反废而不行。这也证明龚廷贤《痘疹辨疑全幼录》具有较高的医学价值，故被抄袭。

从明代至鸦片战争的400多年（1368—1840）中的儿科专籍，目前可查考的有200余种（600卷），痘疹专书有120余种（320余卷）②。龚廷贤《痘疹辨疑全幼录》是其中一部重要的儿科痘疹专书。龚氏之前有胡璟《秘传痘疹寿婴集》（1488年）、蔡维藩《痘疹方论》（1518年）、万全《痘疹世医心法》（1549年）；龚氏之后有朱栋隆《痘疹不求人》（1595年）、聂尚恒《活幼心法》（治痘专书）、徐谦《仁端录痘疹玄珠》（1644年）、殷仲春《痧疹心法》（1644年）、宋麟祥《痘疹正宗》（1695年）、张琰《种痘新书》（1741年）、谢玉琼《麻科活人全书》（1748年）

① ［日］丹波元胤：《中国医籍考》，人民卫生出版社1956年版，第1340—1341页。

② 上海中医学院、上海市卫生局主编：《中医儿科学》，人民卫生出版社1983年版，第6页。

等[1]。龚氏此书在儿科痘疹专书中具有承前启后的重要意义。该书总括痘疹病源、治法及处方，简明扼要，辨证释方无偏寒偏热、偏攻偏补之弊，是一部切于实用的儿科痘疹入门之书。该书在以下三方面尤有特点，体现了一定的医药学价值。

第一，该书注重引用金元医家刘河间、朱丹溪的医论为证，具有论述的经典性。

例如该书地集“口干发渴”条，首先说明“口干发渴”的医理：“夫水润下，火炎上，自然之理也。三焦者水谷之道路，津液者乃气之精化，而流通三焦，以制火者也。口干而渴者为气虚，火盛而津液枯竭也。”其次引用刘河间《素问玄机原病式》之语为证：“《经》曰：‘肝热则口酸，心热则口苦，脾热则口甘，肺热则口辛，肾热则口咸。或口淡者胃热也。’”这里所谓的“《经》”并非《内经》而是刘河间《素问玄机原病式》。进而说明：“是五脏之热，乃火之使然。夫火之为物，非虚不发，发而不解，则津液不能上行以制火，火气炎上，薰灼心脾，是以津液为之下陷，华池为之干涸，故发而为渴也。”如此论述“口干发渴”既明白易晓，又理据沛然。

又如该书地集“干枯陷伏倒靥”条，引朱丹溪之语为佐证，阐释陷伏倒靥的医理，也较为经典，此处不赘。

第二，该书的方论揭示立方依据，提纲挈领，具有一定医学价值。

例如该书人集“三酥饼”条，首先列出组方药物为蟾酥、辰

① 上海中医学院、上海市卫生局主编：《中医儿科学》，人民卫生出版社 1983 年版，第 6 页。

砂、紫草、麻黄；其次指出上述药物的药性：“辰砂解胎毒，凉心火，制过又能发痘，紫草解毒发痘，麻黄表汗发痘，蟾酥又能驱脏腑毒，从毛窍中作汗出，诚解毒稀痘之妙方也。”如此就阐明了此方治痘的药性医理，使人明其所以然。

又如该书人集“羚羊角散”条，首先列出组方为羚羊角、黄芩、黄芪、草决明、车前子、升麻、防风、大黄、芒硝；其次分析药性及配伍：“此方以羚羊角主明目为君；升麻补足太阴，以实内逐其毒也，黄芪补手太阴，以实外御其邪也，为臣；防风升清阳，车前泻浊阴，草决明疗赤痛泪出，黄芩、大黄、芒硝用以攻其固热，为使。然大黄、芒硝乃大苦寒之药，当量儿虚实，加减用之。”如此阐释就使人对此方一目了然。

第三，该书以本草药性为立方的要点，具有一定的本草学价值。

此书地集最后一条为“治痘合用药性”，认为“药性为立方之大旨，治病之枢机也”，将用于治疗痘疹的药物汇集100种，简述其药性及主治，具有一定的专科本草学价值。例如论升麻“苦平微寒，解热毒，发散疮疹，初热时用”；论柴胡“苦平性寒，解肌表热毒，用之托痘”；论麻黄“苦甘性温，发热恶寒者，用散寒邪，见疮不用”等，简要地揭示药物性味、主治及用法，便于临床使用。

（二）医案选评

龚廷贤《痘疹辨疑全幼录》收录了不少治疗痘疹的方剂，但未收录龚廷贤的医案。清代魏之琇《续名医类案》记载龚廷贤70余则医案，评价较高，例如对“龚子才治一人，头疼发热，憎寒身痛，发渴谵语，日久不出汗”的医案，魏之琇评曰：“制方甚佳，愈于甘露”①。《续名医类案》收录的龚廷贤医案中有一则治痘医案、一则治痘疹兼证医案。

1. 治痘医案。

《续名医类案》卷二十六记载龚廷贤一则治痘医案：

> 龚子才治一女，痘出至胀满将贯脓时，忽紫黑抓破流血，此属热毒太盛，乃用皮硝，不拘多少，入花椒一撮煎水，用青布蘸搭患处，频频良久，即起胀如旧。②

按：龚子才即龚廷贤（字子才），此则医案实际出于龚廷贤《寿世保元》。一女出痘的症状是胀满将贯脓时，痘呈紫黑，患者抓破流血，龚廷贤诊断为热毒太盛所致，治宜清热毒。龚廷贤用外敷法，以皮硝、花椒煎水敷患处，而将之治愈。方中所用的皮硝即朴硝，味苦性寒，是泻热、润燥、软坚的良药，主治实热积滞，消肿毒排脓；花椒止痛止痒，外治湿疹瘙痒，均为对症之药。

2. 治痘疹兼证医案。

> 龚子才治一小儿五岁，因看会，见装鬼脸被惊吓，两眼黑睛翻向里，白睛翻向外，视物微觉一线，诸医束手。龚视之曰：此儿曾经出痘疹否？对曰：未。曰：俟出痘疹可治。逾月，痘疹盛行，其儿似有将出之机，因延治。以棉胭脂水泡出汁，慢火熬成膏，涂儿两眼胞上下，一日涂两次，直至

① （清）魏之琇编，黄汉儒等点校：《续名医类案》卷1，人民卫生出版社1997年版，第7页。

② （清）魏之琇编，黄汉儒等点校：《续名医类案》卷26，人民卫生出版社1997年版，第834页。

痘疹靥后，其眼复旧。[①]

按：此则医案实际出于龚廷贤《万病回春》。此案中一小儿因受惊而两眼不能视物，龚廷贤俟小儿出痘疹后，以胭脂水熬膏涂小儿眼泡上下，直至痘疹收靥，小儿眼亦复明。胭脂是由红花汁染胡粉而成。红花活血通经，散瘀止痛，有治痘疮之功；胡粉即铅粉，消肿败毒。《太平圣惠方》卷六十五记载的“治反花疮，胭脂散方”就是以胭脂、胡粉制散，敷之。此案中胭脂治痘疹，使之不侵眼；又因其活血通经而兼治小儿受惊所致“黑睛翻向里，白睛翻向外”的眼疾。魏之琇评此案认为龚廷贤“未曾发明其故”[②]。小儿受惊之眼疾与痘疹发否并无关系，为何必待小儿痘疹发后方能治其眼疾，龚氏未阐明原因，或是自神其术之举，不过是将二症合并治疗而已。

① （清）魏之琇编，黄汉儒等点校：《续名医类案》卷29，人民卫生出版社1997年版，第934页。

② （清）魏之琇编，黄汉儒等点校：《续名医类案》卷29，人民卫生出版社1997年版，第934页。

第五章
傅懋光《医学集要经验良方》综论

一、著者生平及书籍简介

傅懋光（约1573—1644），字玉梁，会稽（今浙江绍兴）人，明万历至天启年间任官太医院，官至太医院院使。万历三十五年（1607），傅懋光任太医院吏目兼教习官。万历四十五年（1617），朝鲜国遣医官崔顺利来华问学，诏令太医院御医傅懋光任正教答问，录为《医学疑问》一卷。此书以问答形式阐述，共三十六问。一至八问答运气学说、《东垣十书》、《医学正传》等有关问题；九至二十五问答药物；二十六至三十六对咽喉痛、秃发、求嗣等进行问答。[①]《医学疑问》今存万历四十五年刻本，现藏于北京大学图书馆。

天启三年（1623），傅懋光任太医院院判，次年为太医院院使。天启六年（1626）四月十八日，加太医院使傅懋光太仆寺卿仍管院使事。傅懋光传世医籍除了《医学疑问》，尚有《医学集要经验良方》。

傅懋光集《医学集要经验良方》八卷，明崇祯十年（1637）

---

① 裘沛然主编：《中国医籍大辞典》，上海科学技术出版社2002年版，第1316页。

序刊本，此书国内没有收藏，现藏于日本国立公文书馆内阁文库，《海外中医珍善本古籍丛刊》据之影印出版。《医学集要经验良方》是综合性医书，卷一为医学总论，卷二至卷五分门类论述病症及治法方药，卷六为本草卷，卷七为证治提纲、食疗、保养、针灸等，卷八为急救方、古方诗括等。

刘孔敬《医学集要经验良方序》认为傅懋光此书揣本求源，援微洞隐，将之比于张仲景，评价极高。但是《海外中医珍善本古籍丛刊提要》认为“书中多摘引前人之论，内容庞杂肤浅，少有个人临证经验”[①]。由于傅懋光《医学集要经验良方》在国内没有传本，除了相关提要书有所提及外，学界对之尚无研究。《医学集要经验良方》究竟有何医学价值，还有待深入探讨。

二、版本叙录及提要辑录

（一）版本叙录

傅懋光《医学集要经验良方》，今存明崇祯十年（1637）序刊本，藏于日本国立公文书馆内阁文库，共四册，八卷，书号：305—130。扉页、序及目录皆有残损，正文也偶有破损处。《海外中医珍善本古籍丛刊提要》对此书的行款已有叙录（详后），然对此书之序只言“崇祯丁丑（1637）刘孔敬序”，未及其他。今录《医学集要经验良方》书序残文于下：

---

① 郑金生、张志斌：《海外中医珍善本古籍丛刊提要》，中华书局2017年版，第181页。

……□医方等书，户珍家□，予尝慎考之矣。幸□仕版部，得交医令傅君玉梁。傅君翩丹溪美业者也。窃见其揣本求源，援微洞隐，□之张医圣，何以加焉。因得其医学秘义□卷，适吾乡吴虚中□颇擅见垣，览而叹□此书。《素问》二十四□（卷）八十一篇，及丹溪□（心）法尽之矣，何可不□要以行世？玉我陈君梓而公之。虽然予□以质吴君矣。医固得其要，又贵载其神，囊其智，奇正变化洵□，耑在诊脉依方间也。昔纪朋观宫人颜□，直究病源；钱良生□小儿，教以坐地掬□为戏，不施药而即□；刘遵道制蜡为丸，□取吞钓；范九思诈□新笔藏针，立破喉蛾得痊。其于阴阳脉□，别有神会智启。微哉斯集，吴君自此远矣。颜曰：《医学集要》亦□夙志焉耳。是为序。时崇祯丁丑岁仲夏端□阳日，藩臣建阳若临□□孔敬题于树骏□□。[①]

此书序残损不全，落款也不全，可辨者为“时崇祯丁丑岁仲夏端□阳日，藩臣建阳若临□□孔敬题于树骏□□”。书序后有两枚钤印，一为“刘孔敬印”，一为“己丑进士”。可知，此序作于崇祯十年(1637，丁丑）仲夏，书序的作者为刘孔敬，字若临，福建建阳人，万历十七年（1589，己丑）进士。

结合《医学集要经验良方》卷一题署“医学集要经验良方一卷 / 北太医院使会稽傅懋光玉梁集 / 守心道人建阳吴可明虚中订 / 西园主人书林陈国旺玉我梓”，可知书序中所言“吾乡吴虚中”即此书的校订者吴可明，字虚中，号守心道人，福建建阳人；

① （明）傅懋光:《医学集要经验良方》，日本国立公文书馆内阁文库藏明崇祯十年（1637）序刊本。后文所引此书原文，均出此本，不再一一出注。

“玉我陈君”即此书的出版者陈国旺，字玉我，号西园主人。

《海外中医珍善本古籍丛刊提要》记载此书的序及卷三、五、七卷首钤有藏书印记四枚：“多纪氏藏书印”“跻寿殿书籍记”“医学图书”“日本政府图书”。这一描述尚不准确。其一，“日本政府图书”不在卷三、五、七卷首，而在第三页。其二，由于此书有破损残缺，序及卷三、五、七卷首所钤之印，可见者多寡不等。现将该书的钤印情况具体描述如下：第一册序有破损，残页上钤有藏书印“日本政府图书”。第二册卷三首页残缺大半，残页上钤有藏书印“多纪氏藏书印”“跻寿殿书籍记”，第三页钤有藏书印“日本政府图书”。第三册卷五及第四册卷七，均在首页钤有藏书印“多纪氏藏书印”“医学图书”“跻寿殿书籍记”，在第三页钤有藏书印“日本政府图书”。这四枚钤印表明此书原为

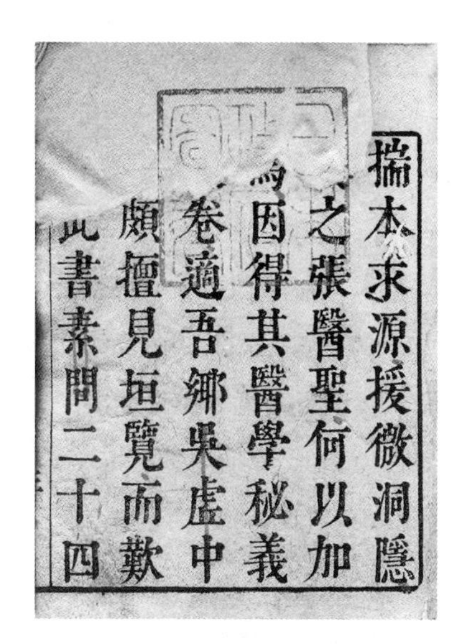
揣本求源援微洞隱
之張醫聖何以加
爲因得其醫學秘義
卷適吾鄉吳虛中
頗擅見垣覽而歎
此書素問二十四

图 5-1　内阁文库藏刻本

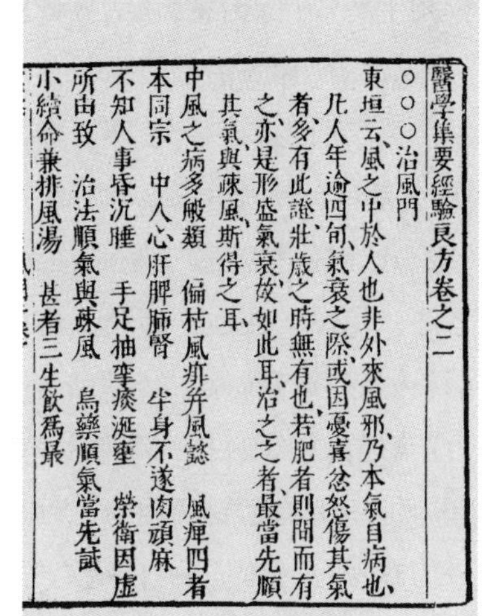
醫學集要經驗良方卷之二
○○○治風門
東垣云風之中於人也非外來風邪乃本氣自病也
凡人年逾四旬氣衰之際或因憂喜忿怒傷其氣
者多有此證壯歲之時無有也若肥者則間而有
之亦是形盛氣衰故如此耳治之之者最當先順
其氣與疎風斯得之耳
中風之病多般類　偏枯風痱并風懿　風痺四者
本同宗　中人心肝脾肺腎　半身不遂肉頑麻
不知人事昏沉睡　手足抽挛痰涎壅　榮衛因虛
所由致　治法順氣與疎風　烏藥順氣當先試
小續命兼排風湯　甚者三生飲爲最

图 5-2　内阁文库藏刻本

多纪氏藏书，转辗成为日本国立公文书馆内阁文库藏书。多纪氏是由日本医学世家丹波氏改家名而来。丹波元孝于宽延二年（1748）改家名为多纪，并于明和二年（1765）创建私立医学教育学校，命名为“跻寿馆”，宽政三年（1791）改为官营，更名为“医学馆”，这就是“跻寿殿书籍记”与“医学图书”两枚钤印的由来。“日本政府图书”钤印是明治年间该书转藏内阁文库时所钤。

第一册为卷一、卷二。卷一包括《五脏所主论》《诊脉入式》《有恒氏缓急治病论》《七表脉》《八里脉》《止脉》《十二经络训》《三部九候论》《内因脉》《外因脉》《诸穴法图》《死绝脉》《诸阴诸阳论》《脉病逆顺论》《病症虚实论》《血荣卫气论》《手经脉图》《足经脉图》《十二经脉歌》《火湿分治论》《虚实分治论》《佛点头歌诀》《归空十验》《病机赋》《证治赋》《五运六气》《察色歌》《五行相生》《五行相克》《活人证治赋》。卷二包括《治风门》《治寒门》《治暑门》《治湿门》。

第二册为卷三、卷四。卷三包括《治火证》《内伤》《伤食》《酒伤》《郁证》《痰饮》《咳嗽》《疟疾》《痢疾》《泄泻》《霍乱》《呕吐》《恶心》《翻胃膈噎》《胀满、水肿、积聚》《补益》《虚劳、自汗、盗汗、惊悸、便浊、遗精、淋闭、闭结、不寐》《虚烦》《癫痫》《痔漏》《悬痈》《肠风》《脱肛》《头痛》《面病》《耳病》《鼻病》《口舌》《牙齿》《眼目》《咽喉》《结核》《梅核》《心痛》《腹痛》《腰痛》《胁痛》《疝气》《痈疽、疔疮》《便毒》《杨梅疮、天泡疮》《臁疮》《疥疮》《癣疮》《杖疮》《破伤风》《汤火疮》《蛇伤》《中毒》《膏药》《通治》。

卷四包括《妇脉大要》《诊妇妊歌》《妊娠漏胎候歌》《妊娠

心腹急痛歌》《妊娠倒仆损伤歌》《妊娠伤寒歌》《产难生死候歌》《新产生死候歌》《产后伤寒候歌》《病机粹言》《调经药性凡例》《安胎药性凡例》《便产药性凡例》《验胎法》《十个月胎形》《妊娠二便不利》《妊娠小腹痛论》《妊娠泄泻方论》《妊娠下痢黄水方论》《妊娠大小便不通方论》《妊娠子淋方论》《妊娠转胞论》《妊娠遗尿方论》《妊娠尿血方论》《孕妇药忌歌》《产门类》《胎衣类》《产后类》《产后十四症》《妇人主方》《调经类》《经闭类》《崩漏类》《带下类》《虚劳类》《乳病类》。

第三册包括卷五、卷六。卷五包括《小儿脉诀》《小儿脉法总歌》《小儿指脉歌》《小儿死候歌》《小儿病机》《调护婴儿法》《养子十要法》《入门审候歌》《观面部五色歌》《观形察色面部图》《观面部五脏形色歌》《虎口三关脉纹图》《三关纹色主病歌》《三关脉纹变见歌》《惊风》《惊痫》《诸疳》《诸热》《感冒》《伤食》《潮热》《吐泻》《痢疾》《疟疾》《痰嗽》《气喘》《□汗》《脐风》《夜啼》《丹毒》《口病》《牙疳》《眼病》《头疮》《发斑》《痰核》《天泡疮》《小便论》《大便论》《痘症》《预解胎毒免痘方》《发热三朝证治例》《发热三朝决生死例》《出痘三朝证治例》《痘症主方》《起胀三朝证治例》《起胀三朝方药例》《贯脓三朝证治生死例》《收靥三朝证治生死例》《治痘靥后余恙方》《痘后余毒证治例》《痘后余毒方药例》《痘后戒忌》《麻疹证治例》《麻疹方药例》。

卷六包括《药性赋》《古庵药鉴》《药无定性》《药有能毒》《气主药》《血主药》《痰主药》《火主药》《五味药配五脏旨》《五禁》《制造资水火》《三品须知》《药剂别君臣》《东垣随证治病主药》《十二经络脏腑补泻温凉药性》《六陈歌》《十八反歌》《十九畏歌》《用

药宜炮炙制度》《升降浮沉四时用药法》《煎药秘诀》《解药法》《制大附子法》《造神曲法》《制鹿角膏法》《炼玄明粉法》《煎甘草膏法》《小儿疳泻食使君子打虫法》《炼秋石丹法》。

第四册为卷七、卷八。卷七包括《制方用药治病论》《证治提纲》《食治症方》《阴骘》《彭祖固阳固蒂长生延寿丹炼脐法》《求嗣》《保养》《养老乌须法》《灸法》《针灸禁忌》。卷八包括《杂病妇人小儿外科总方加减法》《通用古方诗括》《华佗十件危病方》《急救诸方》。

（二）提要辑录

1. 丹波元简《聿修堂藏书目录》对《医学集要经验良方》的提要如下：

> 《医学集要经验良方》八卷，四册，旺玉我梓行，巾箱本，明傅懋光撰。①

2. 丹波元胤《中国医籍考》对《医学集要经验良方》的提要如下：

> 傅氏（懋光）《医宗正脉》，未见。《医学集要经验良方》八卷，存。②

3. 严世芸《中国医籍通考》对《医学集要经验良方》的提要如下：

> 《医学集要经验良方》，傅懋光，八卷，佚。按：丹波元

① ［日］丹波元简：《聿修堂藏书目录》，日本国立公文书馆藏本，书号：219—169。“四册”原作“四卷”，与义不合。日本国立公文书馆内阁文库藏本为四册，据改。

② ［日］丹波元胤：《中国医籍考》，人民卫生出版社 1956 年版，第 1078 页。

胤《医籍考》存。[1]

4. 裘沛然《中国医籍大辞典》对《医学集要经验良方》的提要如下：

《医学集要经验良方》八卷。明·傅懋光撰。成书年代及内容未详。《医籍考》谓存，国内未见。[2]

5. 严绍璗《日藏汉籍善本书录》对《医学集要经验良方》的提要如下：

医学集要经验良方八卷。(明)傅懋光编撰。明刊本。共四册。内阁文库藏本。原江户时代医学馆旧藏。[3]

6. 刘时觉《中国医籍补考》对《医学集要经验良方》的提要如下：

《医学集要经验良方》八卷，未见，1617。

明会稽傅懋光撰。《中国医籍考》卷六十："存"。

时觉按：《联目》不载，《大辞典》"佚"，国内无存，《日藏汉籍善本书录》载，日本内阁文库藏有明刊本八卷四册，为原江户时代医学馆旧藏。《中国医籍考》并载录傅氏《医宗正脉》一卷"未见"。[4]

7. 郑金生、张志斌《海外中医珍善本古籍丛刊提要》对《医学集要经验良方》的提要如下：

明傅懋光集。明崇祯十年（1637）序刊本。日本国立公

---

① 严世芸主编：《中国医籍通考》第二卷，上海中医学院出版社1991年版，第2650页。

② 裘沛然主编：《中国医籍大辞典》，上海科学技术出版社2002年版，第1691页。

③ 严绍璗：《日藏汉籍善本书录》，中华书局2007年版，第962页。

④ 刘时觉：《中国医籍补考》，人民卫生出版社2016年版，第1056页。

文书馆内阁文库藏。四册。书号：305—130。巾箱本。版框高10.8厘米，宽9.2厘米。每半叶十二行，行二十字。白口，无鱼尾，四周单边，无行格。书口上或题书名“医学集要”，中为篇目，下为页码。首为扉页（残损严重）。次为崇祯丁丑（1637）刘孔敬序（序前半部残）。次为目录。次为正文，卷一之首题署为“医学集要经验良方一卷 / 北太医院使会稽傅懋光玉梁集 / 守心道人建阳吴可明虚中订 / 西园主人书林陈国旺玉我梓”。

傅懋光（约1573—1644），字玉梁，会稽（今浙江绍兴）人。二十余岁北上京师（今北京），弃儒习医。后曾往边东（今东北地区）救治疫病，取效甚多。万历三十三年（1605）又救治京师疫疾，每获良效。万历三十五年(1607)，经礼部考核，授以太医院吏目，兼任教习官。万历四十五年（1617）升为御医。因为朝鲜内医院讲析医学疑义有功，擢升上林苑右监丞。崇祯八年（1635）官至太常寺卿，掌太医院事院使。曾撰《医学疑问》《医宗正脉》《医学集要经验良方》。

该书八卷，书名似为方书，实则为综合性医书。卷一为诊脉、阴阳、逆顺、虚实、血气、经络、分治、病机、伤寒、运气等医学理论。卷二按风、寒、湿、伤风、伤寒等分门，述外邪致病及治法。卷三列内伤杂症、五官诸病、外科痈疡、外伤中毒等四十余症，并附治法方药。卷四为妇科脉诊及妊产、经带等常见病诊治。卷五为儿科脉诊望诊等诊察法，又列儿科杂病及痘疹诊治。卷六为药物，抄录《药性赋》《古庵药鉴》及其他药性歌诀等。卷七首为“制方用药治病论”“证治提纲”，其后列养生、导引、针灸等。卷八为杂病妇人外科总方加减法、古方诗括、急救诸方等。书中多摘引前人之论，内容庞杂肤浅，少有个人临证经验。

该书不见于中国古代书目著录。日本《医籍考》著录该书，注云“存”。今日本内阁文库存该书明刊本，今已复制回归。该本各册之首或有残缺。序及卷三、五、七卷首钤有藏书印记四枚：“多纪氏藏书印”“跻寿殿书籍记”“医学图书”“日本政府图书”四印。前三印表明该书原藏明和二年（1765）多纪氏所创跻寿馆。该馆于宽政三年（1791）转为江户幕府官办医学馆。后一印乃明治间该书转藏内阁文库时所钤。①

8. 刘时觉《中国医籍补考》对《医学集要经验良方》的提要如下：

《医学集要经验良方》八卷，未见，1617。

明会稽傅懋光撰。《中国医籍考》卷六十二“存”。

时觉按：《联目》不载，《大辞典》“佚”，国内无存，《日藏汉籍善本书录》载，日本内阁文库藏有明刊本八卷四册，为原江户时代医学馆旧藏。《中国医籍考》并载录傅氏《医宗正脉》一卷“未见”。②

9. 刘时觉《浙江医人考》对傅懋光的提要如下：

傅懋光，明会稽人。（万历元年癸酉 1573—崇祯十七年甲申 1644）

① 郑金生、张志斌：《海外中医珍善本古籍丛刊提要》，中华书局 2017 年版，第 181 页。

② 刘时觉：《中国医籍补考》，人民卫生出版社 2016 年版，第 1056 页。

《医学疑问》礼部移文曰：礼部为乞赐明移，俾质医方事，祠祭清吏司案，呈奉本部送。据朝鲜国陪臣议政府左议政等官李延象等呈称：窃照医家所传，实关生人，小邦之设局置官，以济夭瘵，其来久矣。惟是海外偏邦，闻见寡陋，奥秘之旨，药性温凉之理，有未洞解。自前使价之来，例遣医官就质于太医院衙门，而中旷有年，疑义滋多。今者国王选委内医院教习御医随职前来，以备证正。盖亦钦戴同仁，遐迩万民寿域之意也。皆缘大事未完，不遑烦禀出入。见今既蒙恩旨准下，欲令本医与同通官，得进太医院衙门以通质问，而非徒馆门有禁，且念下邦之人，凡于上国衙门，不敢径行触冒，必得上司文移，然后方可出入。伏乞将此事意转行太医院衙门，并发门票，以便往来讲质，务俾岐黄方诀，曲畅无蕴。等情到部蒙批，司查议教习官或双日、或单日进衙门，许该国医官同入问难，一应事宜议妥，劄院奉此随行。查得御医傅懋光，原系教习官，堪充正教。又据太医院开送肆员内朱尚约、杨嘉祚贰员，堪与原教习赵宗智等副教，其支如升、钱国祚，或备轮流质论，定以单日进院讲习。案呈到部看得，朝鲜陪臣随带医官崔顺立呈乞进太医院讲习医理，此亦济人利世之意。既经该司查议，前来相应依拟，为此合劄该院，照劄事理，即便转行。单日进院，与之讲习，即劄傅懋光充正教，赵宗智、朱尚约、杨嘉祚充副教，支如升、钱国祚亦备轮流质论。务各尽心教习，以普同仁之化，毋失柔远之意。今将该国医官质疑诸问，逐一条答于后。万历肆拾伍年六月日。

傅懋光曰：夫治病必先天时而后地利，地利而后人和。

今朝鲜，东南人也，当从东南法治之，深得之矣。虽然，治病故当如此。今朝鲜内医院正，远来质疑辨惑，又当从中国图书中详答之也。问运气对以《内经》，辨伤寒无出仲景，《百证》《百问》《指掌图》《南阳活人书》，其言精而奥，其法简而详。问虚损应以东垣《脾胃论》，调杂症又有三子之治法：刘河间有《玄机》《气宜》三书，朱丹溪有《心法》、有《纂要》，张子和有《三法》全书，皆可随问。(《医学疑问》)

时觉按：朝鲜国内医院教习御医崔顺立等质疑问难于太医院，太医院御医傅懋光任正教答问，录为《医学疑问》三十七条。傅懋光，万历丁未为太医院吏目兼教习官，丁巳为御医，己未升上林苑右监丞，天启癸未为太医院判，次年为太医院使，升鸿胪寺卿，丙寅又加升大常寺少卿，崇祯八年升至太常寺卿。曾著《医宗正脉》，不传。《中国医籍考》载其《医学集要经验良方》八卷，国内未见。[①]

三、价值探析及医案选评

（一）价值探析

刘孔敬《医学集要经验良方序》认为傅懋光《医学集要经验良方》“揣本求源，援微洞隐”，将之比于“医圣”张仲景，这实际是过誉之语。傅懋光《医学集要经验良方》以“集要”为书名，即是突出其书在文献汇集上的特点，重在辑录前人文献，而非自

① 刘时觉：《浙江医人考》，人民卫生出版社 2013 年版，第 675 页。

撰临证经验；但他所辑录的文献也并非内容浮浅。刘孔敬《医学集要经验良方序》认为傅懋光此书“翮丹溪美业者也”，认为“《素问》二十四□（卷）八十一篇，及丹溪□（心）法尽之矣”，虽说也是过誉之语，但从中可以看出傅懋光辑录的文献还是有其经典之处的。以下先统计此书引用文献情况，再探讨其价值。

从《医学集要经验良方》以标明“某某曰”的方式引用文献的情况，可以看出该书具有如下特点。

第一，傅懋光《医学集要经验良方》重视对《黄帝内经》、张仲景《伤寒论》等经典医籍的征引。

《医学集要经验良方》引用最多的文献是《黄帝内经》（以岐伯曰、《经》曰、《内经》曰、《灵枢经》曰、《素问》云为标志），共引用 15 次。《医学集要经验良方》未注明文献出处而实际引用《黄帝内经》之处也是颇多的。例如该书卷七《制方用药治病论》大段引用《黄帝内经素问》中《至真要大论篇》《六元正纪大论篇》等篇中黄帝与岐伯的对答。又比如该书卷七《保养》之下有《天真节解》，注明是“《素问》首篇”（即《上古天真论篇》），对之加以节选原文，并用小字注解，虽然《天真节解》并非傅懋光所撰，而是出自明代李梃《医学入门》，但傅懋光对之加以辑录，可以看出他对《黄帝内经》的重视。

《医学集要经验良方》也重视引用张仲景《伤寒论》。该书卷一《活人证治赋》引用 6 次张仲景之语。实际上该篇也并非傅懋光自撰，而是辑录自南宋杨士瀛《伤寒类书活人总括》卷一，但是从中亦可见傅懋光对张仲景伤寒理论的重视。

第二，傅懋光《医学集要经验良方》重视吸纳宋金元明的医学新成果。

该书引用朱丹溪之语5次，引用李东垣之语2次。可见，傅懋光是重视“金元四大家”中的朱丹溪、李东垣的医学思想的。《医学集要经验良方》未注明文献出处而实际引用宋金元明医籍之处也是颇多的。例如，对南宋杨士瀛医籍的辑录。傅懋光《医学集要经验良方》卷一《活人证治赋》辑录自杨士瀛《伤寒类书活人总括》卷一，《医学集要经验良方》卷一《五脏所主论》《脉病逆顺论》《血荣卫气论》《十二经脉歌》《火湿分治论》《虚实分治论》《病机赋》《证治赋》均辑录自杨士瀛《仁斋直指》卷一，《医学集要经验良方》卷七《证治提纲》辑录自《仁斋直指》卷二。

又如，对明代李梴《医学入门》的辑录。傅懋光《医学集要经验良方》卷七《阴骘》《保养》均辑录自明代李梴《医学入门》卷首，《医学集要经验良方》卷八《杂病妇人小儿外科总方加减法》《通用古方诗括》辑录自李梴《医学入门》卷七。

再如，对明代方广《丹溪心法附余》的辑录。傅懋光既然被称为“翩丹溪美业者”，必然注意辑录朱丹溪的医学思想。朱丹溪门人整理刊行《丹溪心法》之后，明代程充（字用光）收集相关资料对之加以重订，于成化十七年（1481）刊刻。方广对于程充的重订不满意，认为他罗列了与朱丹溪医学思想相矛盾的“附录”，故而将之删削，另以诸家方论缀于《丹溪心法》各门之后，撰成《丹溪心法附余》，所选诸论大多能与朱氏学术经验互相发明、补充[①]。傅懋光《医学集要经验良方》卷六《古庵药鉴》、卷八《华佗十件危病方》《急救诸方》均辑录自方广《丹溪心法附余》。其中尤以《古庵药鉴》特色鲜明。《古庵药鉴》系方广（字约之，

① 李经纬等主编：《中医大辞典》，人民卫生出版社2011年版，第344页。

号古庵）所撰，成书于嘉靖十五年(1536)，附于《丹溪心法附余》卷首之后。《古庵药鉴》阐释本草药性，不同于一般的本草专书，而是将本草学与方剂学相结合，分为“治风门”“治热门”“治湿门”“治燥门”“治寒门”“治疮门”六门，每门之下归类细分主治之症，再列相应药名及其药性。比如“治风门”之下又细分“行气开表药”“袪风化痰药”“清热润燥药”“主治各经风药”，分别归类相应药名及其药性。“治热门”之下有“治上焦热药”“治中焦热药”“治下焦热药”等，分别归类相应药名及其药性。显然这是比较实用的。

又比如《医学集要经验良方》卷四是妇科良方，吸收了薛己《校注妇人良方》、龚廷贤《古今医鉴》中的一些医案(详见后文)。

因而可以说，傅懋光《医学集要经验良方》所辑文献并非内容肤浅，而是注重文献的经典性，并且注意吸收南宋以来医学界的新成果。

第三，傅懋光《医学集要经验良方》收录了大量医药歌诀诗括。

例如《医学集要经验良方》卷一《七表脉》《八里脉》《内因脉》《外因脉》《死绝脉》《十二经脉歌》《佛点头歌诀》皆为七言歌诀，《察色歌》为六言歌诀。《医学集要经验良方》卷二《治寒门》之下收录《伤寒五脏受病歌》《王叔和决伤寒生死脉歌》《张仲景先生决死证脉歌》皆为七言歌诀。《医学集要经验良方》卷四《诊妇妊歌》《妊娠漏胎候歌》《妊娠心腹急痛歌》《妊娠倒仆损伤歌》《妊娠伤寒歌》《产难生死候歌》《新产生死候歌》《产后伤寒候歌》《孕妇药忌歌》皆为七言歌诀。《医学集要经验良方》卷五《小儿脉法总歌》《小儿指脉歌》《小儿死候歌》《入门审候歌》《观面部五脏形色歌》《三关脉纹变见歌》均为七言歌诀，《观面部五色歌》《三关纹色主病歌》为五言歌诀。《医学集要经验良方》卷八《通用古方诗括》为七言诗括。这些歌诀并非傅懋光自撰，而是辑录自《王叔和脉诀》《仁斋直指》《医学入门》等书。

其中以《医学集要经验良方》卷八《通用古方诗括》最具特色，此篇亦非傅懋光所撰，而是辑录自李梴《医学入门》卷七，为 273 首通用方剂配置七言四句的诗括，“凡诗括内方详定君臣佐使、轻重等分备矣”，每一诗括将一首方剂的组方配伍及主治概括其中，其下又有小字注，进一步加以说明。例如，“升麻葛根汤四味，攒上芍药甘草是，伤寒发热与头疼，汗出恶寒风热治”，这是以七言绝句的形式描述升麻葛根汤的组方及主治；此首诗括之下又有小字注：“治四时伤寒、时行疫疠；表症或已汗吐下；表症未解，热深毒甚，发为斑疹；春温尤妙；兼治小儿疮疹欲发未发，及解伤酒、膈热、口疮、咽痛。葛根一钱半，升麻、芍药、甘草各一钱，水煎温服，以病去身、清凉为度。如表热，加柴胡；内热，加黄芩；有吐血、衄血，或斑紫赤，加生地、牡丹皮；热甚，加山枝、黄连，或加连翘、天花粉尤妙；大便硬，加枳壳、大黄以利之；头痛，加川芎；身痛，加羌活；胸膈痞闷，加枳、梗；咳嗽，加杏仁；有痰，加半夏；发斑，加玄参；如老人，去芍药，加柴胡、茯苓、人参。”这些小字注详细描述了升麻葛根汤的主治以及针对各种兼症的药物加减，对于诗括而言具有补充、说明的作用。

傅懋光《医学集要经验良方》收录的部分医方与禁咒相结合。例如《医学集要经验良方》卷五《预解胎毒免痘方》收录的“保婴丹”，将禁咒与方剂结合，所谓“诸药须预先精辨，遇春分、秋分、正月十五日、七月十五日修合，务要精诚，忌妇人、猫犬见，合时向太阳咒药曰：‘神仙妙药，体态自然，婴儿吞服，天地齐年，吾奉太上老君急急如律令。’一气七遍。”这反映出傅懋光辑录医方存在非理性的一面。

（二）医案选评

《医学集要经验良方》收录 8 则医案[①]，以下精选其中 5 则医案，予以评点。

1. 治妊娠小腹痛医案。

《医学集要经验良方》卷四《妊娠小腹痛论》记载一则医案：

> 一妊妇小腹作痛，其胎不安，气攻左右，或时逆上，小便不利，用小柴胡汤，加青皮、山栀清肝火而愈。后因怒，小腹胀满，小便不利，水道重坠，胎仍不安，此亦肝木炽盛所致，用龙胆泻肝汤一剂，诸症顿愈，乃以四君子加柴胡、升麻以培脾土而安。
>
> 小柴胡汤：柴胡、黄芩、人参、半夏、白芍，右水煎服。
>
> 龙胆泻肝汤：龙胆草、泽泻、车前子、木通、生地黄、当归、山栀、黄芩、甘草，右水煎服。
>
> 四君子汤：人参、白术、茯苓、甘草，右水煎服。[②]

---

① 除下文分析的 5 则医案外，另 3 则医案，分见于《医学集要经验良方》卷 2《治风门》、卷 4《虚劳类》、卷 7《证治提纲》。

② 这则医案实际是薛己（约 1488—1558）《校注妇人良方》卷 12 所附的医案，参见盛维忠主编：《薛立斋医学全书》，中国中医药出版社 2015 年版，第 912 页。

按：妊妇小腹作痛的原因颇多，风寒相搏、气血虚、脾气虚、中气虚等，均是致病之因。此案中妊妇是肝火旺盛，导致小腹作痛，胎儿不安，小便不利，治宜清肝火。治疗方剂中小柴胡汤清热益气、利小便，加青皮疏肝化滞，加山栀以清肝气，患者服药后痊愈。后又因怒而旧症复发，亦为肝火炽盛所致，治疗方剂中龙胆泻肝汤具有泻肝胆实火、清肝经湿热的功效，故患者服一剂而诸症顿消；调理方剂中使用的四君子汤益气健脾，加柴胡、升麻提升清阳之气，有鼓舞脾元之妙，故患者服后“培脾土而安”。

2. 治妊娠小便淋医案。

《医学集要经验良方》卷四《妊娠子淋方论》记载一则医案：

一妇人每怒，发热胁胀，小便淋涩。如遇经行，旬余未已。受胎三月，因怒前症复作，须用加味逍遥散，次用安胎饮，各二剂而安。五月又怒，复下血如经行，四日未止，仍用前药而愈。

加味逍遥散：甘草（炙）、当归（炒）、白芍（酒炒）、白茯苓、白术、柴胡、牡丹皮（炒）、山栀（炒），右姜水煎服。

安胎饮：甘草（炙）、茯苓、当归、熟地黄（自制）、川芎、白术、黄芪（炒）、白芍（炒）、半夏（泡）、阿胶（炒）、地榆，右姜水煎服。[1]

按：妊妇小便淋涩又称子淋。傅懋光在这则医案之前指出：

---

[1] 这则医案实际是薛己《校注妇人良方》卷15所附的医案，参见盛维忠主编：《薛立斋医学全书》，中国中医药出版社2015年版，第930页。

“妊娠小便淋者，乃肾与膀胱虚热，不能制水。然妊妇胞系于肾，肾间虚热而成斯症，甚者心烦闷乱，名曰子淋也。”此案中妊妇小便淋涩是以发怒为诱因，加之肾与膀胱虚热，导致小便淋漓疼痛，治宜舒肝清热通淋，治疗方剂中的加味逍遥散具有舒肝解郁、清热散结之功；安胎饮出自《太平惠民和剂局方》，具有安胎之效，并治妊娠一切疾病。故患者服药各两剂后痊愈。其后患者又因怒而旧症复发，仍用前药而愈。

3. 治妊娠遗尿医案。

《医学集要经验良方》卷四《妊娠遗尿方论》记载一则医案：

> 一妊妇遗尿内热，肝脉洪数，按之微弱，或两太阳作痛，胁肋作胀。余以为肝火血虚，用加味逍遥散、六味地黄丸寻愈。后又寒热，或发热，或恚怒，前症仍作，用八珍散、逍遥散兼服，以清肝火，养肝血而痊。
>
> 加味逍遥散：方见前《子淋论》节下。
>
> 八珍散：人参、白术、茯苓、甘草、当归、川芎、白芍、熟地黄，右枣水煎。
>
> 六味地黄丸：熟地黄（自制，八两）、山茱萸肉、山药（各四两）、茯苓、牡丹皮、泽泻（各三两），右为末，炼蜜丸如梧桐子大，每服七八十丸，滚汤下。①

按：妊娠遗尿，又名孕妇尿出，多由孕后血虚，脬中有热，热扰膀胱所致。此案中妊妇肝火血虚，导致遗尿；其胁肋作胀，也是厥阴肝经为病，治宜平肝清热、导气滋阴，治疗方剂中的加

① 这则医案实际是薛己《校注妇人良方》卷15所附的医案，参见盛维忠主编：《薛立斋医学全书》，中国中医药出版社2015年版，第931页。

味逍遥散舒肝解郁、清热散结，六味地黄丸滋阴补肾，皆为对症之药，故而患者服药后痊愈。其后，患者又因寒热、发热、恚怒等原因，旧症复发，治宜清肝火、养肝血，治疗方剂中的加味逍遥散疏肝养血、清热散结，八珍散益气补血，均为对症之药，故患者服药后痊愈。

4. 治妊娠尿血医案。

《医学集要经验良方》卷四《妊娠尿血方论》记载一则医案：

一妊娠因怒尿血，内热作渴，寒热往来，胸乳间作胀，饮食少思，肝脉弦弱，此肝经血虚而热也。用加味逍遥散、六味地黄丸，兼服渐愈，又用八珍散加柴胡、丹皮、山栀而痊。

加味逍遥散、六味地黄丸，方俱见前节。

加味八珍散：人参、白术、茯苓、甘草、当归、川芎、白芍、熟地、柴胡、丹皮、山栀，右枣水煎。①

按：妊娠尿血或因肾虚，或因火盛，移热小肠，热扰血分，渗入膀胱。此案中妊妇因发怒尿血，是肝经血虚而热所致，治宜清热泻火。治疗方剂中的加味逍遥散具有舒肝解郁、清热散结之功，六味地黄丸滋阴补肾，故患者兼服两药而渐愈；调理方剂中的八珍散益气补血，加丹皮清伏火，加山栀以清肝气，加柴胡疏肝升阳、鼓舞脾元，脾旺则能生血，故患者服药后痊愈。

5. 治妇人虚劳医案。

《医学集要经验良方》卷四《虚劳类》记载一则医案：

① 这则医案实际是薛己《校注妇人良方》卷15所附的医案，参见盛维忠主编：《薛立斋医学全书》，中国中医药出版社2015年版，第931页。

> 一妇人虚劳发热，盗汗咳嗽，痰喘面红，经闭不通，脉数有力，诸医以滋补百药累投，并无寸效，危笃之甚。予以大黄、血竭、没药，右为末水丸，每服七十丸，用四物汤加红花煎汤送下，不二三服，前疾悉除，经亦通矣。①

按：一般来说，虚劳是脏腑亏损、气血阴阳不足所致，治宜补益，故“诸医以滋补百药累投”。但是此案中妇人虚劳发热、经闭不通，不同于一般的虚劳受损，而是属于经闭导致的虚劳，加之妇人脉数有力，是实热内盛之象，故而补益无效，治宜通经散瘀、清热和血。治疗方剂中所用的大黄、血竭、没药都是逐瘀通经、治疗经闭的良药，大黄兼泻热；四物汤由当归、川芎、白芍药、熟地黄组方，具有调经化瘀、补血和血之效，所加红花活血通经、散瘀止痛，也是治疗经闭的良药。因而患者二三服之后，而获痊愈。

① 这则医案实际是龚廷贤（1538—1632 年以后）《古今医鉴》卷 11 所附的医案，参见李世华等主编：《龚廷贤医学全书》，中国中医药出版社 1999 年版，第 1310 页。

第六章
阴有澜《痘疹一览》综论

一、著者生平及书籍简介

阴有澜，号九峰，太平芜湖（今属安徽）人，任明太医院吏目。事见《太平府志》：

> 阴有澜，号九峰，太医院吏目，通览群籍，尤精性理。其治疾也，根极五行生克，而神明出之。远近求药者日千计，澜悉洞彻膏肓，计日报可。暇即延请师儒，讲究理学。八十八岁，往来台使者，皆望风式庐，以为人瑞。没祀阳明书院，名纪旌善亭。子德显，任蔚州守。[①]

阴有澜通览群籍，医术高超，治疾洞彻膏肓，而有捷效。《太平府志》所谓求医者日以千计，虽然夸张，但亦可见向阴有澜求医者甚多。此外，阴有澜重视理学，治病余暇，就延请儒者讲学，他精于性理，称其为儒医亦不为过。刘日梧《痘疹一览叙》简要记载阴有澜生平："君姓阴，名有澜，九峰其别号也。嗜学好修，常从吾乡胡、郭、邹诸君子问业，而有得者，不独以医振江之南北已也。"阴有澜从胡、郭、邹诸君子问的是儒业，故刘日梧称

① （清）黄桂修，（清）宋骧纂：《（康熙）太平府志》卷33，清康熙十二年（1673）修，光绪二十九年（1903）重刊本。

他“不独以医振江之南北”。阴氏因习儒有得而亦有儒名，故逝后祀阳明书院，名纪旌善亭。

阴有澜曾参与校订《黄帝内经素问》。潘之恒（1556—1621）因其家乡安徽黄山，而编《黄海》，由黄山而牵涉黄帝，故收录了《黄帝内经素问》。《黄海》天津图书馆藏本，卷端题“黄海商部之二函，《黄帝内经素问》”，参与校订的20余人中，就有阴有澜①。由此，阴氏精通《黄帝内经素问》亦可得到证明，《太平府志》谓其“通览群籍”显非虚言。

明代李春熙（1563—1620）《采药行赠阴九峰》诗曰：“道人市隐隐芜阴，九峰种杏成杏林。施药不用韩康价，方秘宁论肘后金。清虚满腹天池水，隔垣视病无浅深。姑孰逢君今廿载，八十二翁颜不改。……”②此诗将“阴九峰”三字嵌入诗中，以杏林喻指阴有澜为良医；反用东汉韩康卖药不二价的典故，指称阴有澜有医者仁心；以隔垣视病，夸赞阴有澜医术高妙；以八十二翁颜不改，指出阴有澜保生有术。

学界或认为阴有澜未必是太医院吏目：“《太平县志》载其为‘太医院吏目’，然其《医贯奇方》卷前自署为‘处士’，故未必为吏目。”③此说值得商榷。其一，《太平府志》明确记载阴有澜为太医院吏目。其二，阴有澜撰《痘疹一览》在前，撰《医贯奇方》有后，其身份存在变化。据《痘疹一览》书前万历壬寅（1602）

① 刘尚恒：《潘之恒〈黄海〉之存佚》，见氏著《二馀斋文集》，天津古籍出版社2013年版，第241页。

② （明）李春熙：《玄居集》卷2，清乾隆二十六年（1761）重刻本。

③ 郑金生、张志斌：《海外中医珍善本古籍丛刊提要》，中华书局2017年版，第311页。

刘日梧《刻痘疹一览叙》，可知此书在1602年已撰成。《医贯奇方》约成书于明崇祯十七年（1644）[①]，当为其晚年所撰，此时阴有澜已卸任太医院吏目，自称"处士"并无不当。官员致仕后，被赐予"处士"称号者，不乏其例。例如："邓州王襄，经术登科，年未六十，请老，事孀嫂如母，养孤甥如子，教诲后进，赒恤乡里贫民，以学行称。乞加奖异。诏表芳门闾，赐襄号'处士'"[②]。南宋王襄从宣教郎任上致仕后，被赐予"处士"称号。因此，不能以"处士"身份来否定阴有澜曾任太医院吏目的事实。

阴有澜今存医籍有《医贯奇方》《痘疹一览》。《医贯奇方》约成书于明崇祯十七年[③]，按一方一证记载方剂，未分门别类，载方100余首，多为其行医验方。《医贯奇方》主要传本有：（1）明书林张起鹏校刻本，现藏于中国中医科学院图书馆；（2）日本宽文十年（1670）梅村书林刻本，现藏于上海中医药大学图书馆。

阴有澜《痘疹一览》，明代殷仲春《医藏书目》有著录，以为"《痘疹一览》五卷"，然而此书在国内已无传本，裘沛然《中国医籍大辞典》将之列入"亡佚类"。《痘疹一览》在日本有传本，丹波元简收藏此书，其子丹波元胤《中国医籍考》记载："阴氏（有澜）《痘疹一览》（《医藏目录》五卷），存。"[④]并且辑录了《痘疹

① 陈荣、熊墨年、何晓晖主编：《中医文献》，中医古籍出版社2007年版，第591页。

② （元）脱脱等撰，中华书局编辑部点校：《宋史》卷456，中华书局1985年版，第13407页。

③ 陈荣、熊墨年、何晓晖主编：《中医文献》，中医古籍出版社2007年版，第591页。

④ ［日］丹波元胤：《中国医籍考》，人民卫生出版社1956年版，第1353页。

一览》书前刘日梧之序。《痘疹一览》是一部治痘专书，对痘疹的症候、病程、兼证、用药、方剂等有较为精要的论述，既囊括了万全《痘疹心法》、魏直《博爱心鉴》的治痘要点，也有阴有澜自己的临证心得。

二、版本叙录及提要辑录

（一）版本叙录

阴有澜《痘疹一览》，国内无传本。此书日本有两种传本：一为日本国立公文书馆内阁文库藏《痘疹一览》五卷，明阴有澜撰，明刊，一册，原为红叶山文库藏本，书号：子 48—27，《海外中医珍善本古籍丛刊》据此影印出版；二为日本宫内厅书陵部藏《痘疹一览》五卷，明阴有澜撰，明阴德昌等校，明版，一册，原为佐伯毛利藏本，书号：403—112。后者书前有佚名氏序，文政中，毛利高翰献此书于幕府，首有“佐伯侯毛利高标字培松藏书画之印”“跻寿殿书籍记”“医学图书”诸印记[①]。

学界或认为“多纪氏所据之本，当是今内阁文库所存明刊本”[②]，实际不是。丹波元胤（又称多纪元胤）家藏的阴有澜《痘疹一览》是二册，而内阁文库藏本是一册；内阁文库藏本没有任何钤印，显然不是丹波元胤家藏本；内阁文库藏本刘日梧序的落

① ［日］宫内省图书寮编：《图书寮汉籍善本书目》中册，宫内省图书寮昭和五年（1930）版，第 31—32 页。

② 郑金生、张志斌：《海外中医珍善本古籍丛刊提要》，中华书局 2017 年版，第 311 页。

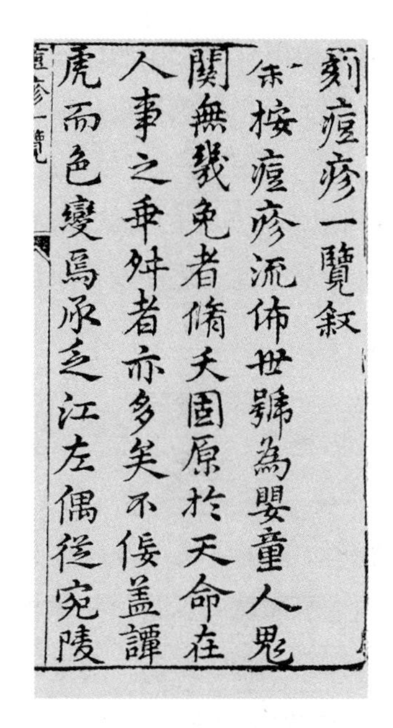
刻痘疹一覽叙
余按痘疹流佈世歸為嬰童人鬼
關無幾免者倘夭固原於天命在
人事之乖舛者亦多矣不佞蓋譚
虎而色變焉承乏江左偶從宛陵

图 6-1　内阁文库藏刻本

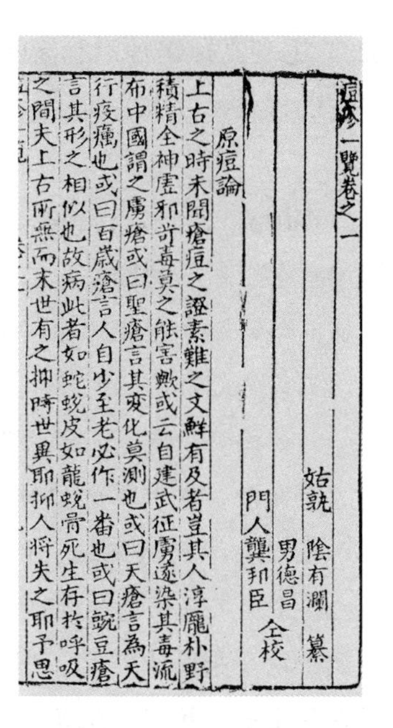
痘疹一覽卷之一
姑孰　陰有瀾　纂
男德昌
門人龔邦臣　仝校
原痘論
上古之時未聞瘡痘之證素難之文鮮有及者豈其人淳龐朴野
積精全神虛邪苛毒莫之能害歟或云自建武征虜遂染其毒流
布中國謂之虜瘡或曰聖瘡言其变化莫測也或曰天瘡言為天
行疫癘也或曰百歲瘡言人自少至老必作一番也或曰豌豆瘡
言其形之相似也故病此者如蛇蛻皮如龍蛻骨死生存於呼吸
之間夫上古所無而末世有之抑時世異耶抑人將失之耶予思

图 6-2　内阁文库藏刻本

款脱漏，而丹波元胤家藏本则完整无缺。此落款所谓“时万历壬寅中元日，巡按直隶、监察御史豫章生父刘日梧书于姑孰之大微堂”，内阁文库藏本在“时”之后的文字均脱漏。显然丹波元胤家藏的阴有澜《痘疹一览》并非今内阁文库藏本。

其实，日本宫内厅书陵部藏《痘疹一览》更接近于丹波家藏本，因为此本书首有“佐伯侯毛利高标字培松藏书画之印”“跻寿殿书籍记”“医学图书”诸印记，第一枚钤印说明此书曾被毛利高标（1755—1801）收藏，后两枚钤印说明此书曾被“跻寿馆”和“医学馆”收藏。从时间上看，丹波元孝于明和二年（1765）创建私立医学教育学校，命名为“跻寿馆”，宽政三年（1791）改为官营，更名为“医学馆”；从进献者看，此书是文政十一年

（1828）毛利高标之孙毛利高翰献纳于德川幕府。显然，此书先为丹波氏收藏，后为毛利高标收藏，故而此书更为接近丹波氏家藏本。

日本国立公文书馆内阁文库藏《痘疹一览》的行款，《海外中医珍善本古籍丛刊提要》已有描述，然于此书之序及目录的介绍尚显简略，以下对此详加叙录。

该书首为刘日梧《痘疹一览叙》：

余按痘疹流布，世号为婴童人鬼关，无几免者。修夭固原于天命，在人事之乖舛者亦多矣，不佞盖谭虎而色变焉。承乏江左，偶从宛陵，得《博爱心鉴》一帙，乃治痘方论也。余喜其简而有体要，而字版蠹蚀不可读，间以示芜医阴氏，欲令校而重梓之。阴起而对曰："唯唯否否。是书大旨在扶元气，执枢在保元汤一方，此探本之论，王道之宗也。然人生禀赋厚薄不齐，气血亏胜互异，受毒浅深亦殊，标本机宜，观变消息，谭何容易！若执一方以徇众病，不几于胶柱而鼓瑟乎！"余曰："然则子固精诣其技乎？"则又起而对曰："唯唯否否。澜蚤岁受医，即兼治痘，所经阅不知几千百，岂谓能尽死而生之。然以数十年之所尝试，人夭善败，稍稍窥一斑焉。间有所得，则笔而存之，通且成帙矣。"余亟令取而卒览焉，则见其源委有致，攻治有窾，缓急先后有序，而又经分证别，穷指极归，而卫本扶元之意，实不背《心鉴》崇重之义。因击节而叹曰："痘疹证治，以彼所重若此，然《素》《难》略而不载，仲景语而不详，此后陈、钱二氏，或主攻，或主补，各守其说，意不无偏倚，鲜有括囊而得其要领者。子是之集，折衷融贯，成一家言，可称完书矣。是不可以不传，其以付之剞劂氏，令子之苦心，不至湮没，而且以嘉惠将来，俾有所持循，毋委命庸医，而婴童得全其天年也，则不佞校刻《博爱》之初心哉。”君姓阴，名有澜，九峰其别号也。嗜学好修，常从吾乡胡、郭、邹诸君子问业，而有得者，不独以医振江之南北已也。时万历壬寅中元日，巡按直隶、监察御史豫章生父刘日梧书于姑孰之大微堂。[1]

次为目录，如下：

痘疹一览总目

一卷

原痘论、胎毒论、疮疹惟肾无候论、肾主痘中之水论、痘疹五脏见证论、六气十二经所主证治、气运、疫疠、部位、脉候、气血、标本、形色、疏密、轻重、顺逆、虚实、动静、痛痒、老嫩、荣枯、善恶、始终。

二卷

发热、见形、长发、灌浆、收靥、脱痂、顺逆险式。

三卷

渴、腰痛、腹痛、惊狂、谵妄、吐利、呕吐哕、泄利、大小便闭、咳嗽、喘急、自汗、失血、烦躁、夹疹、夹斑、痘疔、痘癞、痒塌、陷伏、壅肿、溃烂、厥逆、寒战咬牙、暴哑失声、呛水吐食。

---

① （明）阴有澜：《痘疹一览》，日本国立公文书馆内阁文库藏明刊本。后文所引此书原文，均出此本，不再一一出注。“万历壬寅中元日，巡按直隶、监察御史豫章生父刘日梧书于姑执之大微堂”一句，原书脱漏，据丹波元胤《中国医籍考》所录之序增补。刘日梧，原作“刘曰梧”，据《明清进士题名碑录索引》改，参见郑金生、张志斌《海外中医珍善本古籍丛刊提要》对《痘疹一览》的提要。

四卷

妇女痘症、疹疹、水痘、异痘说、云翼子怪痘、治同异折衷论、用药法象。

五卷

古今经验诸方。

次为正文。卷一题为“痘疹一览卷之一 / 姑孰阴有澜纂 / 男德昌 / 门人龚邦臣仝校”。

（二）提要辑录

1. 丹波元简《聿修堂藏书目录》对《痘疹一览》的提要如下：

《痘疹一览》五卷，二册，万历壬寅刊，明阴有澜撰。①

2. 丹波元胤《中国医籍考》对《痘疹一览》的提要如下：

阴氏（有澜）《痘疹一览》（《医藏目录》五卷），存。

刘日梧序曰：余按痘疹流布，世号为婴童人鬼关，无几免者。修夭固原于天命，在人事之乖舛者亦多矣，不佞盖谭虎而色变焉。承乏江左，偶从宛陵，得《博爱心鉴》一帙，乃治痘方论也。余喜其简而有体要，而字版蠹蚀不可读，间以示芜医阴氏，欲令校而重梓之。阴起而对曰：“唯唯否否。是书大旨在扶元气，执枢者②保元汤一方，此探本之论，王道之宗也。然人生禀赋厚薄不齐，气血亏胜互异，受毒浅深亦殊，标本机宜，观变消息，谭何容易！若执一方以徇众病，不几于胶柱而鼓瑟乎！”余曰：“然则子固精诣其

① ［日］丹波元简：《聿修堂藏书目录》，日本国立公文书馆藏本，书号：219—169。

② “者”，日本国立公文书馆内阁文库藏《痘疹一览》作“在”。

技乎?”则又起而对曰:“唯唯否否。澜蚤岁受医,即兼治痘,所经阅不知几千百,岂谓能尽死而生之。然以数十年之所尝试,人夭善败,稍稍窥一斑焉。间有所得,则笔而存之,通且成帙矣。”余亟令取而卒览焉,则见其源委有致,攻治有窾,缓急先后有序,而又经分证别,穷指极归,而卫本扶元之意,实不背《心鉴》崇重之义。因击节而叹曰:“痘疹证治,以彼所重若此,然《素》《难》略而不载,仲景语而不详,此后陈、钱二氏,或主攻,或主补,各守其说,意不无偏畸,鲜有括囊而得其要领者。子是之集,折衷融贯,成一家言,可称完书矣。是不可以不传,其以付之剞劂氏,令子之苦心,不至湮没,而且以嘉惠将来,俾有所持循,毋委命庸医,而婴童得全其天年也,则不佞校刻《博爱》之初心哉。”君姓阴,名有澜,九峰其别号也。嗜学好修,常从吾乡胡、郭、邹诸君子问业,而有得者,不独以医振江之南北已也。时万历壬寅中元日,巡按直隶、监察御史豫章生父刘曰梧书于姑孰之大微堂。[①]

3. 裘沛然《中国医籍大辞典》对《痘疹一览》的提要如下:

《痘疹一览》五卷。明·阴有澜(字九峰)撰。成书年代及内容未详。见《医藏目录》。[②]

4. 严绍璗《日藏汉籍善本书录》对《痘疹一览》的提要如下:

《痘疹一览》五卷,(明)阴有澜撰,明刊本,共一

---

① [日]丹波元胤:《中国医籍考》,人民卫生出版社1956年版,第1353—1354页。

② 裘沛然主编:《中国医籍大辞典》,上海科学技术出版社2002年版,第1784页。

册。宫内厅书陵部、内阁文库藏本。【按】宫内厅书陵部藏本，原系丰后佐伯藩主毛利高标旧藏，仁孝天皇文政年间（1818—1829年）出云守毛利高翰献赠幕府，归入幕府医学馆。卷中有“佐伯侯毛利高标字培松藏书画之印”“医学图书”等印记。内阁文库藏本，原系枫山官库旧藏。①

5. 刘时觉《中国医籍补考》对《痘疹一览》的提要如下：

《痘疹一览》五卷，未见，1602。

明姑孰阴有澜（九峰，汝本）撰。《中国医籍考》卷七十七“存”，录万历壬寅刘曰梧序。

时觉按：《联目》不载，《大辞典》《中国医籍通考》“佚”。严绍璗《日藏汉籍善本书录》载，日本现存明刊本二部，一藏内阁文库，系原枫山官库旧藏；一藏宫内厅书陵部，系丰后佐伯藩主毛利高标旧藏，文政年间出云守毛利高翰献赠幕府，归入幕府医学馆。②

6. 郑金生、张志斌《海外中医珍善本古籍丛刊提要》对《痘疹一览》的提要如下：

明阴有澜纂。明末刊本。日本国立公文书馆内阁文库藏。一册。书号：子42—14。版框约高20.8厘米，宽12.5厘米。每半叶十一行，行二十五字。白口，无鱼尾，四周单边。上书口载书名“痘疹一览”。首为万历壬寅（1602）刘日梧“刻痘疹一览叙”（叙尾原脱。据日本丹波元胤《医籍考》所录该序补。然撰序人刘日梧之“日”字误作“曰”，今据

① 严绍璗：《日藏汉籍善本书录》，中华书局2007年版，第901—902页。
② 刘时觉：《中国医籍补考》，人民卫生出版社2016年版，第1481页。

《明清进士题名碑录索引》改）。次为总目。次为正文，卷一之首题署为“痘疹一览卷之一 / 姑孰阴有澜纂 / 男德昌 / 门人龚邦臣仝校”。

阴有澜，字汝本（此据张起鹏校梓之《增补医贯奇方》，卷首署为“古姑孰处士九峰阴有澜汝本甫编著”），别号九峰，原籍太平芜湖（此据《医籍考》所引《太平县志》。另刘日梧序称阴有澜为“芜医”，芜湖明代属于太平府。又明江旭奇《痘经》引“芜湖阴氏”，均可作为阴氏为芜湖人之旁证）（今安徽芜湖）人，后居姑孰（今安徽当涂），年八十八岁。早岁业医，常从江西南昌之胡、郭诸医问道，治痘证甚众。以数十年经验，于治痘有所得则笔录之而成《痘疹一览》。万历三十年（1602）此书由南昌籍直隶巡抚刘日梧刊于姑孰。阴氏另有《医贯奇方》，今亦存世。《太平县志》载其为“太医院吏目”，然其《医贯奇方》卷前自署为“处士”，故未必为吏目。

该书五卷，其中卷一、卷三几全取自万全《痘疹世医心法》。卷四“妇人痘疹证治”亦属摘录万氏《痘疹世医心法》，“痧疹赋”即万全《片玉痘疹》之“麻疹骨髓赋”。卷五记载“古今经验诸方”共二百五十五方，其中前一百四十七方抄录自《痘疹世医心法》，后一百零八首方剂为本书所增。五卷之中，半数以上抄袭万全书，故日本学者指出：“阴有澜《痘疹一览》，亦袭《痘疹格致要论》。”（日人池田晋手跋，见明黄廉《痘疹全书》之末，日本文政三年抄本）然该书卷二论各痘期诊治，如发热、见形、长发、灌浆、收靥、落痂，未能在《痘疹格致要论》中找见相同条文。其顺逆险式，亦不全同于《博爱心鉴》。卷四之水痘证、异痘说，以及“录云翼子二十八般怪恶痘症论”等篇，恐亦系抄摘，但尚未找到出处。总之此书并无阴氏个人临证心得，多为抄袭拼凑，以冒己作，良医不为。

明殷仲春《医藏书目》著录“《稀痘方》一卷，阴有澜”、“《痘疹一览》五卷”。下此以往未见中国书目著录。日本《医籍考》著录该书，并录刘日梧序。多纪氏所据之本，当是今内阁文库所存明刊本。该本书前无藏书印记，内阁文库馆藏书目著录为枫山文库（即红叶山文库）旧藏。该文库由德川幕府始建于庆长七年（1602），明治十七年（1884）归入太政官文库（即后之内阁文库）。①

三、价值探析及医方选评

（一）价值探析

刘日梧《痘疹一览叙》对阴有澜《痘疹一览》的评价是极高的。他说：“痘疹证治，以彼所重若此，然《素》《难》略而不载，仲景语而不详，此后陈、钱二氏，或主攻，或主补，各守其说，意不无偏畸，鲜有括囊而得其要领者。子是之集，折衷融贯，成一家言，可称完书矣。”刘日梧认为痘疹的治疗，《黄帝内经素问》《黄帝八十一难经》略而不载，张仲景语而不详；宋代以来

① 郑金生、张志斌：《海外中医珍善本古籍丛刊提要》，中华书局2017年版，第311页。

的医籍，如陈文中《小儿痘疹方论》、钱乙《类证注释钱氏小儿方决》，或主攻，或主补，偏于一隅，少有综合诸家要领者；而阴有澜《痘疹一览》折衷融贯诸家之说，而成一家之言，是一部治疗痘疹的专书和“完书”。

然而，学界或以为阴有澜“此书并无阴氏个人临证心得，多为抄袭拼凑，以冒己作，良医不为”[①]。对此应如何看待呢？

第一，不可否认，阴有澜《痘疹一览》过半内容抄录万全之书而未加注明，故为人所诟病。

《痘疹一览》卷一、卷三及卷四“妇人痘疹证治”皆抄自万全《痘疹心法》；卷四“痧疹赋”抄自万全《片玉痘疹》“麻疹骨髓赋”；卷五“古今经验诸方”收录治疗痘疹的古今验方 255 首，其中前 147 首方剂抄录自万全《痘疹心法》。古人并无今人那般严格的学术规范意识，取他书之善者未加注明，不乏其例，对之应持历史眼光，客观看待。

第二，除上述抄录内容之外，阴有澜《痘疹一览》是有自己的临证心得的。

批评者也认为“该书卷二论各痘期诊治，如发热、见形、长发、灌浆、收靥、落痂，未能在《痘疹格致要论》中找见相同条文。其顺逆险式，亦不全同于《博爱心鉴》”[②]；卷五“古今经验诸方”在《痘疹心法》基础上新增 108 首方剂，这些内容体现了阴有澜的贡献。刘日梧《痘疹一览叙》引述阴有澜之语：“澜蚤

① 郑金生、张志斌：《海外中医珍善本古籍丛刊提要》，中华书局 2017 年版，第 311 页。

② 郑金生、张志斌：《海外中医珍善本古籍丛刊提要》，中华书局 2017 年版，第 311 页。

岁受医，即兼治痘，所经阅不知几千百，岂谓能尽死而生之。然以数十年之所尝试，人天善败，稍稍窥一斑焉。间有所得，则笔而存之，通且成帙矣。”可见阴有澜治疗的痘疹患者有数千之多，对于痘疹的临证经验是较为丰富的，他将数十年治痘的成败经验“笔而存之”，撰成《痘疹一览》，虽有抄录他书之处，但不能否认其中也有阴氏自己的临证心得。

最为明显的证据是《痘疹一览》卷二“论收靥”末尾的记载：“又见荆楚之人每遇痘疮将靥之时，必以鸡肉、姜、椒之类哺之，谓其温暖，使痘易靥。殊不知鸡能动风，辛能助火，脾胃厚实者食之则幸而不妨，若脾胃虚者则变为痈毒、眼疾、口疳之症，往往延蔓不已，至于伤生，岂非自作之孽乎？予故著之，以告知者，慎之忌之。”这里“予”就是指阴有澜自己，他批评荆楚之人在痘疮将靥之时，食以鸡肉、姜、椒之弊，认为如此非但不能使痘易靥，反而因为“鸡能动风，辛能助火”，导致脾胃虚者生出痈毒、眼疾、口疳之症，甚至有伤生之患，故而阴有澜提醒世人。这显然是阴有澜的临证心得。

第三，将阴有澜《痘疹一览》与万全《痘疹心法》、魏直《博爱心鉴》相比较，除去阴氏抄录之处，《痘疹一览》亦有胜于《痘疹心法》《博爱心鉴》之处。

其一，阴有澜《痘疹一览》治疗痘疹的方剂比万全《痘疹心法》更为丰富，这不仅体现前者在后者的基础上新增 108 首方剂，也体现在对具体痘疹的治疗上前者手段更为多样。《痘疹一览》卷二论见形、长发、灌浆、收靥、脱痂，其中涉及的治疗方剂与卷五“古今经验诸方”相联系，例如该书卷二“见形”列出痘疹见形的诸种症状及治法，其中提及：“遍身之中有碎蜜如芥子者，此夹疹也；有皮肉鲜红成片成块者，此夹斑也，皆毒火太盛，薰蒸于中，故一齐涌出。宜解毒凉血，使斑疹消去，则可治之。疹以荆芥鲜毒汤（一百九十四），斑用化斑汤（一百九十五）主之。若斑疹不退者，危也。”此处用于治疗夹疹的荆芥鲜毒汤，注明“一百九十四”，就是指卷五“古今经验诸方”中的第194首方剂；用于治疗夹斑的化斑汤，注明“一百九十五”，就是指卷五“古今经验诸方”中的第195首方剂。这两首方剂均为阴有澜新增的方剂。对于夹疹、夹斑的治疗，万全《痘疹心法》均只用荆防败毒散，而阴有澜《痘疹一览》治夹疹用荆芥鲜毒汤，治夹斑用化斑汤，显然治疗手段更为丰富。

其二，阴有澜《痘疹一览》避免了魏直《博爱心鉴》执一方而治众病的弊端，其论证立方更为灵活、多元。上文已言万全《痘疹心法》以荆防败毒散一方而治夹疹、夹斑两症，已显露此弊；魏直《博爱心鉴》立方更是缺乏机变，刘日梧《痘疹一览叙》引述阴有澜评论《博爱心鉴》之语：“是书大旨在扶元气，执枢在保元汤一方，此探本之论，王道之宗也。然人生禀赋厚薄不齐，气血亏胜互异，受毒浅深亦殊，标本机宜，观变消息，谭何容易！若执一方以徇众病，不几于胶柱而鼓瑟乎！”一方面，阴有澜肯定《博爱心鉴》立方以扶元气为本；另一方面，阴氏又批评此书“执一方以徇众病”，忽视了患者禀赋厚薄、气血亏胜、受毒浅深的差异。

故而阴有澜《痘疹一览》论痘疹尤其重视对不同病情采取不同的应对之法。例如该书卷二“论见形”分为30种不同病情分别予以阐释，同一种病情又往往细分为数种变证予以差异化治疗，充分体现阴氏注重观察标本机宜，强调辨证施治的痘疹治疗经验。以下试举一例加以说明，该书卷二“论见形”所分的30种大类之下有一类是痘之根窠已分、疮色干枯焦紫者，阴氏在这一类之下又根据身体是否发热细分为两类——若是“身尚发热”，则是“心火实热，毒在血，气至而血不归附，久则津液燥而发渴”，以导赤散、犀牛饮加木通以利小便，使心火有所导引，则热自退；若是“身不热”，则属内热，用导赤散加木通治疗。如此细化的治疗经验，这是魏直《博爱心鉴》所缺乏的。

总而言之，对于阴有澜《痘疹一览》应客观评价，既要看到此书抄录他书之弊，也要看到其增补内容体现阴氏独到的临证心得，具有优于他书的医学价值。

（二）医方选评

阴有澜《痘疹一览》及《医贯奇方》均未记载他的医案。今从《痘疹一览》中阴有澜增补的方剂中，选出2首，予以点评。

1. 荆芥鲜毒汤。

《痘疹一览》卷五“古今经验诸方”第194首方剂为荆芥鲜毒汤：

> 荆芥穗、甘草梢、牛旁子、桔梗、防风、当归梢、天花粉、赤芍药、玄参、连翘、前胡、木通，各等分，右水煎服。

按：荆芥鲜毒汤用于治疗夹疹。《痘疹一览》卷二“见形”提及：“遍身之中有碎蜜如芥子者，此夹疹也。”其病因是毒火太盛，熏蒸于中，故而使痘夹疹涌出，治宜解毒凉血，“以荆芥鲜毒汤（一百九十四）”治之。方中荆芥穗解表散风透疹，甘草梢清火解毒，牛旁（蒡）子泻热散结，桔梗破血排脓，防风发表祛风，当归梢消除肿结，天花粉清热消肿排脓，赤芍药凉血消肿，玄参泻火解毒，连翘清热解毒、消肿散结，前胡散风清热，木通泻火行水、通利血脉，共奏解毒凉血、泻火消疹之功。万全《痘疹心法》认为："疮出夹疹者，荆防败毒散主之。"①与阴有澜此方不同。此外，阴有澜治夹斑，用化斑汤（卷五"古今经验诸方"第195首方剂）主之，而万全《痘疹心法》依然用治夹疹的荆防败毒散主之。显然，阴有澜《痘疹一览》在治疗夹疹、夹斑方剂上比万全《痘疹心法》更为多样。

2. 凉血化毒饮。

《痘疹一览》卷五"古今经验诸方"第197首方剂为凉血化毒饮：

> 归尾、赤芍、生地、木通、连翘、牛子、红花、紫草、山豆根、桔梗，右㕮咀，白水煎，调人粪一钱同服。

按：凉血化毒饮用于痘疹毒盛气虚之证。《痘疹一览》卷二"见形"提及："初出数粒发于山根之上，此毒盛气虚，乘虚犯上也。其证多凶，宜凉血化毒饮（一百九十七）主之。"痘疹初发数粒于鼻梁（山根）之上，这是毒盛气虚，乘虚犯上所致，此证凶险，治宜凉血化毒。方中归尾消除肿结，赤芍凉血消肿，生地凉血清热，木通泻火行水、通利血脉，连翘清热解毒、消肿散结，牛子（牛蒡子）泻热散结，红花活血通经，紫草凉血活血、解毒透疹，山豆根清热解毒，桔梗破血排脓，共奏凉血化毒、泻火消痘之功。

① 傅沛藩等主编：《万密斋医学全书》，中国中医药出版社1999年版，第716页。

附录一
明太医名录汇编

凡 例

一、本汇编所谓“太医”泛指在明太医院供职的医官、医士、医生。医官包括院使、院判、御医、吏目以及太医院下属生药库、惠民药局的大使、副使①。凡在太医院任职而不明其职官者，一律记为“太医院太医”。凡在府州县医学、王府良医所供职而未有太医院经历者②不录。

二、本汇编收录明太医 449 人，其中 377 人《中医人名大辞典》(以下简称《大辞典》) 有收录③，笔者增补 72 人，按姓氏拼

① 生药库、惠民药局的大使、副使是“流外官”，虽未入流，但也属于医官的范畴，多从医士内选补。据《明史 · 职官志》记载，洪武十四年（1381）改太医院为正五品，设令一人，丞一人，吏目一人，属官御医四人，俱如文职授散官；洪武二十二年（1389）复改令为院使，丞为院判。因此，太医令、太医丞也属于太医院医官。

② 医学是明朝在地方设立的医疗行政管理机构，府设医学正科，州设医学典科，县设医学训科各 1 人。除医学正科为从九品，典科、训科皆未入流。明代各王府设有良医所，《明会典》记载“各王府良医，俱于医士内选用”，这只是一般通则，实际王府良医或从太医院医士中选任，或由亲王保升，或从纳银生员子弟选任，未必皆有太医院经历。

③ 对李云《中医人名大辞典》(中国中医药出版社 2016 年版）中的明太医数量，郑洪主编《〈太医院志〉考释与研究》(科学出版社 2022 年版，第 191—202 页）统计为 303 人。

音顺序排列其姓名、职官、出典(佐证其生平的文献)及其在《大辞典》中的页码，笔者增补者在页码栏以“新补”标识。同名者以字号区别。

三、本汇编对《大辞典》记载的明太医人名及职官，依据所列“出典”的记载，或有更正。例如将《大辞典》“艾宏”更正为“艾弘”，“严治朝”更正为“严治”，“姚国桢”更正为“姚国祯”；将《大辞典》所载蒋主善职官“太医院院判”更正为“太医院院使”，罗必炜职官“供职于太医院”更正为“太医院院判”等，不一一注明。

四、《大辞典》载其名而未注明太医，经笔者考证属太医者，对其职官予以补充修订，仍列出其在《大辞典》的页码，不计入新补范围。例如《大辞典》为蔡文亨立条，未阐明其为太医，笔者据《明神宗实录》考证其为太医院院判。《大辞典》载庄应祺之名，而不以其为太医，笔者据其所撰《补要袖珍小儿方论》卷一文前记载“太医院管惠民等局吏目庄应祺”，考证其为太医院吏目。

五、凡属荐授太医院医官而辞不受者不录。例如金天巨曾被荐授太医院判，他辞而不赴（《桐乡县志》），本汇编不录。

六、太医院医官系父凭子贵等原因获封（用于在世者）、获赠（有于去世者）虚衔者不录。例如张承宗任太医院院判，因保御有功，其父张世华获封太医院院判而不涉公庭；周南获封南京太医院院判，系因其子周庚为南京太医院院判之故；钱斌获封太医院院判，是其子钱宗嗣所请，皆属虚衔，本汇编不录。《四贤坊表碑》载李时珍“赠太医院院判”系其逝后获赠[①]，本汇编亦不录。

明太医名录汇编

序号	姓名	职官	出典	页码
1	艾弘	太医院医官	《湖广通志》	132
2	安肃	太医院太医	《临颍县志》	280
3	毕荩臣	太医院吏目	《新城县志》	181
4	卜惠	太医院御医	《增修宜兴县旧志》	8
5	蔡楠	太医院御医	《重修肃州新志》	新补
6	蔡文亨	太医院院判	《明神宗实录》	1144
7	曹鼎	太医院御医	《明世宗实录》	新补
8	曾禧	太医院医士	薛己《薛氏医案》	1110
9	车国瑞	太医院吏目	《进贤县志》	104
10	陈宠	太医院院使	《吴县志》	614
11	陈璠	太医院医士	吴宽《家藏集》	新补
12	陈公贤	太医院院判	《明宪宗实录》	627
13	陈君佐	太医院御医	《扬州府志》	641
14	陈俊	太医院御医	王恕《论御医王玉不当升俸奏状》	新补

① 清顾景星《李时珍传》及《(康熙）蕲州志》认为李时珍被楚王荐于朝，授太医院院判，这并不准确。《明史·李时珍传》只载李时珍“官楚王府奉祠正”。李时珍次子李建元在万历二十四年（1596）进呈《进本草纲目疏》，记载“臣故父李时珍原任楚府奉祠，奉敕进封文林郎、四川蓬溪知县”，此时李时珍（1518—1593）已逝，李建元对其职官的记载最为可信，即李时珍只任过楚府奉祠，掌管良医所。“文林郎、四川蓬溪知县”则是李时珍在世时，其长子云南永昌府通判李建中为他请封的虚衔。《四贤坊表碑》所立时间为天启甲子（1624），李时珍之孙李树初任山西副使，依李建中的官衔为李时珍请赠太医院院判。对此碑的分析，参见郎需才：《也谈李时珍任院判之争》，《湖北中医杂志》1986年第2期。

续表

序号	姓名	职官	出典	页码
15	陈克恭	太医院院判	《明太宗实录》	新补
16	陈玺	太医院院判	《明神宗实录》	新补
17	陈以诚	太医院院判	《嘉兴府志》	629
18	谌修瑕	太医院医官	《上元县志》	1048
19	程绣	太医院吏目	《休宁县志》	1086
20	程应宠	太医院吏目	《泽州志》	1093
21	崔鼎仪	太医院冠带医士	《本草品汇精要》	1034
22	戴思恭	太医院院使	《明史・戴思恭传》	1198
23	戴廷赞	太医院冠带医士	《桐庐县志》	1197
24	戴仲绅	太医院医士	《本草品汇精要》	1197
25	单信	太医院御医	《增修宜兴县旧志》	759
26	邓暄	太医院太医	《海虞文征》	125
27	丁凤梧	太医院吏目	《嘉善县志》	4
28	董璨	太医院御医	方贤纂集《奇效良方》	新补
29	董宿	太医院院使	《试效神圣保命方》《归安县志》	1068
30	窦养相	太医院御医	《沁水县志》	新补
31	杜大章	太医院吏目	徐栻《医学钩玄序》	376
32	杜生含	太医院院使	《南汇县志》	377
33	方荣	太医院医士	《本草品汇精要》	113
34	方叔和	太医院院判	《本草品汇精要》	119
35	方贤	太医院院使	《归安县志》	113
36	方一善	太医院医官	《兰溪市医学史略》	115
37	方政	太医院太医	《望江县志》	113
38	冯彦章	太医院太医	《中国历代名医碑传集》引《赤岸冯氏宗谱》	174
39	傅国栋	太医院医官	陆彬《审视瑶函弁言》	1102
40	傅懋光	太医院院使	《明熹宗实录》	1104

续表

序号	姓名	职官	出典	页码
41	傅廷桂	太医院 教习官	董其昌《神庙留中奏疏汇要》	新补
42	高鳌	太医院院判	《顺天府志》	941
43	高廷和	太医院御医	《本草品汇精要》	943
44	葛林	太医院院判	《杭州府志》《钱塘县志》	1062
45	宫良	太医院御医	王恕《论御医王玉不当升俸奏状》	新补
46	龚居中	太医院医官	《女科百效全书》卷首题署	1027
47	龚宁国	太医院医官	《金溪县志》	1026
48	龚守国	太医院医官	《金溪县志》	1027
49	龚廷贤	太医院吏目	《金溪县志》	1026
50	龚信	太医院医官	《金溪县志》	1025
51	顾定芳	太医院御医	李默《吏部职掌》	887
52	顾士通	太医院御医	吴宽《家藏集》	新补
53	顾文荣	太医院御医	《昆新两县续修合志》	884
54	顾镛	太医院御医	吴宽《家藏集》	新补
55	顾颙	太医院太医	《常熟县志》	882
56	贵济良	太医院院判	《汝阳县志》	810
57	贵茂	太医院太医	《汝阳县志》	809
58	韩传	太医院御医	《苏州府志》	1055
59	韩公达	太医院院判	《明太宗实录》	新补
60	韩公茂	太医院院使	《明太宗实录》	新补
61	韩履祥	太医院御医	《浙江通志》《海盐县志》	1061
62	韩奭	太医院院使	《苏州府志》《吴县志》	1057
63	韩文晔	太医院院判	《中国历代名医碑传集》	1059
64	韩彝	太医院院判	《苏州府志》《吴县志》	1058
65	郝志才	太医院院判	《凤阳府志》	787
66	何承元	太医院御医	《何氏八百年医学》	470
67	何从政	太医院医士	《青浦县续志》	457
68	何凤春	太医院御医	《何氏八百年医学》	458

续表

序号	姓名	职官	出典	页码
69	何广	太医院医士	《何氏八百年医学》	445
70	何九传	太医院医士	《何氏八百年医学》	453
71	何九经	太医院御医	《青浦县续志》	453
72	何俊	太医院院使	《何氏八百年医学》	447
73	何烈	太医院院判	《何氏八百年医学》	448
74	何罴	太医院吏目	《何氏八百年医学》	451
75	何其高	太医院御医	《苏州府志》	466
76	何谦	太医院医士	《何氏八百年医学》	450
77	何全	太医院院使	《何氏八百年医学》	445
78	何汝亨	太医院吏目	《何氏八百年医学》	461
79	何十奇	太医院医士	《何氏八百年医学》	453
80	何十儒	太医院医士	《何氏八百年医学》	453
81	何士敬	太医院医士	《何氏八百年医学》	454
82	何庠	太医院医士	《何氏八百年医学》	447
83	何祥	太医院冠带医士	《本草品汇精要》	448
84	何洵	太医院院使	《何氏八百年医学》	448
85	何仪	太医院院使	《何氏八百年医学》	445
86	何应载	太医院院判	《何氏八百年医学》	464
87	何渊	太医院院使	《丹徒县志》	449
88	何员	太医院医士	《何氏八百年医学》	446
89	何缜	太医院医士	《何氏八百年医学》	451
90	何震	太医院医士	《何氏八百年医学》	451
91	洪涛	太医院副	《广信府志》	837
92	胡大成	太医院御医	胡廷用《鸿飞集论序》	793
93	胡铁	太医院吏目	《祁门县志》	791
94	胡梦祖	礼部医官	《全椒县志》	803
95	胡田	太医院御医	《祁门县志》	790
96	胡廷寅	太医院院判	《明宪宗实录》	新补

续表

序号	姓名	职官	出典	页码
97	胡新	太医院医官	《舒城县志》	792
98	华元化	太医院医官	《武进阳湖县合志》	223
99	黄瑞	太医院院判	《仪真县志》	982
100	黄世德	太医院院判	《瓯宁县志》	988
101	黄绶	太医院院判	《明孝宗实录》	新补
102	季希宰	太医院良医	《江苏历代医人志》	701
103	江一道	太医院吏目	《婺源县志》	272
104	江宇	太医院吏目	李默《吏部职掌》	新补
105	姜端	太医院院判	《重修仪征县志》	833
106	蒋武生	太医院院判	《李濂医史・蒋用文传》	1077
107	蒋用文	太医院院判	李梴《医学入门・历代医学姓氏》	新补
108	蒋主善	太医院院使	《明英宗实录》	1075
109	蒋宗武	太医院院使	《武进县志》	1078
110	金玺	太医院院判	《明孝宗实录》	新补
111	金义孙	太医院医官	金礼蒙《针灸择日编集序》	706
112	金有奇	太医院吏目	《休宁县志》	708
113	金元德	太医院吏目	《嘉善县志》	706
114	金子性	太医院太医	《永嘉县志》	706
115	匡愚	太医院太医	《常熟县志》	179
116	来师会	太医院吏目	《桐庐县志》	406
117	雷时震	太医院御医	《进贤县志》	1131
118	李德卿	太医院御医	《休宁县志》	374
119	李恭	太医院太医	《禹州志》	329
120	李恒	太医院太医	《合肥县志》	327
121	李华	太医院医官	《明神宗实录》	新补
122	李建方	太医院医士	《本草纲目》	359
123	李可大	太医院院判	焦竑《国朝献征录・太医院判李公可大传》	343
124	李梦鹤	太医院御医	《明史・桂萼传》	367

续表

序号	姓名	职官	出典	页码
125	李瑢	太医院御医	《浙江通志》	333
126	李润	太医院冠带医士	《本草品汇精要》	330
127	李慎子	太医院吏目	《太平县志》	372
128	李士鹏	太医院吏目	《江湾里志》	336
129	李思勉	太医院院判	《明孝宗实录》	新补
130	李无垢	南京太医院医士	《嘉兴县志》《杭州府志》	339
131	李言闻	太医院吏目	《本草纲目》	353
132	李应龙	太医院吏目	《进贤县志》	353
133	李宗周	太医院院使	《本草品汇精要》	358
134	林凤	太医院御医	《明世宗实录》	新补
135	林以义	太医院御医	《苏州府志》	679
136	凌云	太医院御医	《明史·凌云传》	967
137	刘翱鲤	太医院吏目	《芜湖县志》	267
138	刘琮	太医院御医	《六合县志》	236
139	刘坊	太医院御医	王世贞《弇州四部稿·故太医院吏目征泉刘君墓志铭》	231
140	刘观	太医院院判	《苏州府志》、王绮《寓圃杂记》	231
141	刘翚	太医院医士	《本草品汇精要》	237
142	刘览	太医院御医	《嘉善县志》	234
143	刘礼	太医院太医	《中国历代医家传录》	230
144	刘伦	太医院御医	《苏州府志》	231
145	刘孟启	太医院太医	《鄱阳县志》	257
146	刘南川	太医院吏目	《新城县志》	257
147	刘年	太医院吏目	王恕《议太医院缺官奏状》	新补
148	刘溥	太医院吏目	《苏州府志》	237
149	刘文泰	太医院院使	《明宪宗实录》	243

续表

序号	姓名	职官	出典	页码
150	刘相	南京太医院医官	陈文烛《二酉园文集·太医院医官中桥刘公墓志铭》	233
151	刘性良	太医院吏目	《嘉善县志》	256
152	刘延龄	太医院医官	吴宽《家藏集·题全冲堂记并诗后》	新补
153	刘浴德	太医院太医	《续金陵琐事》《本草纲目拾遗》	260
154	刘毓	太医院御医	《苏州府志》	238
155	刘珍	太医院御医	《本草品汇精要》	233
156	刘正祥	太医院吏目	《桐城续修县志》	245
157	娄子真	太医院御医	刘宇《续刊安老怀幼书跋》	836
158	卢守善	太医院御医	《吴江县志》	141
159	卢志	太医院院判	《本草品汇精要》	138
160	卢佐	太医院医官	《苏州府志》《吴中名医录》	139
161	鲁守仁	太医院吏目	李维桢《大泌山房集·太医院吏目鲁君墓志铭》	1107
162	鲁宗朝	太医院御医	李维桢《大泌山房集·太医院吏目鲁君墓志铭》	1107
163	陆彬	太医院院使	陆彬《审视瑶函弁言》	599
164	陆道源	太医院御医	《太平府志》	608
165	陆得元	太医院院判	《明神宗实录》	新补
166	陆敏	太医院医生	《太平府志》	600
167	陆惟恭	太医院院判	《太平府志》	607
168	陆彦功	太医院太医	《徽州府志》	606
169	陆子才	太医院院判	《明英宗实录》	新补
170	罗必炜	太医院院判	《明神宗实录》	696
171	罗成名	太医院院判	孙承宗《高阳集》	新补
172	罗宪顺	太医院吏目	《新城县志》	700
173	骆善由	太医院院判	《舒城县志》	856
174	吕夔	隶籍太医院	《江阴县志》	185

续表

序号	姓名	职官	出典	页码
175	吕伦	太医院医士	《昆山县志稿》《昆新两县志》	183
176	吕应钟	太医院吏目	《江阴县志》	186
177	吕瑛	御药局医官	《山西通志》	184
178	马莳	太医院正文	《浙江通志》	17
179	马中	太医院冠带医士	《太医院志》《常熟县志》	17
180	梅守信	太医院医官	李棠《刻补要袖珍小儿方论序》	新补
181	孟凤来	太医院医官	《绍兴县志资料》第一辑	765
182	孟继孔	太医院吏目	《江宁府志》《江宁县志》	765
183	倪让	太医院医官	《高淳县志》	906
184	宁铨	太医院御医	《明宪宗实录》	新补
185	宁守道	太医院大使	《扶沟县志》	169
186	潘克诚	太医院医士	《无锡县志》	1182
187	潘泽	太医院院判	《明孝宗实录》	新补
188	钱春林	太医院御医	《小儿痘疹方论・薛按》	902
189	钱钝	太医院院使	《明宪宗实录》	894
190	钱鹤征	太医院医士	文征明《甫田集・钱孔周墓志铭》	905
191	钱恒	太医院院判	《苏州府志》、吴宽《家藏集》	894
192	钱宏	太医院医士	李棠《刻补要袖珍小儿方论序》	新补
193	钱寰	太医院御医	《钱塘县志》	897
194	钱同仁	太医院御医	文征明《甫田集・钱孔周墓志铭》	899
195	钱益	太医院御医	靳贵《戒庵文集・明故登仕郎太医院御医致仕钱君墓志铭》	895
196	钱瑛	太医院院使	俞弁《续医说》	895
197	钱垣	太医院医士	《卫生宝鉴・蒋用文序》	894
198	钱增	太医院院使	《明神宗实录》	897
199	钱宙	太医院医士	《本草品汇精要》	894
200	钱宗甫	太医院御医	程敏政《篁墩集・简钱宗甫御医》	901
201	钱宗嗣	太医院院使	《丹徒县志》	902

续表

序号	姓名	职官	出典	页码
202	乔鼎	太医院供泰	《上海县志》	215
203	乔节	太医院供奉	《上海县志》	214
204	钦谦	太医院院判	《苏州府志》	812
205	丘珪	太医院太医	《德清县新志》《浙北医学史略》	162
206	丘钰	太医院院判	《明宪宗实录》	162
207	全循义	太医院医官	金礼蒙《针灸择日编集序》	226
208	任濼	太医院太医	《旌德县志》	218
209	任义	太医院院判	《明孝宗实录》	新补
210	汝先根	太医院吏目	《黎里志》	276
211	商节	太医院院判	《义乌县志》	1036
212	邵忠	惠民药局医官	王恕《议太医院缺官奏状》	新补
213	申世文	太医院医士	《明史・王金传》	145
214	沈好问	太医院院判	《浙江通志》《仁和县志》	521
215	沈津	太医院医官	《中国人名大辞典》	512
216	沈露	太医院院判	《兴化县志》	515
217	沈以潜	太医院御医	李梴《医学入门・历代医学姓氏》	新补
218	沈绎	太医院院使	《吴县志》《长洲县志》	511
219	沈政	太医院御医	《上海县志》	511
220	沈自明	太医院御医	《震泽县志续》	520
221	盛宏	太医院御医	《明史・盛寅传》《苏州府志》	1022
222	盛寅	太医院御医	《明史・盛寅传》、钱溥《太医院御医盛寅墓表》	1022
223	施安	太医院院使	《无锡金匮县志》	826
224	施存善	太医院御医	《无锡金匮县志》	829
225	施鉴	南京太医院院使	《明宪宗实录》《本草品汇精要》	827
226	施梦旸	太医院吏目	《苏州府志》	830
227	施钦	太医院院使	《明孝宗实录》	826

续表

序号	姓名	职官	出典	页码
228	施惟德	太医院太医	《苏州府志》	831
229	施文治	太医院吏目	徐阶《世经堂集》	829
230	施中立	太医院医士	《无锡金匮县志》	828
231	石逵	太医院院使	《绍兴府志》	134
232	史公望	太医院院判	《明太宗实录》	新补
233	司马大复	太医院太医	《无锡县志》	176
234	宋澄	太医院医士	《常熟县志》	532
235	孙光豫	太医院院判	《昆明县志》	302
236	孙耒	待诏太医院	《常昭合志稿》	295
237	孙理	太医院御医	《桐庐县志》	197
238	孙泰	太医院院判	《明孝宗实录》	新补
239	谈鼎	太医院吏目	《南汇县志》	972
240	汤文	太医院吏目	《金坛县志》	276
241	汤宗禹	太医院吏目	《金坛县志》	279
242	唐斌	太医院吏目	《长垣县志》、李默《吏部职掌》	959
243	唐铉	太医院冠带医士	《本草品汇精要》	959
244	唐相	太医院院判	《长垣县志》、李默《吏部职掌》	959
245	唐殷	太医院医士	《长垣县志》	959
246	陶仿	太医院院使	《明世宗实录》	新补
247	童文	太医院医士	《兰溪县志》	1108
248	团一凤	太医院院判	《丹徒县志》	188
249	万冀	惠民药局医官	王恕《议太医院缺官奏状》	新补
250	万宁	太医院院使	《万氏医贯自序》	11
251	汪智	太医院院判	《明孝宗实录》	新补
252	王彬	太医院院判	《明太宗实录》	39
253	王朝请	太医院吏目	《太平县志》	92

续表

序号	姓名	职官	出典	页码
254	王承学	太医院御医	《增修宜兴县旧志》	81
255	王大德	太医院医官	《百病回春要紧真方》题署	49
256	王大坤	太医院医官	《无为州志》	49
257	王道中	太医院医官	《无为州志》	94
258	王观	太医院太医	《苏州府志》《长洲县志》	30
259	王国光	太医院医官	《新市镇续志》	76
260	王节	太医院医士	《长洲县志》	28
261	王介之	太医院御医	薛己注《外科精要》	55
262	王金	太医院御医	《明史・王金传》	32
263	王九达	太医院御医	《九江府志》《四诊心传自序》	46
264	王兰畹	太医院太医	顾清《艾坡王先生墓表》	60
265	王雷庵	太医院御医	《证治准绳》	95
266	王良明	太医院御医	《台州府志》	74
267	王沐	太医院吏目	《苏州府志》	31
268	王槃	太医院院判	《本草品汇精要》	43
269	王彭峰	南京太医院御医	《外科枢要》	92
270	王师望	太医院医官	《兰溪县志》	64
271	王师文	太医院吏目	《兰溪县志》	64
272	王思中	太医院吏目	《吴江县志》	82
273	王思忠	太医院吏目	《介休县志》	83
274	王潭	太医院御医	《上海县志》	44
275	王棠	太医院医士	《本草品汇精要》	41
276	王琠	太医院医官	《祁门县志》	41
277	王文胜	太医院医士	顾清《艾坡王先生墓表》	56
278	王绪	太医院医使	《上海县续志》	40
279	王彦昭	太医院御医	《武进县志》	84
280	王阳明	太医院吏目	《休宁县志》	68
281	王一凤	太医院吏目	《休宁县志》	46

续表

序号	姓名	职官	出典	页码
282	王于石	太医院御医	《昆山县志稿》《昆新两县志》	47
283	王玉	太医院院使	《宜荆县志》《本草品汇精要》	28
284	王元吉	太医院太医	《乌程县志》	52
285	王章祖	太医院医官	《兰溪县志》	90
286	王政	太医院医士	周鼎《明故王聩斋先生墓志铭》	34
287	翁晋	太医院院判	《嘉定县志》	938
288	翁秀实	太医院御医	《常山县志》	新补
289	吴恩	太医院医士	《本草品汇精要》	412
290	吴宏道	太医院御医	《嘉兴府志》	新补
291	吴嘉言	太医院吏目	《严州府志》	441
292	吴杰	太医院院使	《明史・吴杰传》	409
293	吴敏叔	太医院吏目	《兰溪市医学史略》	438
294	吴讷	太医院医士	《明史・吴讷传》	408
295	吴绶	太医院院判	《浙江通志》	414
296	吴思泉	御医院医官	周扬俊《温热暑疫全书》	435
297	吴希颜	太医院冠带医士	夏言《明故诰封奉政大夫进阶朝列修政庶尹太医院院使吴公墓志铭》	431
298	吴鈛	太医院冠带医士	《本草品汇精要》	410
299	吴翼儒	太医院御医	李廷机《谢恩疏》	新补
300	吴悦	太医院院使	《平湖县志》	412
301	吴志中	太医院吏目	《痘科切要・序》《杭州府志》	429
302	伍子安	太医院御医	《衢州府志》《江山县志》	216
303	夏仁	太医院吏目	李默《吏部职掌》	新补
304	夏日煐	太医院吏目	《昆山新阳合志》《昆新两县志》	877
305	夏廷秀	太医院院判	《吴兴县志》	878
306	夏寅	太医院太医	《常熟县志》《常昭合志》	876
307	夏英	太医院冠带医士	《本草品汇精要》	876

续表

序号	姓名	职官	出典	页码
308	萧昂	太医院御医	李东阳《怀麓堂集·萧芝庵墓志铭》	1004
309	萧九贤	太医院吏目	《赣州府志》	1006
310	谢惟广	惠民药局副使	王恕《议太医院缺官奏状》	新补
311	忻克敬	太医院院判	《明英宗实录》	新补
312	徐鳌	太医院院判	《明史·徐鳌传》	新补
313	徐彪	太医院院判	李梴《医学入门·历代医学姓氏》	913
314	徐春甫	太医院医官	《祁门县志》	929
315	徐待征	太医院吏目	《嘉兴府志》	930
316	徐富生	太医院太医	《霍邱县志》	新补
317	徐昊	太医院冠带医士	《本草品汇精要》	911
318	徐良相	太医院太医	《吴兴县志》	927
319	徐浦	太医院冠带医士	《本草品汇精要》	913
320	徐琼初	太医院吏目	《常山县志》	新补
321	徐仁富	太医院医士	《固始县志》	920
322	徐生	太医院院判	《明孝宗实录》	新补
323	徐枢	太医院院使	《上海县志》	911
324	徐伟	太医令	《上海县志》	910
325	徐文元	太医院院判	《明神宗实录》	新补
326	徐延赏	太医院御医	《松江府志》	924
327	徐烨龙	太医院医士	《常山县志》	新补
328	徐镇	太医院院判	《明世宗实录》	915
329	徐宗彝	太医院吏目	《休宁县志》	928
330	许观	太医院院判	《明孝宗实录》	282
331	许敬	太医院御医	《嘉兴府志》	285
332	许期	太医院掌院	《万安县志》	285

续表

序号	姓名	职官	出典	页码
333	许绅	太医院院使	《明史·许绅传》	283
334	许世煜	太医院御医	《无锡金匮县志》	287
335	许延龄	太医院院判	李默《吏部职掌》	新补
336	薛己	太医院院使	林懋举《保婴撮要序》	1187
337	薛铠	太医院医士	薛己《保婴撮要序》	1189
338	严贵和	太医院医官	《嘉兴县志》	315
339	严尚节	太医院医士	倪谦《倪文僖集·牧庵先生墓志铭》	314
340	严元	太医院御医	《余杭县志》	311
341	严震	太医院医官	《嘉兴县志》	312
342	严治	太医院医官	《中国善本书提要》	315
343	阎儒	太医院吏目	李默《吏部职掌》	新补
344	杨恒	太医院惠民药局副使	《本草品汇精要》	381
345	杨继洲	太医院吏目	《常山县志》	399
346	杨嘉祚	太医院医官	《医学疑问·序》	新补
347	杨立	太医院院使	《明世宗实录》	新补
348	杨文德	太医院太医	《饶州府志》	388
349	杨文翰	太医院御医	方贤纂集《奇效良方》	新补
350	杨珣	太医院太医	《长安县志》《武功县志》	382
351	杨訚	太医院吏目	《常山县志》	新补
352	杨云	太医院院使	《浙江通志》	379
353	姚国祯	太医院医官	《新刊太乙秘传急救小儿推拿法》	853
354	姚九鼎	太医院太医	《江南通志》	851
355	姚坎	太医院医官	李棠《刻补要袖珍小儿方论序》	新补
356	姚美	太医院吏目	《桐庐县志》	849
357	姚默	太医院院判	《巨野县志》	850
358	姚应凤	太医院院判	《杭州府志》	853
359	叶文龄	太医院院判	《仁和县志》	156

续表

序号	姓名	职官	出典	页码
360	阴有澜	太医院吏目	《太平县志》	294
361	尤仲仁	太医院吏目	《无锡县志》	103
362	于潮	太医院吏目	李默《吏部职掌》	新补
363	俞桥	南京太医院院判	《海宁县志》	818
364	虞君平	太医院医官	《乐清县志》	1133
365	袁宝	太医院院判	《明太宗实录》	862
366	袁东	太医院医士	《金坛县志》	861
367	袁瑾	太医院院判	《桐庐县志》	864
368	袁廷用	太医院吏目	《桐庐县志》	865
369	袁裕春	太医院吏目	徐栻《医学钩玄序》	新补
370	袁瑆	太医院院判	《桐庐县志》	864
371	张镈	太医院医士	陆粲《陆子余集·太医院医士张君墓志铭》	551
372	张承仁	太医院冠带医士	吕本《期斋吕先生集·太医院院判思惠张君墓志铭》	582
373	张承宗	太医院院判	吕本《期斋吕先生集·太医院院判思惠张君墓志铭》	582
374	张铎	太医院冠带医士	《本草品汇精要》	545
375	张福兴	太医院院使	《建昌府志》	594
376	张谨	太医院医师	《太仓州志》	550
377	张禄	太医院吏目	《颍上县志》	549
378	张伦	太医院院判	《本草品汇精要》	540
379	张万春	太医院冠带医官	《嘉善县志》	555
380	张文邃	太医院医官	《金坛县志》	562
381	张问政	太医院医官	《颍上县志》	570
382	张祥元	太医院吏目	《金坛县志》	587
383	张学礼	太医院太医	《苏州府志》《长洲县志》	581

续表

序号	姓名	职官	出典	页码
384	张一龙	太医院御医	《明神宗实录》	新补
385	张源	太医院院判	《松江府志》	550
386	张征	太医院院判	《三原县志》	542
387	章渊	太医院院使	王恕《论御医王玉不当升俸奏状》	新补
388	赵文宪	太医院医士	胡忻《欲焚草》	新补
389	赵文育	太医院医官	《中国医籍考》引《亲验简便方序》	775
390	赵瑄	太医院御医	《建昌府志》	772
391	赵宗智	太医院医官	《医学疑问・序》、胡忻《欲焚草》	新补
392	郑伯英	太医院医士	郑若庸《蛣蜣集》	752
393	郑棱	太医院吏目	《慈溪县志》	745
394	郑壬	太医院医士	《昆山历代医家录》	741
395	郑仁爱	太医院吏目	《常山县志》	748
396	郑汝炜	太医院医官	《武进县志》	751
397	郑若皋	太医院吏目	《昆山新阳合志》	753
398	郑时龙	太医院吏目	《兰溪市医学史略》	752
399	郑松	太医院医士	郑若庸《蛣蜣集》	743
400	郑通	太医院冠带医士	《本草品汇精要》	744
401	郑文诰	太医院吏目	《处州府志》	749
402	郑文贵	太医院御医	王恕《议太医院缺官奏状》	新补
403	郑琇	太医院院判	《明世宗实录》	新补
404	郑衍	太医院医士	郑若庸《蛣蜣集》	744
405	郑玉佩	太医院医士	《昆新两县续修合志》	750
406	郑云	太医院冠带医士	《昆山历代医家录》	741
407	郑之郊	太医院御医	《昆新两县续修合志》	747
408	郑宗儒	太医院院判	《昆山历代医家录》	754
409	支贯	太医院院判	《昆新两县续修合志》	102
410	支乔楚	太医院吏目	《进贤县志》	102

续表

序号	姓名	职官	出典	页码
411	支如坤	太医院院使	《礼部为恭祭历代帝王礼成将不与祭诸臣缘由胪列事题稿》	新补
412	支如升	太医院御医	《万历起居注》	新补
413	仲昶	太医院院判	《宝应县志》	217
414	仲兰	太医院院使	《明孝宗实录》	216
415	周鼎	太医院御医	《归安县志》	717
416	周篚	太医院御医	《聊城县志》	720
417	周黼（文威）	太医院医士	吴宽《家藏集·周氏立后序》	724
418	周黼（彦成）	征入太医院	《吴江县志》	720
419	周复吴	太医院冠带医士	《昆山县志稿》	733
420	周庚	南京太医院院判	吴宽《家藏集·明故封南京太医院判周公墓表》	714
421	周纮	太医院医士	《无锡县志》《无锡金匮县志》	714
422	周济	太医院御医	《归安县志》《湖州府志》	716
423	周锦	太医院医官	《昆新两县续补合志》	718
424	周敬山	太医院冠带医士	《桐乡县志》	736
425	周亮宗	太医院医官	《嵊县志》	733
426	周镠	太医院院使	《吴江县志》	720
427	周龙山	太医院医官	《嵊县志》	726
428	周冕	太医院御医	《归安县志》	717
429	周升	太医院御医	《归安县志》	712
430	周同	太医院冠带医士	王世贞《弇州四部稿·周一之墓志铭》	713
431	周卫	太医院太医	《增修宜兴县旧志》	712
432	周文炳	太医院院判	《丹徒县志》	724
433	周文采	太医院院使	《明世宗实录》	724

续表

序号	姓名	职官	出典	页码
434	周爻	太医院冠带医士	王世懋《王奉常集·太医院冠带医士品泉周君暨配蒋氏合葬墓志铭》	712
435	周振誉	太医院医官	《昆山县志》	734
436	朱澄	太医院医士	《常熟县志》《常昭合志稿》	195
437	朱恭时	太医院院判	《浙北医学史略》	207
438	朱林	太医院医官	《万氏医贯·序》	190
439	朱儒	太医院院使	《嘉兴府志》	195
440	朱尚约	太医院太医	《医学疑问·序》	新补
441	朱以仁	太医院良医正	《西溪镇志》	198
442	朱自华	太医院院判	《江南通志》《徐州志》	202
443	祝大年	太医院医士	李棠《刻补要袖珍小儿方论序》	新补
444	祝恩	太医院医士	《本草品汇精要》	840
445	祝寿	太医院医士	《本草品汇精要》	840
446	庄彦忠	太医院院判	《明太宗实录》	新补
447	庄应祺	太医院吏目	《补要袖珍小儿方论》	229
448	庄元	太医院院判	《明孝宗实录》	新补
449	左维垣	太医院医官	《泾县志》	133

附录二

明太医传世医籍提要

凡　例

一、在附录一《明太医名录汇编》的基础上，利用《中国古籍总目》《中国古籍善本书目》《中国中医古籍总目》等书目以及国内外图书馆的相关馆藏，对明代太医传世医籍的传本情况进行调查，得出如下结论：449 位明太医有医籍传世者 47 人，共有传世医籍 102 部。

二、仅注者为明太医的医籍不录。例如《医学撮要》的著者程希洛不是明太医，注者薛己是明太医，此注本不视为薛己所撰的医籍。《明医杂著》的著者王纶并非太医，薛己虽然注此书，但不应算为其自撰的著作。

三、经考证不属于医籍者不录。例如吴讷《棠阴比事续编补编》以往被视为法医学著作，实际上此书是对宋代桂万荣《棠阴比事》的补续，汇集的是刑狱史料，法医学内容寥寥无几，称不上医学著作。

四、《明代宫廷御医医书撷英》[①]（以下简称《医书撷英》）对 45

① 张丽君、丁侃主编：《明代宫廷御医医书撷英》，中国中医药出版社 2022 年版。

位明代医家的93部医籍进行提要，按本书标准统计，《医书撷英》实际收录有医籍传世的明太医38人、医籍74部[①]。本书增加9位有医籍传世的明太医（刘文泰、罗必炜、孟继孔、刘浴德、严治、吴志中、姚国祯、娄子真、陆彦功），增加28部明太医传世医籍。本书对明太医生平及其传世医籍的考证，与《医书撷英》不同。

五、本书统计有医籍传世的明太医及其传世医籍，制成“明太医传世医籍统计表”，按姓氏拼音排序，列其姓名、职官及传世医籍，并对之进行提要。

明太医传世医籍统计表

序号	姓名	职官	传世医籍
1	戴思恭	太医院院使	《秘传证治要诀》《证治要诀类方》《推求师意》
2	董宿	太医院院使	《试效神圣保命方》
3	杜大章	太医院吏目	《医学钩玄》
4	方贤	太医院院使	《奇效良方》《奇效良方疮疹论》
5	傅国栋	太医院医官	《审视瑶函》
6	傅懋光	太医院院使	《医学疑问》《医学集要经验良方》
7	龚居中	太医院医官	《痰火点雪》《女科百效全书》《外科百效全书》《幼科百效全书》《外科活人定本》《万寿丹书》《新刊太医院校正小儿痘疹医镜》《养生两种》《太医院手授经验百效内科全书》《经验良方寿世仙丹》

① 《医书撷英》有7位医家并非太医，应核减13部医籍，即程伊3部、程希洛1部、王履2部、王纶1部、周礼1部、汪宦1部、李时珍4部。龚廷贤3部医籍为伪书（《救急神方》《医学入门万病衡要》《新锲鳌头复明眼方外科神验全书》）、1部医籍（《诊断治要》）真伪存疑，龚信2部医籍（《医学源流肯綮大成》《太医院补遗医学正传》）非其所撰，故应核减6部医籍。故而对《医书撷英》共核减7位医家，核减19部医籍，因此该书实际对38位明太医的74部传世医籍进行了提要。

续表

序号	姓名	职官	传世医籍
8	龚廷贤	太医院吏目	《种杏仙方》《云林神彀》《鲁府禁方》《小儿推拿秘旨》《痘疹辨疑全幼录》《万病回春》《寿世保元》《(新刊)医林状元济世全书》《云林医圣普渡慈航》
9	龚信	太医院医官	《古今医鉴》
10	何渊	太医院院使	《伤寒海底眼》
11	金义孙	太医院医官	《针灸择日编集》(与全循义合著)
12	李恒	太医院太医	《袖珍方》
13	李言闻	太医院吏目	《四言举要》《医方药性赋》
14	凌云	太医院御医	《经学会宗》
15	刘伦	太医院御医	《济世内科经验全方》
16	刘文泰	太医院院使	《本草品汇精要》
17	刘浴德	太医院太医	《脉学三书》《壶隐子医书四种》《壶隐子医谭一得》《壶隐子日用方》《壶隐子应手录》《脉赋训解》《脉诀正讹》《伤寒三秘》《医林续传》
18	娄子真	太医院御医	《恤幼集》
19	鲁守仁	太医院吏目	《痘科庭训》
20	陆彦功	太医院太医	《伤寒类证便览》
21	罗必炜	太医院院判	《医学分类》
22	马莳	太医院正文	《黄帝内经素问注证发微》《黄帝内经灵枢注证发微》《难经正义》
23	孟继孔	太医院吏目	《幼幼集》
24	全循义	太医院医官	《针灸择日编集》(与金义孙合著)
25	盛寅	太医院御医	《医经秘旨》《脉药玄微》
26	万宁	太医院院使	《万氏医贯》
27	王大德	太医院医官	《百病回春要紧真方》
28	王九达	太医院御医	《黄帝内经素问灵枢经合类》《四诊心传》
29	吴嘉言	太医院吏目	《医经会元》《针灸原枢》
30	吴绶	太医院院判	《伤寒蕴要全书》

续表

序号	姓名	职官	传世医籍
31	吴志中	太医院吏目	《儿科方要》
32	夏英	太医院冠带医士	《灵枢经脉翼》
33	萧昂	太医院御医	《医萃》
34	徐春甫	太医院医官	《古今医统大全》《医学指南捷径六书》《徐氏二十四剂方经络歌诀》
35	薛己	太医院院使	《内科摘要》《外科心法》《外科发挥》《外科枢要》《外科经验方》《正体类要》《疠疡机要》《口齿类要》《痘疹撮要》《女科撮要》《保婴粹要》《经验全方》《本草约言》
36	薛铠	太医院医士	《保婴撮要》
37	严治	太医院医官	《医家二要》
38	杨继洲	太医院吏目	《针灸大成》
39	杨珣	太医院太医	《伤寒摘玄》《针灸集书》《丹溪心法类集》
40	姚国祯	太医院医官	《新刊太乙秘传急救小儿推拿法》
41	叶文龄	太医院院判	《医学统旨》
42	阴有澜	太医院吏目	《医贯奇方》《痘疹一览》
43	俞桥	南京太医院院判	《广嗣要语》《证治宝鉴》
44	周纮	太医院医士	《卫生集》
45	周文采	太医院院使	《医方选要》《外科集验方》《诊脉捷法》
46	朱儒	太医院院使	《太医院志》《太医院纂集医教立命元龟》
47	庄应祺	太医院吏目	《补要袖珍小儿方论》

1. 戴思恭

戴思恭（1324—1405），字原礼（一作元礼），浦江（今属浙江）人，以字行，“金元四大家”之一朱震亨的高徒，官至太医院院使。事见《明史·戴思恭传》：

> 戴思恭，字原礼，浦江人，以字行。受学于义乌朱震亨。……爱思恭才敏，尽以医术授之。洪武中，征为御医，所疗治立效，太祖爱重之。……已而太祖崩，太孙嗣位，罪诸医，独擢思恭太医院使。永乐初，以年老乞归。三年夏，复征入，免其拜，特召乃进见。其年冬，复乞骸骨，遣官护送，赉金币，逾月而卒，年八十有二，遣行人致祭。所著有《证治要诀》、《证治类元》、《类证用药》诸书，皆檃括丹溪之旨。又订正丹溪《金匮钩玄》三卷，附以己意。人谓无愧其师云。[①]

戴思恭在明洪武年间已担任太医院御医，深受明太祖朱元璋的赏识。朱元璋死后，戴思恭被明建文帝擢升为太医院院使。《明史》记载戴思恭著有《证治要诀》《证治类元》[②]《类证用药》诸书，戴思恭墓志铭又记载他“著《推求师意》《本草摘钞》，编《丹溪医论》凡若干篇，行于世”[③]。戴思恭存世的医籍有《证治要诀》《证治要诀类方》《推求师意》。朱震亨撰、戴思恭辑《丹溪医案》亦

---

① （清）张廷玉等撰，中华书局编辑部点校：《明史》卷299，中华书局1974年版，第7645页。

② 《证治类元》或为《证治类方》之误，明代李濂《医史》卷7《戴原礼补传》记为“又有《证治要诀》《证治类方》《类证用药》，总若干卷”，正作《证治类方》。

③ （明）曹昌：《明奉政大夫太医院使戴显一府君墓志铭》，参见方春阳编著：《中国历代名医碑传集》，人民卫生出版社2009年版，第374页。

存抄本，但非戴氏己撰，故从略不述。

戴思恭《证治要诀》共12卷，明代陈嶷于正统六年（1441）在宁波慈溪永乐寺僧缵西绪处获睹其传抄本，据以刊刻于正统八年（1443）。该书分诸中、诸伤、诸气、诸血、诸痛等12门；各门下分列若干病症，先论其病源，再析分其证治，共载述内、外、妇、五官等科病症101种。戴氏论病遣治，宗丹溪之说而会通各家，据己验以推求尽致。如论中风、痰饮诸疾，皆从丹溪调气为先，以气理风、气顺则痰消之说，详述其证治先后缓急之法。[①]《证治要诀》现存传本主要有：（1）明正统八年陈嶷刻本，现藏于浙江图书馆，存残卷；（2）明正统刻本，现藏于甘肃中医药大学图书馆；（3）明万历三十三年（1605）王肯堂校刻本，与《证治要诀类方》合刻，现藏于国家图书馆；（4）清二酉堂刻本，与《证治要诀类方》合刻，现藏于重庆市图书馆。此外，明清以来刻本还有十余种。

戴思恭《证治要诀类方》四卷成书于明永乐三年（1405），按方剂剂型分类，卷一为汤类，载有小续命汤、四君子汤等168首；卷二为饮类，载有三生饮、草果饮等37首；卷三为散类，载有五积散、藿香正气散等104首；卷四为丸类、丹类和膏类，丸类有苏合香丸、半硫丸等102首，丹类有活络丹、黑锡丹等30首，膏类有百花膏等3首。全书共载方444首，均为古代名方，每方下注明出处、组成和用法，少数方剂简述主治，选方精要，

① 裘沛然主编：《中国医籍大辞典》，上海科学技术出版社2002年版，第598页。

内容简明，切于实用。[①]《证治要诀类方》现存主要传本有：(1) 明万历二十九年(1601) 刻本，现藏于哈佛大学哈佛燕京图书馆；(2) 明万历三十三年 (1605) 王肯堂校刻本，与《证治要诀》合刻，现藏于国家图书馆；(3) 清二酉堂刻本，与《证治要诀》合刻，现藏于重庆市图书馆。此外，还有一些明清刻本。

戴思恭《推求师意》二卷成书于明正统八年 (1443)，初无传本，嘉靖年间祁门汪机编录，题为现名，并由汪氏门人陈桷校刊，编入《汪石山医书八种》。上卷论述疟、消渴、喉痛、肠痈等 27 种病证；下卷分述大风、痛风、疝、郁病等 31 种病证。该书虽列杂病、小儿、妇人三门，实涉及内、外、喉、妇、儿各科，对各证的病因病理、脉象与治法作了详细阐述。戴氏此书较为完整地继承了朱震亨的学术思想，在《内经》的主导下，结合刘完素、张从正、李杲等名家的学术经验，详加阐发，持论公允，未墨守寒凉之法，较为客观地发挥了朱震亨的医学思想。[②]《推求师意》现存主要版本有：(1) 明嘉靖十三年 (1534) 陈桷刻本，现藏于山东中医药大学图书馆；(2) 清嘉庆十二年 (1807) 刻本，现藏于上海图书馆；(3) 清道光十四年 (1834) 刻本，现藏于天津市医学科学技术信息研究所。《汪石山医书》《四库全书》均收录此书。

2. 董宿

董宿，会稽（今浙江绍兴）人，官至太医院院使，所著《试

① 裘沛然主编：《中国医籍大辞典》，上海科学技术出版社 2002 年版，第 396 页。

② 裘沛然主编：《中国医籍大辞典》，上海科学技术出版社 2002 年版，第 1312 页。

效神圣保命方》十卷，国内无传本，今存日本抄本2种，现藏于日本国立公文书馆内阁文库。对董宿生平及著述的提要，详见本书第一章。

3. 杜大章

杜大章的医籍今存《医学钩玄》，书前有徐栻序、王对杲序、李尧民序、冯时雨序，据此可考知杜大章的大致生平。

杜大章，字子华，号圻山，吴县（今属江苏）人，曾任太医院吏目。他早习举子业，通经术，补郡庠弟子员，因己身多病，遂多读医书，又因举业不顺，遂去而为医。他精研前代医书蕴奥，得其肯綮，治疗疾病而有捷效，医名冠于吴中。后北上游历，以医术高超，名震京师，授太医院吏目。杜大章先辑《医经纂萃》上下编行于世，后又撰《医学钩玄》八卷，以昭后学。《医学钩玄》获得中丞华阳宋公的赞赏，认为有裨于世，遂命湖广布政司右参政王对杲锓诸梓，以广其传。徐栻为《医学钩玄》作序，称赞此书："首揭治疾之本原，次制疗疾之方脉，条分缕析，最为详密，而诸科之理趣，赅括无遗矣。"①

《医学钩玄》仅有一种传本，即《医学钩玄》八卷附《补议》一卷，明万历三年（1575）刻本，中国中医科学院图书馆、上海图书馆藏。中医古籍出版社2012年出版有此书的点校本。《医学钩玄》集历代名家之精华，分门别类，列为304论，重在揭示疾病之本源及疗疾之方脉②。该书卷一为长命考、四时调养考、

① （明）杜大章撰，胡馨等校注：《医学钩玄》，中医古籍出版社2012年版，第2页。

② 余瀛鳌、傅景华主编：《中医古籍珍本提要》，中医古籍出版社1992年版，第490页。

十二经死候考、热病考等；卷二为水肿考、脏腑寒气相移考、五运六气主病考等；卷三为天癸解、六淫疾解、脏腑胀考等；卷四至卷八将诸科疾病分为中风门、癫风门、诸血门、七气门、带下门等予以分别论述。

4. 方贤

方贤，归安（今属浙江）人，官至太医院院使，著有《奇效良方》，生平见《（光绪）归安县志》。

《奇效良方》69卷刊于明成化七年（1471），明正统间太医院院使董宿编辑诸家名方，未完成而病逝；后太医院院使方贤重加编辑、增补，由御医杨文翰订正。凡原著方论之轻重失宜、先后不伦、繁而失要者，悉予勘正；又收采经验之方，类编荟萃，增至69卷，改名《奇效良方》，又名《太医院经验奇效良方大全》。该书分64门，以《内经》《脉经》等书理论为依据，汇集宋代至明初医方精华，综合内、外、妇、儿、杂病医疗经验。卷一至卷八分别为风寒、暑、湿、燥、火门，卷九至卷五十三为内伤杂病门，卷五十四为疮疡门，卷五十五为针灸门，卷五十六为正骨兼金镞门，卷五十七至卷六十二为五官科门，卷六十三为妇人门，卷六十四为小儿门，卷六十五为疮疹门，卷六十六为腋臭门，卷六十七为诸虫门，卷六十八为中恶门，卷六十九为诸毒门，载方7000余首。①

显然，以董宿为《奇效良方》的撰者并不合适，此书当为方贤撰，杨文翰校正。《明史·艺文志》著录“方贤《奇效良方》

① 裘沛然主编：《中国医籍大辞典》，上海科学技术出版社2002年版，第398页。

六十九卷”是准确的。

《奇效良方》现存传本主要有：（1）明成化七年（1471）太医院刻本，现藏于中国中医科学院图书馆；（2）明成化九年（1473）太医院刻本，现藏于中国中医科学院图书馆；（3）明正德六年（1511）刘氏日新书堂刻本，现藏于浙江图书馆；（4）明刻本，现藏于国家图书馆；（5）明抄本，现藏于国家图书馆，残卷，缩微胶卷；（6）据明刻本抄本，现藏于云南中医药大学图书馆。

北京大学图书馆藏有《奇效良方疮疹论》一卷，题为方贤纂集，经考证实际是《奇效良方》卷六十五，为儿科痘疹部[1]。

5. 傅国栋

傅国栋，字维藩，号复慧子，明末江宁（今江苏南京）人，曾任明太医院医官。傅国栋少习举业，屡次落第，学业靡成。其父傅仁宇为眼科名家，劝其习医。于是傅国栋苦读医书，专攻医术，后进入太医院供职，在内殿入直。傅国栋传承其父眼科治疗经验，编集《审视瑶函》，书前有陈盟序、陆彬序、程正揆序、傅国栋自序。此书卷一题署为傅仁宇纂辑、傅国栋编集、张文凯参阅。此书《凡例》亦为傅国栋所撰，可见傅国栋是此书的重要责任人。

陈盟序作于崇祯甲申（1644）腊月，序中记载傅国栋与妹夫张文凯“二君仰体家钵，汇笥中《审视瑶函》，日批月录，将命剞劂氏而寿诸梨枣焉”[2]；陆彬序作于崇祯甲申菊月，也称“岁

① 刘时觉：《中国医籍补考》，人民卫生出版社 2016 年版，第 1456 页。

② （明）傅仁宇纂辑，（明）傅维藩编集：《审视瑶函》，中国医药科技出版社 2018 年版，第 4 页。

甲申，君家枕中之秘《审视瑶函》就帙，而丐正不佞”[①]，可知《审视瑶函》一书在崇祯甲申（1644）腊月已撰成，傅国栋、张文凯作了汇集、批录工作。然而书成之后并未刊刻，傅国栋又用了八年时间进一步修订，其《自序》记载甲申之后，他又与张文凯一起重操旧业，“删繁辑略，讨诸名家方书，采掇要领，靡勿详该。上溯轩岐，以及李张朱刘四大名家，鸿裁硕论，博综而纂订之。越八载，书就绪，请诸家君，颜其额曰《审视瑶函》”[②]。程正揆序作于康熙丁未（1667），其中记载他与傅国栋就此书刊刻一事的对话，傅国栋明确表示此书尚未付梓，程正揆感叹“第维藩之刻是书，溯始迄今，承先继后三十年，著述一片苦心”，“是维藩著述之苦心，并家学之渊源，公诸天下”。[③]程正揆序证明《审视瑶函》是“维藩著述”，傅国栋是此书的主要责任人，当无疑义。

《审视瑶函》的传本较多，《中国中医古籍总目》记载63种，取其要者有：（1）清初周靖公刻本醉耕堂藏板，现藏于天津中医药大学图书馆、山东省图书馆等；（2）清康熙六年丁未尊古堂刻本，现藏于中国中医科学院图书馆、故宫博物院图书馆等；（3）清嘉庆二十五年庚辰（1820）山渊堂刻本，现藏于温州市图书馆；（4）清道光十年庚寅（1830）刻本，现藏于青岛大学医学院图书馆；（5）清光绪四年戊寅（1878）同志堂刻本，现藏于甘肃中医

① （明）傅仁宇纂辑，（明）傅维藩编集：《审视瑶函》，中国医药科技出版社2018年版，第10页。

② （明）傅仁宇纂辑，（明）傅维藩编集：《审视瑶函》，中国医药科技出版社2018年版，第17—18页。

③ （明）傅仁宇纂辑，（明）傅维藩编集：《审视瑶函》，中国医药科技出版社2018年版，第14页。

药大学图书馆。[1]

《审视瑶函》是一部眼科专著，程正揆序评价此书："论证大备，著方甚详。症必别其经络，治必分其标本。外障则行钩割之法，内障则有应拨之针。与夫宜刺宜灸者，种种受症不同而针法施治之功，各臻其妙。是目科一书，不独目科之微理在，是将十三科之大义悉备焉。"[2]周中孚《郑堂读书记》评价此书："首为统论二卷，次为一百有八证，以隶治法，及方凡四卷。冠以医案、图说、歌括之类，务令阴阳之缕晰，标本之攸分，内外表里之条贯，虚实通顺之森殊，鉴形辨色，以验其因，按候察部，以镜其要，开卷了然，灼如观炬，足以供持颠扶危之一助云。"[3]

6. 傅懋光

傅懋光（约1573—1644），字玉梁，会稽（今浙江绍兴）人，明万历至天启年间任官太医院，官至太医院院使。傅懋光的传世医籍有《医学疑问》《医学集要经验良方》，后者国内没有收藏，有明崇祯十年（1637）序刊本，现藏于日本国立公文书馆内阁文库。对傅懋光生平及著述的提要，详见本书第五章。

7. 龚居中

龚居中（？—1646），字应圆（一作应园），号如虚子，豫章云林（今江西金溪）人，出身世医之家，明末曾任太医院医官，传世医籍有《痰火点雪》《女科百效全书》《幼科百效全书》《外

① 参见薛清录主编：《中国中医古籍总目》，上海辞书出版社2007年版，第720—722页。

② （明）傅仁宇纂辑，（明）傅维藩编集：《审视瑶函》，中国医药科技出版社2018年版，第14页。

③ （清）周中孚：《郑堂读书记》，民国十年（1921）刻吴兴丛书本。

科百效全书》《外科活人定本》《万寿丹书》《(新刊)太医院校正小儿痘疹医镜》《养生两种》;日本藏有《太医院手授经验百效内科全书》《经验良方寿世仙丹》,国内无存。

《痰火点雪》(又名《红炉点雪》)四卷初刊于明崇祯三年(1630),有14种传本,举其要者:(1)明建邑书林刘大易刻本,现藏于安徽省图书馆;(2)清嘉庆九年甲子(1804)鄞江书林星聚楼刻本,现藏于国家图书馆;(3)清嘉庆十八年癸酉(1813)吴中白鹿山房刻本,现藏于中国中医科学院图书馆;(4)清嘉庆抄本,现藏于黑龙江中医药大学图书馆;(5)清道光二十年庚子(1840)刻本、平远楼藏板,现藏于国家图书馆。[①]《痰火点雪》为虚损痨瘵专著,此书开篇为《痰火证论》,揭示"痰火"的含义:"夫痨者,劳也。以劳伤精、气、血、液,遂致阳盛阴亏,火炎痰聚。因其有痰有火,病名酷厉可畏者,故今人晦之曰'痰火'也。"[②]龚居中认为痨伤人的精、气、血、液,导致阳盛阴亏,火炎痰聚,故当以益水清金降火为主治之法。据龚居中《凡例》所云:"是书纲领,大概以水亏火炽金伤议论,次以益水清金降火主治,更考诸家本草药性制方,间亦窃附己意。"[③]此书论虚损痨瘵可谓纲举目张,命意制方,皆有渊源,龚居中的己见则兼重预防及治疗。邓志谟为《痰火点雪》作序谓"红炉飞片雪",以雪灭炉火喻指痰火之证的治法。清嘉庆十八年癸酉(1813)白鹿山

① 薛清录主编:《中国中医古籍总目》,上海辞书出版社2007年版,第523页。
② (明)龚居中撰,傅国治等点校:《痰火点雪》,人民卫生出版社1996年版,第1页。
③ (明)龚居中撰,傅国治等点校:《痰火点雪》,人民卫生出版社1996年版,第6页。

房刊本遂将此书改名《红炉点雪》，以求文雅。《痰火点雪》四卷的前两卷类列痰火痨瘵各证的证候、病因病机、诊治原则及方药，分列主方、捷方，并附治验；卷三主要叙述痨瘵的脉象及主病，兼列部分方论、痰火杂证补遗等项；卷四为痰火灸法、痰火戒忌及却病秘诀[①]。

《女科百效全书》四卷题为明龚居中编，清刘孔敦增补，现仅存清康熙刻本，藏于中华医学会上海分会图书馆[②]。中国中医药出版社 2015 年出版程志源等的校注本。书前有刘孔敦序，记载龚居中于乙酉年（1645）将其秘藏的《女科百效全书》一册给刘孔敦，次年龚居中即去世。由此可知，《女科百效全书》撰成于明末，后经刘孔敦增补。该书为妇科论著，类集验方及医论，卷一为“众疾类”，卷二包括“调经类”“求嗣类”“胎候类”，卷三为“胎前类”，卷四为“产育类”，以《校注妇人良方》为蓝本，又汇辑《千金要方》《医学正传》《普济方》等医籍中的相关内容而成。

《（新刻）幼科百效全书》三卷现存传本仅有明崇祯十七年（1644）建阳刘大易乔山堂刻本，现藏于上海图书馆、南京中医药大学图书馆等。中国中医药出版社 2015 年出版江蓉星等的校注本。该书为儿科论著，卷上为“新刻幼科急救推拿奇法”，收录推拿的图录、歌诀及手法等内容，其中“家传秘法手诀”为龚居中家传推拿秘法；卷中为“新刻幼科分门症论”，分别论述胎热、胎寒、胎黄等 59 种儿科病症；卷下为“新刻幼科诸方总录”，

① （明）龚居中撰，傅国治等点校：《痰火点雪》，人民卫生出版社 1996 年版，点校说明第 2 页。

② 薛清录主编：《中国中医古籍总目》，上海辞书出版社 2007 年版，第 539 页。

收录200首儿科方剂。此书既体现龚居中的儿科治疗经验，也与元代《小儿按摩经》、明代《针灸大成》存在较为密切的传承关系。该书认为推拿有平衡阴阳之效，记载的推拿手法独具特色，扩大小儿推拿的证治范围，以易于记诵的歌诀形式编排，证列详细，注重辨证论治。①

《外科百效全书》六卷成书于明崇祯三年（1630），首附外科补遗秘授经验奇方51首；卷一总论痈疽的脉因证治；卷二至卷六分脑颈部、胸腹部、背腰部、臂脚部、手足部、遍身部、杂治部、急救部、中毒部、虫兽部，共268种病症的病因、病理、发病部位及治法方药进行详细论述，有些病症附有插图②。《中国中医古籍总目》记载此书有17种传本，举其要者：(1）明刻本，现藏于上海中医药大学图书馆；(2）清初发祥堂刻本，现藏于中华医学会上海分会图书馆；(3）清同治十三年甲戌（1874）锄经园刻本，现藏于中国医学科学院图书馆；(4）清五云堂刻本大文堂藏板，现藏于天津中医药大学图书馆；(5）清宏道堂刻本，现藏于山东中医药大学图书馆；(6）清大文堂刻本，现藏于上海中医药大学图书馆；(7）清致和堂刻本（四卷），现藏于首都图书馆；(8）清刻本善成堂藏板，现藏于北京中医药大学图书馆。③

《外科活人定本》四卷约成书于明崇祯三年。卷一叙调治心法，阐发经义，概述疮疡病因、病机、治则、辨证等，次为秘传

① 参见（明）龚居中撰，江蓉星等校注：《新刻幼科百效全书》，中国中医药出版社2015年版，第146—150页。

② 裘沛然主编：《中国医籍大辞典》，上海科学技术出版社2002年版，第1001页。

③ 薛清录主编：《中国中医古籍总目》，上海辞书出版社2007年版，第679—680页。

口诀、十善十忌证候、用药性、搽药性、敷药法及外科常用药方，继按图形分述脑发、痄腮毒等30种病症；卷二按图形分述赤面疔、赤面疯、上眼丹等50种病症；卷三述疮癣、大麻疯诸病及头面、耳、鼻、口舌、牙、喉诸疮症图形；卷四叙述杖疮、折伤、破伤风等外伤疾病及误吞、诸刺、中毒、虫兽伤等。末附经验通用方32首。此书图文并茂，每一病症发病机理、治法方药详细，切于实用。[①] 此书现存主要传本有：(1) 明末刻本，现藏于天津医学高等专科学校图书馆；(2) 清顺治刻本，现藏于国家图书馆；(3) 清光绪十四年戊子（1888）福善堂主人抄本，现藏于辽宁中医药大学图书馆；(4) 清宣统二年庚戌（1910）吴郡志云居抄本，现藏于苏州市图书馆；(5) 清同德堂刻本，现藏于上海中医药大学图书馆；(6) 清醉耕堂刻本，现藏于中国医学科学院图书馆；(7) 清天德堂刻本，现藏于首都医科大学图书馆；(8) 清刻本，现藏于中国科学院上海生命科学信息中心生命科学图书馆。[②]

《万寿丹书》又名《五福万寿丹书》《五福全书》，一卷，成书于1624年，主论道家内丹功法，内容大多引自《陈虚白规中指南》，后附龚氏见解。书中共列止念、采药、识炉鼎、坎离交妒、乾坤交妒、攒簇火候、阳神脱胎、内丹三要等十部分，尤对内丹三要（玄牝、火候、药物）及三丹田的论述颇为精当。[③]

① 裘沛然主编：《中国医籍大辞典》，上海科学技术出版社2002年版，第1001页。

② 薛清录主编：《中国中医古籍总目》，上海辞书出版社2007年版，第679页。

③ 余瀛鳌、傅景华主编：《中医古籍珍本提要》，中医古籍出版社1992年版，第454页。

由于此书记载采战之法，历来受到批评，如萧京《轩岐救正论》批评龚居中："万历年间，江右龚应圆者一代良工也，著《福寿丹书》，教人采战之法，详列方论，诲淫败德，绝人长命，真岐黄之罪人也。"①《万寿丹书》主要传本有：（1）明天启四年甲子（1624）金陵书林周如泉刻本，现藏于北京大学图书馆；（2）明崇祯三年庚午（1630）福建桂绍龙刻本，现藏于中国中医科学院图书馆；（3）明末金陵周如泉刻本大业堂藏板，现藏于天津中医药大学图书馆；（4）清刻本，现藏于中国中医科学院图书馆；（5）1922年济南慈悲坛石印本，现藏于山东省图书馆；（6）节抄本，现藏于中国中医科学院图书馆。②

《（新刊）太医院校正小儿痘疹医镜》二卷，一名《秘传痘疹医镜》，成书于明崇祯三年（1630）。上卷列论痘疹总要、头面部位之图、论验形察色总要、论舌法总要、论用药应期变通之法及痘疹各期证治等；卷下载治痘诸方130余首，并附有歌诀及药物近百味。该书认为痘有千态万状，惟气虚、血热、毒壅三证；治有千方万法，惟发表、和中、解毒三法，反对妄表妄下。③该书现存主要传本有：（1）明复本斋刻本，现藏于中华医学会上海分会图书馆；（2）明建邑书林萧腾鸿刻本，现藏于上海中医药大学图书馆；（3）清刻本，现藏于上海中医药大学图书馆。④

① （明）萧京著，刘德荣等校注：《轩岐救正论》，线装书局2011年版，第128页。

② 薛清录主编：《中国中医古籍总目》，上海辞书出版社2007年版，第769页。

③ 裘沛然主编：《中国医籍大辞典》，上海科学技术出版社2002年版，第1001页。

④ 薛清录主编：《中国中医古籍总目》，上海辞书出版社2007年版，第634页。

《养生两种》是《万寿仙书》《易筋经》两书的合刻本，成书于1624年，现存抄本，藏于中国中医科学院图书馆[1]。《万寿仙书》二卷，卷一主论24气导引图诀，以每年之二十四节气为顺序，详列每一节令之导引方法和所主病证。卷二为诸仙导引图、罗列了49种导引方法、导引图诀、五禽戏导引图及其所主病证等，并于每种导引方法后，配以药物治疗。卷后附有饮食起居、行立坐卧的每月修养法。《易筋经》据传由达摩大师所创。书中详论易筋经的功法锻炼，列有易筋总论、膜论、内壮论、揉法、日精月华采法、服药法、内壮丸药方、汤洗药水方、初月行功法、行功轻重浅深法、木槌杵式、石袋式、五六七八月行功法、九至十二月行功法、阴阳配合论、下部行功法、行功禁忌、内壮神勇、炼手神功等内容。实为武术健身功法之一，既可养生防病，又能御敌制胜。[2]

日本藏有龚居中医籍两种，即《太医院手授经验百效内科全书》《经验良方寿世仙丹》，国内无存。

《太医院手授经验百效内科全书》八卷，约撰于崇祯末年，内多龚居中的临床治疗经验之谈。现仅存明末藜光堂刻本，日本国立公文书馆内阁文库藏有两种，一为三册本，原为江户医学馆藏本，书号：303—225；一为四册本，原为红叶山文库藏本，书号：子31—2。《海外中医珍善本古籍丛刊》影印出版三册本。书前有喻文子《内科百效全书序》，卷一为脉、药总论，其中“持脉节要”多采元张道中《玄白子西原正派脉诀》之说，“药性纂

① 薛清录主编：《中国中医古籍总目》，上海辞书出版社2007年版，第769页。

② 余瀛鳌、傅景华主编：《中医古籍珍本提要》，中医古籍出版社1992年版，第453页。

要”则袭取明龚廷贤《万病回春·药性歌》；卷二至卷八为全书主体，以病为纲，列常见病证69篇，自外感、内伤而至身形各部之病，末附养老、求嗣诸论。其论证多以脉验证、因证立治、由治定方，简捷实用。其论血证，辨析各种出血证特点，然后区分病因，各立治法。议病之后，先出主方，嗣列加减用药及兼症治法。再附诸方，以便选用。①

《经验良方寿世仙丹》，现仅存明刊本，藏于日本国立公文书馆内阁文库，共六册，书号：305—160。该书含子书四种，次第为内科、女科、外科、幼科。首为张运泰《叙寿世仙丹》，无撰序年。子书第一种，依次为扉页“内科经验良方寿世仙丹”（“寿世轩”印）、“内科目纪”（目录）、正文。其他三种子书体例均同，卷首题书名“新刻经验良方寿世仙丹”，责任人署为龚居中纂辑、郑之侨订。扉页所题子书名各不相同。除前述《内科经验良方寿世仙丹》外，尚有《女科经验良方寿世仙丹》。然《外科经验良方寿世仙丹》《幼科经验良方寿世仙丹》之扉页残脱。其中子书“女科”为补抄本。每一子书均以病分门。其中内科五卷六十一门，女科一卷八门，外科二卷三十门，幼科二卷三十二门。各病门之下少有论说，多为诸方，所收方多为万历间常用方或单验方及少数灸法方。②

除上述医籍之外，还有《却病秘诀》一书，原题龚居中辑，清嘉庆十八年癸酉（1813）刻本，山陕会馆藏板，现藏国家图

① 郑金生、张志斌：《海外中医珍善本古籍丛刊提要》，中华书局2017年版，第241页。

② 郑金生、张志斌：《海外中医珍善本古籍丛刊提要》，中华书局2017年版，第373页。

书馆[1]，或为伪托之作。龚居中《痰火点雪》卷四有《却病秘诀》，仅200余字，或是借之为书名而托名龚居中所辑。

8. 龚廷贤

龚廷贤（1538—1632年以后），字子才，号云林，金溪（今属江西）人，万历年间任太医院吏目。龚廷贤传世的医籍有《种杏仙方》《云林神彀》《鲁府禁方》《小儿推拿秘旨》《痘疹辨疑全幼录》《万病回春》《寿世保元》《（新刊）医林状元济世全书》《云林医圣普渡慈航》。

龚廷贤的生平及《痘疹辨疑全幼录》的提要，详见本书第四章。以下就龚氏的其他传世医籍进行提要。

《种杏仙方》成书于明万历九年（1581），按病症分为99门，分类汇辑内、外、妇、儿诸科急救用方；末附日用杂方、经验秘方、作金铃法、造酒法、春雪歌等。每门首为歌括，概述病源、治法，收方皆为单验方，药物简便易求。[2]《种杏仙方》现存主要传本有：（1）明万历九年金陵周庭槐刻本，现藏于故宫博物院图书馆；（2）明刻本，现藏于中国中医科学院图书馆，存残卷；（3）日本庆安三年（1650）小鸠弥左卫门刻本，现藏于中国医学科学院图书馆；（4）民国抄本，现藏于辽宁省图书馆，存残卷。

《云林神彀》四卷成书并刊于万历十九年（1591），全书共列病症146门，以介绍内科证治为主，兼及外、妇、儿、目等各科病证。各病症门首列韵语，概括病因证治，后附病治效方歌诀，

① 薛清录主编：《中国中医古籍总目》，上海辞书出版社2007年版，第773页。
② 裘沛然主编：《中国医籍大辞典》，上海科学技术出版社2002年版，第401页。

切合实用，便于记诵，其中部分医方为内府秘方，有一定研究价值。[①]《云林神彀》现存主要传本有：(1) 明万历十九年 (1591) 茅坤序刻本，现藏于上海图书馆；(2) 明万历刻本，现藏于天津医学高等专科学校图书馆；(3) 明书林遗德堂刻本，现藏于山西省图书馆；(4) 明末本立堂校刻本，现藏于中国科学院国家科学图书馆；(5) 明末积庆堂刻本，现藏于首都医科大学图书馆；(6) 明末刻本，现藏于中国中医科学院图书馆。(7) 日本国立公文书馆内阁文库藏明万历十九年余泗泉刊本，《海外中医珍善本古籍丛刊》影印出版。此外，尚有清代刻本十余种。

《鲁府禁方》四卷成书于明万历二十二年 (1594)，系龚廷贤据所采摭或试用的效验方精选而成，由鲁王府刊行，记载各科病证 116 类、医方 630 余首。卷末附《人有百病》《医有百药》《延年廿箴》《劝世百箴》四篇医论。龚廷贤对四物汤极为推崇，列载四物汤加减方 40 首，对研讨古方演变有参考价值。[②]《鲁府禁方》现存的主要传本有：(1) 明抄本，现藏于国家图书馆；(2) 日本庆安元年 (1648) 小鸠弥左卫门刻本，现藏于北京大学图书馆；(3) 据日本庆安元年刻本抄本，现藏于中国中医科学院图书馆。

《小儿推拿秘旨》二卷（又作三卷）约成书于明万历三十二年 (1604)，后经太医姚国祯补辑，又名《小儿推拿方脉活婴秘旨全书》《小儿推拿活婴全书》《小儿推拿方脉全书》。上卷首论

① 裘沛然主编：《中国医籍大辞典》，上海科学技术出版社 2002 年版，第 605 页。

② 裘沛然主编：《中国医籍大辞典》，上海科学技术出版社 2002 年版，第 402 页。

小儿生理特点，次则为蒸变论、惊风论、诸疳论等，阐述小儿疾病诊断，再叙小儿推拿手法及其临床应用；下卷为儿科杂证，先列病机纂要，概述小儿脏腑病证，次载寒门、热门、诸惊、伤寒等40首歌诀，分述小儿诸病证治；末载“小儿活婴奏效方”，有钱氏泻青丸、地黄丸、导赤散等43方。该书为现存最早一部儿科推拿专著，在总结前人有关小儿推拿疗法成就的基础上，结合临床经验编辑而成，对推拿穴位、手法、主治均记述颇详，对后世儿科推拿颇具影响。[①]《小儿推拿秘旨》现存主要传本有：（1）明万历杨九如刻三卷本，现藏于国家图书馆；（2）明书林刘氏刻本，现藏于国家图书馆；（3）清康熙三十年（1691）文秀堂刻本，现藏于中国医科大学图书馆。此外，尚有十余种清刻本。

《万病回春》八卷成书于万历四十三年（1615），卷一首为“万金一统述”，总论医理病机，次为“药性歌”“诸病主药”“释形体”“周身脏腑形状”等内容；卷二以下分列诸病证治法，后三卷为妇科、儿科、外科，末附“云林暇笔”“龚氏家训”各数十条，杂论医要及行医规则[②]。《万病回春》现存主要传本有：（1）明万历十六年（1588）苏州叶龙溪序刻本，现藏于北京大学图书馆；（2）明万历三十年（1602）金陵周氏刻本，现藏于中国医学科学院图书馆；（3）日本庆长十六年（1611）据金陵周氏刻本重刻本，现藏于北京大学图书馆；（4）明万历四十三年刻本，现藏于济南图书馆。清代至民国又有40余种刻本或石印本传世。

①　裘沛然主编：《中国医籍大辞典》，上海科学技术出版社2002年版，第1216页。

②　刘时觉编注：《四库及续修四库医书总目》，中国中医药出版社2005年版，第299页。

《寿世保元》十卷成书于万历四十三年（1615），卷一为中医基础理论，卷二至卷六为外感、内伤等病的辨证论治，卷七为妇人诸疾，卷八为儿科诸疾，卷九为疮疡外伤，卷十为民间单验方以及中毒急救、灸法等；全书内容丰富，条理清晰，时以歌诀形式阐述，易于记诵①。《寿世保元》存世传本近80种，为避烦琐，此仅举数种为例：（1）明刻本，现藏于中国科学院上海生命科学信息中心生命科学图书馆；（2）日本正保二年（1645）风月宗知据明周氏光霁堂本影刻本，现藏于北京大学图书馆；（3）清康熙六年（1667）刻本，现藏于故宫博物院图书馆；（4）清雍正十年（1732）刻本，现藏于解放军医学图书馆；（5）清乾隆二十年（1755）广城福文堂刻本，现藏于温州市图书馆。

《（新刊）医林状元济世全书》八卷约成书于明万历四十四年（1616），简称《济世全书》。该书为龚廷贤晚年之作，系其在所撰《古今医鉴》《万病回春》《种杏仙方》《云林神彀》《鲁府禁方》《寿世保元》六书基础上，择简切精当者分门别类，以为济世之用。卷一首载宋许学士伤寒脉法总论歌、诊脉口诀、论绝脉等6篇，属脉诊、望诊内容；又“杂论”一篇，列述辨证、治则格言37条；卷二至卷七分汗、中风、伤寒、伤风、中寒、瘟疫等159门，论述各科诸病证的病因、证候、治则、方药；卷八另设救荒、膏药、通治、杂方四门，分类收录医方。②《（新刊）医林状元济世全书》现存传本主要有：（1）明刻本，现藏于中国中医科学院图

---

① 裘沛然主编：《中国医籍大辞典》，上海科学技术出版社2002年版，第607页。

② 裘沛然主编：《中国医籍大辞典》，上海科学技术出版社2002年版，第607页。

书馆，残卷；(2) 日本宽永十三年丙子（1636）村上平乐寺据金陵万卷楼存义堂周氏刻本重刻本，现藏于国家图书馆。

《云林医圣普渡慈航》七卷成书于明崇祯元年（1628），系龚廷贤晚年之作，反映其折中各家之说及晚年证治经验。卷一首载大医精诚论、不知易不足以言太医等诸医论，后述中风、中寒两门证治；卷二以下各卷则分述各科病证 130 余门证治，皆以脉、病、治、方为目，条分缕析，其末出预防之法。全书论病辨证，不偏执一说，但以临证为据，逐条分述；其选方用药，亦以切于实用为准则，并附注说明其适应证及效验与否。[①]《云林医圣普渡慈航》现存主要传本有：(1) 明崇祯金阊书林唐廷扬刻本，现藏于浙江省中医药研究院；(2) 日本刻本，现藏于上海图书馆。

此外有一些医籍的著作权属于龚廷贤，但或是书名有异，或是从龚廷贤医籍中摘取部分内容制成的单行本。(1)《神彀金丹》，题为龚廷贤撰，清同治六年（1867）经济堂刻本，现藏于广州中医药大学图书馆，经考证此书即《云林神彀》[②]。《医方神彀》四卷题为明龚廷贤撰，仅存抄本，现藏于黑龙江省图书馆，此书只有《中国中医古籍总目》记载，其他目录未载，或亦为《云林神彀》。(2)《药性歌》一卷题为龚廷贤编，有日本天保十年（1839）尾张医学馆刻本，现藏于北京中医药大学图书馆，经考证此书是龚廷贤《万病回春》卷一改名而成；后补订改名《药性歌括》，为龚廷贤《寿世保元》卷一，而《寿世保元四言药歌》为其单行本，有光绪二十年（1894）湘西退省氏摘录本，现藏于中国中医

① 裘沛然主编：《中国医籍大辞典》，上海科学技术出版社 2002 年版，第 608 页。

② 刘时觉：《中国医籍补考》，人民卫生出版社 2016 年版，第 839 页。

科学院图书馆，内容修改较多①。

由于龚廷贤医名较盛，明代以来出现了一些伪托其所作的医籍。(1)《(新锲) 鳌头复明眼方外科神验全书》六卷题为明龚廷贤编辑，仅存明万历十九年（1591）王佑三槐堂刻本，现藏于上海图书馆。《海外中医珍善本古籍丛刊》影印出版日本宫内厅书陵部所藏该本，并考证其为伪托之作。(2)《医学入门万病衡要》六卷题为明龚廷贤原编，清洪正立编，有清顺治十二年（1655）序刻本，现藏于国家图书馆，经考证是伪托之作②。(3)《杂病赋注解》仅存抄本，现藏于成都中医药大学图书馆，经考证是托名之作③。(4)《救急神方》一卷原题明龚廷贤撰，有孤本藏于陕西省中医药研究院图书馆，封面署“荣桂堂藏板”，无扉页、前后无序跋，当为伪托之作④。

还有一些医籍题为龚廷贤撰，但真伪存疑。例如《诊断治要》不分卷，原题明龚廷贤撰，有抄本，现藏于云南省图书馆，《中国古籍总目》《中国中医古籍总目》均收录此书。经考证，此书残缺无目录，成书年代不详⑤，仅存孤本且为有残缺的抄本，其真伪存疑。

9. 龚信

龚信，字瑞芝，号西园，金溪（今属江西）人，任太医院

---

① 刘时觉：《中国医籍补考》，人民卫生出版社 2016 年版，第 106 页。

② 裘沛然主编：《中国医籍大辞典》，上海科学技术出版社 2002 年版，第 611 页。

③ 刘时觉：《中国医籍补考》，人民卫生出版社 2016 年版，第 1193 页。

④ 刘时觉：《中国医籍补考》，人民卫生出版社 2016 年版，第 1045 页。

⑤ 裘沛然主编：《中国医籍大辞典》，上海科学技术出版社 2002 年版，第 205 页。

医官。《(同治)金溪县志》记载:“龚信,下澌里人,官太医院,尝著《古今医鉴》并《云林医彀》。”[①]《云林医彀》当非龚信所撰,云林是龚信之子龚廷贤之号,该书当是指龚廷贤所撰的《云林神彀》。龚信存世的医籍为《古今医鉴》。

《古今医鉴》由龚信初撰,其子龚廷贤续编而成,刊于万历五年(1577)。书前有刘自强序、刘巡序,皆为龚廷贤所请。据刘自强序记载:“一日,金溪世医龚生持《古今医鉴》谒余曰:是书乃家君暨廷贤所编辑,欲付诸梓,幸得名言于弁首。”[②]可知,《古今医鉴》是龚信、龚廷贤父子合撰之书。刘自强序记载此书为十六卷,刘巡序则记为八卷,当是龚廷贤在八卷的基础上,又有续编,最终成书十六卷。《续修四库全书总目》评价《古今医鉴》:

> 首为脉诀、病机、药性、运气,以下分门胪列诸证,妇人、小儿、外科、伤科皆备,而以通治、救荒二门终之。其书融会古今,所据前人之说,不标名氏,参以己意,自运成文,条理甚清,发明不少,荟萃诸科,归于简括,不漏不芜。于伤寒大门,上承仲景书,贯通宋后诸说,别分中寒、暑、湿、温疫,不相夹杂,宗旨中正,在明人医籍中颇称不陋。廷贤父子累世为医,富有经验,其纂述宗旨,重在实用,故不涉门户之见,于古今医说,并蓄兼收,虽不及王肯堂《证治准绳》之闳博,而语有条贯,便于寻览。此医家实

① (清)程芳修,(清)郑浴修纂:《(同治)金溪县志》卷30,清同治九年(1870)刻本。

② 严世芸主编:《中国医籍通考》第二卷,上海中医学院出版社1991年版,第2587页。

用之书，异于侈谈著作者也。[①]

《古今医鉴》取古今医说，参以己意，简括而有条理，具有切于实用的特点。

《古今医鉴》现存的主要传本有：(1) 明万历五年 (1577) 金陵周四达刻八卷本，现藏于天津图书馆；(2) 明万历十七年 (1589) 叶华生刻本，现藏于中国中医科学院图书馆；(3) 明万历刻本，现藏于上海中医药大学图书馆；(4) 明刻本，现藏于济南图书馆；(5) 明万历间周氏万卷楼刊本，八卷本，现藏于日本国立公文书馆内阁文库，《海外中医珍善本古籍丛刊》影印出版；(6) 明金陵周庭槐刊本，八卷本，现藏于日本大阪府立图书馆，《海外中医珍善本古籍丛刊》影印出版；(7) 日本明历二年 (1656) 刻本，现藏于中国中医科学院图书馆；(8) 日本宽文七年 (1667) 中村七兵卫刻本，现藏于北京大学图书馆。此书还有一些清代刻本传世，此处不赘。

《中国中医古籍总目》记载题为龚信编撰的《太医院补遗医学正传》《医学源流肯綮大成》均非其所撰。据明余应奎所作《太医院补遗医学正传》序，可知《太医院补遗医学正传》又名《医学源流肯綮大成》，二者实为一书，是余应奎辑补明虞抟《医学正传》而来，与龚信无关。

《中国古籍总目》记载题为龚信增补的《重刻图像本草药性赋定衡》是杂取王世贞《本草纲目序》及《大观本草》图文拼凑而成，托名龚信所作，范行准《栖芬室架书目录·子部医家类》

① 刘时觉编注：《四库及续修四库医书总目》，中国中医药出版社 2005 年版，第 299 页。

评价此书“作伪手法之拙，也可说是手屈一指”[①]。

10. 何渊

何渊（1372—1432），字彦澄，丹徒（今属江苏）人，永乐年间（1403—1424）以名医征至太医院，官至太医院院使，事见明代李梴《医学入门·历代医学姓氏》。另据《(乾隆）镇江府志》记载：

> 时仁宗在东宫，礼遇极隆。后御极，屡欲官之，不受。呼其字曰彦澄，不名，优以太常寺正卿禄。[②]

可见何渊医术高明，深得明仁宗礼遇。据杨士奇《故太医士何彦澄墓志铭》记载，何渊曾治愈杨士奇的背疽之疾，而杨氏家人、亲友的疾病也多由何渊调治，“彦澄于医不专名一科，自伤寒诸证，至于小儿、带下、诸疡，皆有造诣”[③]。何渊医术高超，医德高尚，为人治病不求报酬。宣德七年（1432）何渊去世，时年61岁，而家无余财，受他恩惠者皆往哭吊。

何渊存世医籍为《伤寒海底眼》二卷，成书于明永乐十四年（1416），一名《京江何氏秘业海底眼》，又名《海底眼医书》。卷首有明永乐杨士奇及清同治汪子符序，可见何氏医术之源与本书抄本流传沿革。上卷十三篇论述伤寒病机及六经病证治，下卷十四篇叙述合病、两感、过经不解、越经证、夹病兼治等。除阐发仲景原旨外，还论述温热与伤寒之异治，对温热、湿温、

① 范行准：《栖芬室架书目录·子部医家类》，北京医学院理论小组1975年油印本，第2页。“手屈一指”当作“首屈一指”。

② （清）高龙光修，（清）朱霖纂：《(乾隆）镇江府志》卷37，清乾隆十五年（1750）增刻本。

③ （明）杨士奇：《东里集》卷19，明刻本。

疫病等类似伤寒诸症作鉴别诊断，并述症状、治法，附以加减方药。该书在张仲景《伤寒论》113 方外，补入后世方剂及加减法。[1]

何渊《伤寒海底眼》现存传本主要有：（1）清同治九年（1870）真州石生氏抄本，现藏于中国科学院国家科学图书馆；（2）映雪山房抄本，现藏于南京图书馆；（3）守一斋抄本，现藏于南京图书馆；（4）抄本，现藏于上海中医药大学图书馆。

11. 金义孙

金义孙，履贯欠详，明正统年间（1436—1449）任太医院医官，与同官全循义合辑《针灸择日编集》，是该书的第二责任人。《针灸择日编集》一书的提要，详见本附录“24. 全循义”条。

12. 李恒

李恒，字伯常，明初合肥（今属安徽）人，明洪武（1368—1398）初年以医名选入太医院，后升任周府良医，撰有《袖珍方》。周定王朱橚命李恒编撰《袖珍方》，并亲制序。朱橚编撰过《普济方》，对李恒这位周府良医颇为看重，当李恒年老致仕时，朱橚专门为他赋诗饯行。事见《（嘉庆）合肥县志》：

> 李恒，字伯常，洪武初以医名选入太医院，擢周府良医。常奉令旨，类集《袖珍方》诸书。后以老致仕，王亲赋诗以饯，命长史钱塘瞿佑序其事。[2]

据朱橚所作的《袖珍方序》，可知此书收录医方 3077 首，分

① 裘沛然主编：《中国医籍大辞典》，上海科学技术出版社 2002 年版，第 102 页。

② （清）左辅纂修：《（嘉庆）合肥县志》卷 24，民国九年（1920）王氏今传是楼影印清嘉庆九年（1804）本。

为81门。此书又名《新刊袖珍方》《袖珍方大全》，共四卷，以"文""行""忠""信"为卷名。卷一、卷二以内科为主，列风、寒、伤寒、咳嗽等三十门；卷三以内科、五官科为主，列消渴、口舌、鼻等二十八门；卷四以外科、伤科、急救、妇、儿等科为主，列急救、折伤、妇人方、儿方等五门，每门首列病因病机，后为方剂，对主治、药物组成等均有简要论述，所录方剂多为历代名方①。

李恒《袖珍方》现存主要传本有：(1) 明永乐十三年（1415）刻本，现藏于国家图书馆；(2) 明弘治五年（1492）杨氏清江书堂刻本，现藏于重庆市图书馆；(3) 明弘治十八年（1505）罗氏集贤书堂刻本，现藏于国家图书馆；(4) 明正德二年（1507）杨氏清江书堂刻本，现藏于中国医学科学院图书馆；(5) 明嘉靖元年（1522）刘氏明德堂刻本，现藏于上海中医药大学图书馆；(6) 明嘉靖七年（1528）余氏西园书堂刻本，现藏于辽宁省图书馆；(7) 明嘉靖十八年（1539）熊氏种德堂刻本，现藏于安徽省图书馆；(8) 明刻本，现藏于国家图书馆。

13. 李言闻

李言闻，字子郁，号月池，湖北蕲州（今湖北蕲春）人，李时珍之父，曾任太医院吏目。《(康熙）蕲州志》记载李言闻生平："李言闻，字子郁，颖敏向学，精通医业，每治人疾以调元保和为主，尤涉猎经史，所著有《医学发明》《脉学发明》。兵宪刘公题有恒堂扁赠之。诗有云'折肱君以稔，振物我何能。时闻春有

① 裘沛然主编：《中国医籍大辞典》，上海科学技术出版社2002年版，第396页。

脚，欲向李仙求’之句。晚号藏六野人云。”[①] 此志未言李言闻在太医院任职。清代顾景星《白茅堂集》记载：“李言闻，字子郁，蕲州人，博洽经史，以医为业。……著有《医学八脉注》。”[②] 也没有记载李言闻的官职。而《(咸丰）蕲州志》记载：“李言闻，号月池，太医院判。”[③] 当不可信。李时珍《本草纲目》卷十二“人参”条记载李时珍之语：“月池翁，讳言闻，字子郁，衔太医吏目。”[④] 李时珍陈述其父的官职，这是最为可信的。

李时珍《濒湖脉学》自序记载，宋代有俗子杜撰《脉诀》一书，鄙陋纰缪，他同其父李言闻“常刊其误”，为此李言闻撰《四诊发明》八卷，“皆精诣奥室，浅学未能窥造”[⑤]，故而李时珍对其父之书撮粹撷华，撰成《濒湖脉学》，以便世人习读。

上述李言闻《医学发明》《脉学发明》《医学八脉注》《四诊发明》均佚。今存李言闻删补崔嘉彦医书两种，即《四言举要》《医方药性赋》。

宋代崔嘉彦撰《四言脉诀》一卷，李言闻对之进行删补，改名《四言举要》，今附于李时珍《濒湖脉学》之末，题为“宋南康紫虚隐君崔嘉彦希范著/明蕲州月池子李言闻子郁删补”[⑥]。《四

① （清）王宗尧修，（清）卢纮纂：《(康熙）蕲州志》，清康熙三年（1664）刻本。

② （清）顾景星：《白茅堂集》卷45，清康熙间刻本。

③ （清）潘克溥纂修：《(咸丰）蕲州志》卷9，清咸丰二年（1852）刻本。

④ （明）李时珍：《本草纲目》，人民卫生出版社2018年版，第701页。

⑤ （明）李时珍编著，赵艳等点校：《濒湖脉学》，学苑出版社2013年版，第1页。

⑥ （明）李时珍编著，赵艳等点校：《濒湖脉学》，学苑出版社2013年版，第57页。

言脉诀》成书于明正德十年（1515），论脉皆以四言歌括撰就，首论脉象形成，认为“脉乃血脉，气血之先”，始于肾，生于胃；后论脉诊部位、平息、脏腑定位、男女左右、四时脉象、三部九候；最后载述妇儿脉、奇经八脉、真脏脉。全书着重论述浮、沉、迟、数四脉，认为“脉理浩繁，总括于四，既得提纲，引申触类”，“浮脉法天，沉脉法地，迟脉属阴，数脉为阳”，“浮脉主表，沉脉主里，迟脉主脏，数脉主腑”。在此基础上，再述相兼脉象及临床病证的脉象，如咳、喘、霍乱、癫狂、痛证等。《四言举要》现存的主要传本，除见于《濒湖脉学》之末，还有清光绪三十年（1904）宝庆劝学书社刻本、修竹堂抄本等，见于《医门初学万金一统要诀》。[①]

《医方药性赋》八卷，卷首、卷末各一卷，为本草著作，约成书于明正德十年（1515）[②]，原题宋崔嘉彦撰、明李言闻删补，现存主要传本有：(1）清光绪十四年戊子（1888）鸿雪山房刻本，现藏于浙江中医药大学图书馆；(2）清光绪三十年甲辰（1904）宝庆勤学书舍刻本，现藏于天津图书馆。

14. 凌云

凌云，字汉章，归安（今属浙江）人，因世居归安双林村，因号双林凌氏、归安凌氏。在明孝宗时期任太医院御医。事见《明史·凌云传》：

> 凌云，字汉章，归安人。……孝宗闻云名，召至京，命

① 裘沛然主编：《中国医籍大辞典》，上海科学技术出版社2002年版，第202页。

② 裘沛然主编：《中国医籍大辞典》，上海科学技术出版社2002年版，第259页。

> 太医官出铜人，蔽以衣而试之，所刺无不中，乃授御医。年七十七，卒于家。子孙传其术，海内称针法者，曰归安凌氏。①

又据明代慎蒙《凌汉章先生传》记载，凌云自幼善属文，补弟子员，屡试不第，于是屏旧艺而游历天下，在泰山得一道人传授针术。

凌云擅长针灸，著有《经学会宗》传世，现存清抄本，藏于南京图书馆，题为“明双林卧岩凌云汉章定本 / 孙振湖士麟成孺汇编 / 六世孙一鹄序贤订正”。人民卫生出版社 1995 年据此本出版校注本。《经学会宗》内容为气穴篇，有手足太阴、阳明、少阴、太阳共八经，余阙；全书援引各家资料甚丰，对腧穴定位以《甲乙经》为宗，立论严谨，言而有据②。

15. 刘伦

刘伦，字宗序，江苏长洲（今江苏苏州）人，世代业医，是太医院院判刘观之孙、太医院吏目刘溥之子。刘伦于明成化年间（1465—1487）担任太医院御医。刘伦的传世医籍《济世内科经验全方》，国内仅存孤本残卷，但在日本存有 4 种传本。刘伦的生平及传世医籍的提要，详见本书第二章。

16. 刘文泰

刘文泰在明宪宗、明孝宗两朝任职太医院，官至太医院院使。刘文泰于成化二十年（1484）由太医院院判升任院使。《明

① （清）张廷玉等撰，中华书局编辑部点校：《明史》卷 299，中华书局 1974 年版，第 7651—7652 页。

② 杨楣良、盛燮荪编：《浙江近代针灸学术经验集成》，浙江科学技术出版社 2002 年版，第 17 页。

实录·明宪宗实录》记载成化二十年（1484）十二月十八日："辛未太监怀恩传奉圣旨：升掌太医院事左通政蒋宗武为通政使，左参议李孜省、院使施钦俱左通政，院判刘文泰院使，御医王玉院判，俱仍旧办事。"[①]

后来，刘文泰因事数次被贬官。成化二十三年(1487）九月，明宪宗去世，刘文泰以方药无效，致损宪宗，被大臣参劾，降为太医院院判，事见《明实录·明孝宗实录》[②]。明孝宗继位后，刘文泰担任了一段时间太医院判，弘治六年（1493）因弹劾王恕，又降为御医。刘文泰曾向礼部尚书丘浚求官，但被吏部尚书王恕坏其事，因而怀恨在心。丘浚认为王恕请人作传刊行一事，沽名钓誉，且有谤君之嫌。刘文泰闻之，上奏弹劾王恕。王恕上书自辩，直言刘文泰为无赖小人，其后必有人指使。孝宗下令将刘文泰逮入锦衣卫狱，审案后，贬刘文泰为御医，又责备王恕沽名，令他焚毁雕板，而不问丘浚的罪。于是朝官因为这件事，不信任丘浚。丘浚死后，刘文泰去吊丧，被丘浚妻子斥骂，指责是因为刘文泰的缘故，丘浚与王恕不和，从而背上了不义之名。上述史实见于《明史·王恕传》[③]。

弘治十六年（1503），已复职为太医院院判的刘文泰奉命修撰《本草品汇精要》，担任总裁，组织太医院医官编撰；弘治十八年（1505）三月编成该书，刘文泰上《进本草品汇精要表》。

① 台北"中研院"历史语言研究所校印：《明实录·明宪宗实录》卷259，台北"中研院"历史语言研究所1962年影印本，第4375页。

② 台北"中研院"历史语言研究所校印：《明实录·明孝宗实录》卷2，台北"中研院"历史语言研究所1962年影印本，第27页。

③ （清）张廷玉等撰，中华书局编辑部点校：《明史》卷182，中华书局1974年版，第4836—4837页。

同年五月，孝宗偶感风寒，刘文泰因用药无效致孝宗去世，本应处斩，后定免死遣戍之罪。

刘文泰等所撰《本草品汇精要》42卷是在《证类本草》基础上改编修补而成，存于内府，当时没有刊行，1700年清太医院王道纯等又补撰续集10卷；共收药物1815种，续集又从《本草纲目》等书中增补990种。每种药物按名、苗、地、时、收、用、质、色、味、性、气、臭、主、行、助、反、制、治、合、禁、代、忌、解、赝等24例予以记述。虽然分类较为细致，彩色药图也较逼真，但其文字部分，多抄录古书，缺乏编者的实际经验与新的补充。①

《本草品汇精要》现存传本主要有：(1) 明抄彩绘本，现藏于国家图书馆，存11卷；(2) 清康熙三十九年（1700）据明弘治原本彩绘本，现藏于国家图书馆，存12卷；(3) 清抄本，现藏于中国科学院国家科学图书馆，存26卷；(4) 近代节抄本，现藏于中国中医科学院图书馆；(5) 2002年九州出版社据罗马图书馆藏清安乐堂抄本影印本；(6) 2010年至2014年大阪武田科学振兴财团用杏雨书屋藏弘治十八年（1505）彩图钞本影印。北京科学技术出版社2019年出版曹晖校注本。《本草品汇精要》还有一些其他传本，此处不赘。

17. 刘浴德

刘浴德，字子新，号肖斋、壶隐子，江苏淮阴人，曾任明太医院太医。明代周晖《金陵琐事》卷上记载有万历庚戌（1610）刘浴德治愈洞庭叶氏吞针自杀的医案。刘浴德晚年迁居福建同

① 李经纬等主编：《中医大辞典》，人民卫生出版社2011年版，第432页。

安，死后葬于此。《(民国）同安县志》记载:“太医刘浴德墓在梅山（浴德，字肖斋，淮阴人，来同安，卒葬于此)。”①

刘浴德的传世医籍有《脉学三书》《壶隐子医书四种》《壶隐子医谭一得》《壶隐子日用方》《壶隐子应手录》《脉赋训解》《脉诀正讹》《伤寒三秘》《医林续传》。

《脉学三书》包括《脉赋训解》《脉诀正讹》《壶隐子应手录》，书末附有《医林续传》《壶隐子日用方》。《脉学三书》论脉学较为全面，既阐述脉象、诊脉之法，又谈心得体验，是一部临床医学的参考书②。《脉学三书》的主要传本有:（1）明万历三十一年癸卯（1603）刻本，现藏于中国科学院国家科学图书馆;（2）抄本，现藏于中国科学院国家科学图书馆。2017年中医古籍出版社据明万历三十一年刻本影印出版，系《中医古籍孤本大全》中的一种。

《壶隐子医书四种》包括《脉赋训解》《脉诀正讹》《壶隐子应手录》《壶隐子医谭一得》，前两种是脉学著作，后两种是刘浴德临床治验案录和心得汇集③。仅存清抄本，现藏于国家图书馆，收录于《国家图书馆藏稀见古代医籍钞（稿）本丛编》。

《壶隐子医谭一得》二卷记载刘浴德对临证常见病的病名、

① （明）牛若麟修，吴锡璜纂:《(民国）同安县志》卷8，民国十八年（1929）铅印本。

② 裘沛然主编:《中国医籍大辞典》，上海科学技术出版社2002年版，第1496页。

③ 裘沛然主编:《中国医籍大辞典》，上海科学技术出版社2002年版，第1496页。

病因、病理的阐释，共收载87个病种[①]。该书的主要传本有：(1)明万历三十三年（1605）抄本，现藏于中国中医科学院图书馆；(2)《壶隐子医书四种》本，现藏于国家图书馆。

《壶隐子日用方》三卷成书于明万历三十一年（1603），现存中下两卷，缺上卷。每卷按病证分门列方，多为历代名方，内容涉及临床各科。每方有功效、主治、组成等内容。功效、注治较简，组成以歌诀形式记述，便于诵读记忆。[②]《壶隐子日用方》的传本有《脉学三书》本。

《壶隐子应手录》记载刘浴德脉学关键及个人体悟[③]，其主要传本有：(1)《壶隐子医书四种》本，现藏于国家图书馆；(2)《脉学三书》本，现藏于中国科学院国家科学图书馆。

《脉赋训解》是刘浴德对宋代刘元宾《脉赋》的训解，对脉体脉象循行规律、二十四脉及各种病脉加以分析[④]。该书的主要传本有：(1）抄本，现藏于辽宁中医药大学图书馆；(2)《壶隐子医书四种》本，现藏于国家图书馆；(3)《脉学三书》本，现藏于中国科学院国家科学图书馆。

《脉诀正讹》是七言歌诀，述诸脏之脉及脉形主病[⑤]，其主要

① 陈荣、熊墨年、何晓晖主编：《中医文献》，中医古籍出版社2007年版，第972页。

② 陈荣、熊墨年、何晓晖主编：《中医文献》，中医古籍出版社2007年版，第972页。

③ 参见（明）刘浴德《脉学三书》（中医古籍出版社2017年版）书前刘鸿涛所撰《内容提要》。

④ 赵小青：《壶隐子医著考述》，《杏苑中医文献杂志》1994年第2期。

⑤ 参见（明）刘浴德《脉学三书》（中医古籍出版社2017年版）书前刘鸿涛所撰《内容提要》。

传本有：(1)《壶隐子医书四种》本，现藏于国家图书馆；(2)《脉学三书》本，现藏于中国科学院国家科学图书馆。

《伤寒三秘》是伤寒学著作，卷首附载《气候歌》，以下三篇为《伤寒立法考》《删订伤寒万全歌》《续集伤寒万全歌》，皆为歌诀，各篇各有小引[①]。《气候歌》系明代刘纯撰，刘浴德附录此篇意在强调伤寒治疗必先明岁气；《伤寒立法考》旨在阐明刘河间《伤寒直格》的要领；《删订伤寒万全歌》是删补重订明代伤寒学家陶华之婿萧青阳的《万全歌》；《续集伤寒万全歌》是以歌诀形式概括高楟居《伤寒举要》的要旨。《伤寒三秘》的传本有明万历二十四年（1596）抄本，现藏于辽宁中医药大学图书馆。

《医林续传》一卷是刘浴德对历代圣贤名医的评价和赞誉，其主要传本有：(1）明万历刻本，现藏于中国科学院图书馆；(2)《脉学三书》本，现藏于中国科学院国家科学图书馆。

18. 娄子真

娄子真，浙江吴兴人，擅长儿科，明代永乐年间（1403—1424）任太医院御医。明代刘宇《续刊安老怀幼书跋》介绍娄子真的生平："弘治丙辰，予起服赴选抵京师，借寓娄君药肆，询其世系，以活幼专门。洪武初，厥祖雪川先生子真钦承太祖高皇帝命，随侍晋藩。永乐初，太宗文皇帝征为御医，其名愈显。自雪川传之子宏，宏传之瑄以及曾孙，益精玄妙，活人甚众。闾阎市肆，虽五尺之童，无不识其为娄君小儿医也。"[②]由此可知，娄

① 史常永：《本味集》，中国中医药出版社2007年版，第319页。

② （明）刘宇：《安老怀幼书》，载曹洪欣总主编，张志斌主编：《中医养生大成》第一部，福建科学技术出版社2012年版，第875页。

子真在洪武（1368—1398）初年，曾受明太祖朱元璋之命，随侍晋藩的亲王；永乐（1403—1424）初年被明太宗朱棣征为御医。娄氏世代以儿科为专业，医名甚显。

娄子真的传世医籍《恤幼集》，未见单行本，今传本见于《安老怀幼书》，明弘治十一年戊午（1498）刻本，现藏于上海图书馆，收录于《四库全书存目丛书》子部第42册。宋代陈直撰《养老奉亲书》，元代邹铉撰《寿亲养老新书》，黄应紫将两书合刻为一书，共三编，前一编为《养老奉亲书》，凡二百五十条，后二编为《寿亲养老新书》，凡二百九十三条。明弘治庚戌（1490）刘宇重刊此书，改名为《安老书》。明弘治戊午刘宇又将娄子真《恤幼集》与前述《安老书》合刻，题为《安老怀幼书》，共四卷，前三卷为《安老书》，第四卷名《怀幼书》，即《恤幼集》。

19. 鲁守仁

鲁守仁（1536—1603），号春山主人，浙江西安（今衢州）人。其叔父鲁宗朝在嘉靖年间治愈章圣献皇后疾病，而拜太医院御医。鲁宗朝无子，以鲁守仁为嗣子，守仁尽传其医学，以名医荐于朝，任太医院吏目，著有《保婴心法》《痘科庭训》。其中《保婴心法》已佚，《痘科庭训》一卷今存明万历七年（1579）刻本，现藏于上海图书馆。明李维桢《太医院吏目鲁君墓志铭》详载鲁仁守生平。

《痘科庭训》书前有万历四年（1576）赵镗《痘科庭训序》、魏良知《痘科庭训序》以及万历七年徐一槚《鲁氏痘科庭训叙》。赵镗《痘科庭训序》记载：“西安鲁君守仁，精于痘科，其《庭训》一书，实其家传源流经验之方，与《保婴心法》兵宪王弘宇公所刻于琼州者，实相表里。”[1] 可知鲁守仁精于痘科，《痘科庭训》一书记载的是其家传源流经验之方。该书题为鲁守仁撰，其子鲁邦杰编，卷上列痘属先天、临发须知、验表知里、察形知变、调摄参宜、放针之法等内容，论述痘疹病因、诊法及证治；卷下缺佚，据序称“惊疳吐泻亦儿之所不免者，撮其要以附”，可知内容当为杂病[2]。

20. 陆彦功

陆彦功，安徽歙县人，出生世医之家，成化年间（1465—1487）征入太医院任医官。徐春甫《古今医统大全》记载：“陆彦功，新安古歙人，世以医鸣，至彦功益著，遐迩求疗，日益效众。朝廷闻而征，官太医院。辞归，编述《伤寒证类便览》十卷，今行世。”[3]

陆彦功精研明初黄仲理《伤寒类证》，撰成《伤寒类证便览》，对之进行增补厘正，汇录诸家之说，增补经验药方。《伤寒类证便览》现存传本俱名《新编伤寒类证便览》，主要传本有：（1）明刻本，现藏于四川省图书馆；（2）抄本，现藏于上海中医药大学图书馆。（3）明弘治十二年（1499）刊本，现藏于日本国立公文书馆内阁文库，书号：303—152。

据日本国立公文书馆内阁文库藏本，《伤寒类证便览》十卷，另附首一卷及末一卷。首一卷为“图解运气图”“新编伤寒类证

---

① （明）鲁守仁撰，鲁邦杰编：《痘科庭训》，明万历七年（1579）刻本。

② 陈荣、熊墨年、何晓晖主编：《中医文献》，中医古籍出版社2007年版，第1140页。

③ （明）徐春甫编集，崔仲平、王耀廷主校：《古今医统大全》，人民卫生出版社1991年版，第44页。

辨惑入式”“新编伤寒类证便览活人指掌赋提纲”；卷一为“辨脉法”“平脉法”“释音”；卷二至卷十是对《伤寒论》分门类证；末一卷为“新编伤寒类证便览药方”。

据陆彦功《新编伤寒类证便览凡例》，此书是对张仲景《伤寒论》的类证之作，他将金代成无己《伤寒明理论》置于伤寒各类之首，旨在令后学“因无己之言，而驯入仲景之室”；将黄仲理《伤寒类证》有所发明者，录于各条旧注之下；将《伤寒论》旧方113首增至334首，增补之方多采自《太平惠民和剂局方》、朱肱《南阳活人书》、陈良辅《胎产药方》、曾世荣《小儿伤寒药方》等书。

弘治己未（1499）唐高仁《伤寒类证便览序》评价陆彦功此书的特点：“以无己之论，冠置各类之首；仲理之说，圈别旧注之外；又布运气诸图于前，以效用乎今；备经效诸方乎后，以增多乎昔。学医者，得是编而阅之，因门寻证，而证不眩于寻；因证绎理，而理不棼于绎；因法治病，而病不难于治；因方制药，而药不忒于制。其所谓升高而睇远，宅中而观隅，诚有便于览者。”①这一评价较为中肯。

21. 罗必炜

罗必炜，履贯欠详，明万历年间（1573—1620）任太医院院判。《明神宗实录》记载万历二十五年（1597）十一月二十七日：“甲寅，祭三皇于景惠殿，遣礼部侍郎刘楚先行礼，太医院院判

① （明）陆彦功：《伤寒类证便览》，日本国立公文书馆内阁文库藏明弘治十二年（1499）刊本。

徐文元、罗必炜分献。”[1]可知罗必炜在此年之前已任太医院院判。罗必炜参订《太医院增补青囊药性赋直解》《太医院增补医方捷径》，二书的传本较多，既有单行本，也有合刻本。二书合刻题为《医方药性合编》；二书与《四言举要》合刻题为《医门初学万金一统要诀分类》，传本亦多。二书系由罗必炜参订，而非其自撰。

据《中国古籍总目》记载，罗必炜存世的医籍是《医学分类》。“《医学分类》，明罗必炜撰，清光绪十四年刻本，长春中医大。”[2]这条记载说明罗必炜撰有《医学分类》一书，题为清光绪十四年（1888）刻本，现藏于长春中医药大学图书馆。此书未见于其他书目，存疑[3]。

22. 马莳

马莳，字仲化，号玄台子，会稽（今属浙江）人，明万历年间（1573—1620）任太医院正文，撰有《黄帝内经素问注证发微》《黄帝内经灵枢注证发微》《难经正义》。事见清代王宏翰《古今医史》：

> 马莳，字仲化，号玄台子，会稽庠生，万历时为太医院正文，精达医理。《灵》《素》一书，文深理奥，仲化详究明

---

① 台北“中研院”历史语言研究所校印:《明实录·明神宗实录》卷316，台北“中研院”历史语言研究所1962年影印本，第5900—5901页。

② 中国古籍总目编纂委员会编:《中国古籍总目》子部第2册，上海古籍出版社2010年版，第453页。

③ 罗必炜参订《医门初学万金一统要诀分类》，有王汝谦序，题署“光绪戊子仲春上浣”，光绪戊子为光绪十四年（1888），疑《医学分类》或是《医门初学万金一统要诀分类》的简称。

备，为之注释，后学赖之。又有注释《难经》行世。[①]

马莳根据班固《汉书·艺文志》记载《黄帝内经》十八卷及《素问·离合真邪论》所载“九针九篇”的说法，认为《内经》应分为《素问》《灵枢》各九卷，并认为王冰等人的注解卷数与古书记载不合，《灵枢》文字古奥，自古无注，于是对《素问》《灵枢》重新分卷，加以注解，编注成《黄帝内经素问注证发微》及《黄帝内经灵枢注证发微》各九卷。前者的注释错误较多，无何发明；后者的注释较好，尤其是经络穴道方面较为详明，多为后世医家所参考。[②]

《黄帝内经素问注证发微》与《黄帝内经灵枢注证发微》现存主要传本有：(1) 明万历十四年（1586）天宝堂刻本，现藏于中国中医科学院图书馆；(2) 明万历十六年（1588）宝命堂刻本，现藏于中国中医科学院图书馆，存《黄帝内经灵枢注证发微》；(3) 明万历刻本，现藏于上海图书馆；(4) 日本宽永五年戊辰（1628）武村市兵卫刻本，现藏于北京大学图书馆，存《黄帝内经灵枢注证发微》；(5) 明集圣堂舒一泉刻本，现藏于云南中医药大学图书馆；(6)《续修四库全书》子部第979册至第980册影印出版明万历十四年（1586）天宝堂刻本。除上述版本外，清代以来还有一些刻本。

马莳《难经正义》撰于万历年间，有万历八年（1580）陈懿德序，其云：“玄台以考究之妙心，察前晰后，击节廓蒙，于‘八十一难’又发其变通之用，而合于越人、仓公，继樱宁之

① （清）王宏翰：《古今医史》，清钞本。

② 李经纬等主编：《中医大辞典》，人民卫生出版社2011年版，第174页。

步。”[①] 马莳《难经正义》九卷，现存传本为明万历间宝命堂刻本，仅存卷一至卷五，现藏于中国科学院图书馆，《续修四库全书》子部第983册影印出版。

23. 孟继孔

孟继孔，字春沂，江宁（今属江苏）人，明洪武年间（1368—1398）任太医院吏目，著有《幼幼集》。据《新刻幼幼集》卷中《孟氏杂症良方》，孟继孔署名为南京太医院吏目，其生平见于《（嘉庆）重刊江宁府志》：

> 孟继孔，字春沂，洪武初隶太医院，幼习举业，游焦澹园之门，后习医，生平存活婴稚未可数计，所著有《幼幼集》，子景沂亦以医著。[②]

孟继孔初习儒，后改学医，擅长儿科，他的医籍《幼幼集》现存于世。

据李棠《刻补要袖珍小儿方论序》所谓“于是札付太医院，选取吏目庄应祺，督同医士祝大年、孟继孔细加校正”，以及《补要袖珍小儿方论》卷一题署“太医院管惠民等局吏目庄应祺补要，督同医士祝大年、孟继孔校正”，可知孟继孔参与校正《补要袖珍小儿方论》。

孟继孔《幼幼集》卷一为《治痘详说》，卷首有孟继孔《治痘详说序》，落款时间为万历癸巳，可知《幼幼集》成书于明万历二十一年（1593）。其余三卷无序。据此序：“因被逮，淹禁比部二载，遂将闻人氏、钱氏、陈氏、蔡氏及《痘疹全书》《玄机

① 李经纬等主编：《中医大辞典》，人民卫生出版社2011年版，第1516页。

② （清）黄瑞图修，（清）姚鼐纂：《（嘉庆）重刊江宁府志》卷43，清嘉庆十六年（1811）修、清光绪六年（1880）刊本。

博爱心鉴》等书，细加参详。”[①] 可知孟继孔在万历十九年（1591）左右，被捉拿关押在刑部两年，其间他撰写了《治痘详说》。

《幼幼集》四卷，卷一《治痘详说》阐述出痘根源、痘症证治，并收治痘方 50 余首；卷二为《孟氏杂症良方》，论述幼科杂症，并录脉象纲领图、十二经络气血歌、十二经所属歌、引经药歌、四时用药法、初生论，收载脐风、热疳、泄泻等病证方药；卷三为《钱氏经验良方》，系孟氏所校，记载幼科常见病证治方药；卷四为《上用方》，收录幼科常用方 40 余首。[②]

《幼幼集》现存主要传本有：（1）明万历二十一年（1593）绣谷履素居书坊唐鲤飞刻本，现藏于中国中医科学院图书馆；（2）明万历二十三年（1595）钱塘胡文焕校刻本，现藏于中国中医科学院图书馆[③]；（3）清光绪十三年（1887）申报馆铅印本，现藏于南京图书馆；（4）清同仁堂刻本，现藏于安徽中医药大学图书馆，存残本；（5）清刻本，现藏于安徽中医药大学图书馆；（6）日本宽文六年（1666）小森六兵卫刊本，现藏于日本国立国会图书馆。

24. 全循义

全循义，履贯欠详，明正统年间（1436—1449）任太医院医官，与同官金义孙合辑《针灸择日编集》，是该书的第一责任人。《针灸择日编集》刊于明正统十二年（1447）。金礼蒙为此书作序，

---

① （明）孟继孔：《治痘详说序》，载（明）胡文焕辑，李经纬等点校：《寿养丛书全集》，中国中医药出版社 1997 年版，第 839 页。

② 裘沛然主编：《中国医籍大辞典》，上海科学技术出版社 2002 年版，第 907 页。

③ 明胡文焕校刻《幼幼集》收录在其《寿养丛书》之中，是为三卷本；《幼幼集》四卷本中的卷四《上用方》是附在该本卷三之后，未单独成卷。

指出时间与经络脏腑的关系："人受天地之中，禀阴阳之气。甲胆乙肝，脏腑自分于十干；春井夏荣，经络皆通于四时，则时日支干与人身而运焉。"[①]故而针灸强调"得时"，应避免"失时"。《针灸择日编集》辑录明代以前针灸选日择时的相关文献，论述针灸与时间的关系和针灸禁忌[②]，具有一定的价值。

《针灸择日编集》现存的主要传本有：(1) 清光绪十六年（1890）上杭罗氏十瓣同心兰室刻本，现藏于国家图书馆；(2) 清光绪十七年（1891）江宁藩署刻本，现藏于国家图书馆；(3) 清光绪十八年（1892）海宁钟氏刻本，现藏于中国科学院图书馆。此外还有一些清末刻本及抄本，此不赘述。

25. 盛寅

盛寅（1375—1441），字启东，别号退庵，吴江（今属江苏）人，是名医戴原礼的再传弟子。据明代钱溥《太医院御医盛寅墓表》记载，盛寅于永乐三年（1405），授医学正科，永乐十八年（1420）授御医；明仁宗继位后，命掌南京太医院事；明宣宗宣德元年（1426）进修职郎。盛寅在《明史》有传，据载他是因治愈明成祖的风湿病而获授御医。盛寅在明成祖、明仁宗、明宣宗三朝任官太医院，颇受重视，其传世的医籍有《医经秘旨》《脉药玄微》。

《医经秘旨》成书于永乐十六年（1418），盛寅在该书《绪原》阐明撰书缘由，认为医家动手便错的原因在于："但知治法之所当然，而不知治法之所以然也。不揣疏略，特将平日经验，历试

---

① （明）全循义、金义孙：《针灸择日编集》，清光绪十六年（1890）上杭罗氏十瓣同心兰室刻本。

② 王德深编著：《中国针灸文献提要》，人民卫生出版社 1996 年版，第 98 页。

不爽者，阐明疑似之理，提纲挈领，本之经文，节其要旨，参以管窥所得，随笔记录。俾后进者有所指归，触类旁通，所谓比类奇恒，或在于斯。时永乐十有六年暮春上浣，姑苏启东识。”①《医经秘旨》现存主要传本有：(1) 清抄本，现藏于上海中医药大学图书馆；(2) 民国十三年《三三医书》本。岳麓书社 1994 年影印《三三医书》本，收入《中国医学大成三编》第 12 册。

《脉药玄微》现存传本为稿本，藏于上海中医药大学图书馆，成书于永乐十六年（1418），分为上下篇。上篇总论诊脉及治病要点，强调诊脉必须以举、按、寻等法诊候脉之浮、沉、迟、数、滑、涩、虚、实，根据病人形证与脉象是否相符、病情之顺逆、病史之长短，以及表里虚实决定治疗方法；下篇列述 31 种脉象，据脉象列出不同的方药，以四言韵语加以总述发明。该书对诊脉及主治方法论述颇详，通俗易懂，便于记诵。②

26. 万宁

万宁（1475—?），字咸邦，湖北黄冈人，出身世医之家，以名医荐入太医院，官至太医院院使，撰有《万氏医贯》。万宁《万氏医贯自序》述其生平，可知：万宁十八岁行医，医名甚著，经湖北提学薛文宗举荐，进入太医院，任御医。嘉靖甲子（1564），皇妃甘娘娘因游玩无节导致堕胎，匿情不报，归咎太医，万宁无辜受杖刑，徙于广西梧州，三年后复职。隆庆元年（1567），万宁撰成《万氏医贯》，时年九十三岁，其序自署“现任太医院院

① （明）盛寅：《医经秘旨》，载裘沛然：《中国医学大成三编》第 12 册，岳麓书社 1994 年影印《三三医书》本，第 927 页。

② 裘沛然主编：《中国医籍大辞典》，上海科学技术出版社 2002 年版，第 201 页。

使”，如此高龄仍未致仕，实属罕见。

据万宁之序亦可知，《万氏医贯》汇集万氏祖训、亲治证验、医案、良方、药方、药法，分为天地人三卷。此书实为儿科著作，卷一天部总论小儿病，涉及胎毒、伤食、外感风寒等证；卷二地部涉及吐泻、疳症等证；卷三人部列出 300 余首治疗方剂。

《万氏医贯》现存主要传本有：(1）清同治十年辛未（1871）鹭门征瑞堂石印本，现藏于上海中医药大学图书馆；(2）清同治光绪间刻本，现藏于中国中医科学院图书馆；(3）清光绪十年甲申（1884）鹭门文德堂刻本，现藏于上海中医药大学图书馆；(4）清光绪二十九年癸卯（1903）香港中华印刷公司铅印本，现藏于河南中医药大学图书馆；(5）清宣统二年庚戌（1910）商务印书馆铅印本，现藏于中华医学会上海分会图书馆。

27. 王大德

王大德，生平不详，曾任明太医院医官，与王绍南合著《百病回春要紧真方》，又名《百发百中百病回春要紧真方》，国内未见传本，日本国立公文书馆内阁文库收藏有明万历间福建进贤堂刊本，卷一之首题为“新锓太医院秘传妙诀百发百中百病回春要紧真方”，书号：301—73。

该书七卷，为三层楼版式。卷一题署“太医院医官王大德集著 / 豫章金绣谷王绍南参阅”，卷二、卷三无责任人署名，卷四之首作者署名为“豫章绣谷王绍南精著”；卷二上栏还收载“绍南祖传伤寒验方”，中栏“中湿类”有“绍南自患脚疾，已用此得大功也”等记载，故知王绍南乃祖传世医，为该书重要责任人。该书中栏版面较大，乃全书主体。卷一依次为“医家总诀”“药性赋”“新增用药快捷方式赋”与“调脏腑药性”诸篇，皆述药性入门知识；卷二首列“治病总诀”，此后至卷七均按病分类，某些病证下，常有“评曰”，以述辨证论治之要点。上栏卷一首列“病根捷览”，论脏腑、经络及脉学知识，此后诸卷，依次列述伤寒、中暑、瘟疫等疾病之常见诊断要点及治疗用药。其内容与下栏并不对应。下栏更为狭小，诸卷全为药物内容，卷一“药性歌”，载药55味，卷二、三及卷四前半部为“诸药性类”，述药179味。卷四下半部起至卷五，以病为纲，简介首选药物、妇科用药及“十剂”；卷六至卷七，为妇、儿科疾病诊察。此书为明代坊间通俗医药入门书，罕有新意。①

28. 王九达

王九达，字日逵，明崇祯年间（1628—1644）任太医院御医。《九江府志》载其生平：“王九达，字日逵，性疏放，不拘行检，坐事被逮，逃之吴越间，爱三泖之胜，遂家焉。与云间诸君子笔墨酬唱，比之为陶九成、杨铁崖。而攻医，自悟心法，凡遇奇病，治辄应手断除。崇祯间，典职太医，钱相国龙锡述其事甚详。所著有《素问灵枢合类》九卷，又《心传》九种，皆刻成书。晚年感秋风莼鲙之言，动念故里，归卒于家。”②

王九达的医籍现存《四诊心传》《黄帝内经素问灵枢经合类》，据其所撰《四诊心传自序》落款“皇明崇祯三年庚午上元日太医院御医古江州王九达书于姑苏之洽隐山堂”③，可知王九达官至太

① 郑金生、张志斌：《海外中医珍善本古籍丛刊提要》，中华书局2017年版，第214页。

② （清）达春布修，（清）黄凤楼、（清）欧阳焘纂：《（同治）九江府志》卷41，清同治十三年（1874）刻本。

③ （明）王九达：《四诊心传》，中医古籍出版社2015年版，系《中医古籍孤本大全》影印本。

医院御医。

《四诊心传》仅存明崇祯三年（1630）刻本，现藏中国科学院国家科学图书馆，是孤本医籍。该书是中医诊断学著作，王九达《四诊心传自序》自述其书："余因求之阴阳表里，对待统会之间，立四言，为九章，以提脉学之纲领，兼引《素问》《灵枢》《脉经》及诸家脉句可法者注之，以便习读。上工欲会其全，非望闻问不可，因名之曰《四诊心传》。"[①] 在望闻问切四诊之中，此书对诊脉论之颇详。王九达的自序阐明他撰此书，乃是有感于当时医家诊脉不以王叔和《脉经》为依据，反而尊奉高阳生伪托王叔和之名而撰的《脉诀》，导致脉理不明。王九达以元代滑寿《诊家枢要》所提出的依浮沉、迟数、表里等阴阳对峙以推求脉象的诊家宗法为轨范，溯流穷源，考镜百家，考订脉学源流，为后世学习和研究脉学理论树立了轨范[②]。

《黄帝内经素问灵枢经合类》成书于明崇祯元年（1628），仿张介宾《类经》之类编体例，将《内经》原文分隶于摄生、藏象、经度、运气、脉候、色诊、病能、论治、针刺等九类。其注释均出自己意，以结合临床阐发经旨见长，尤其对痹、痿、厥、痛、咳等病证的注述，不乏精当见解。但其注不甚注重训诂校勘，对明显错讹之经文往往随文敷演，分类亦不及张介宾确当。[③] 该书的主要传本有：（1）明崇祯元年戊辰（1628）云间石林精舍刻本，

① （明）王九达：《四诊心传》，中医古籍出版社 2015 年版，系《中医古籍孤本大全》影印本。

② 李鸿涛主编：《孤本医籍叙录集》，中医古籍出版社 2016 年版，第 1036 页。

③ 裘沛然主编：《中国医籍大辞典》，上海科学技术出版社 2002 年版，第 10—11 页。

现藏于中国中医科学院图书馆；(2) 抄本，现藏于南京图书馆；[1] (3) 日本昭和五十五年 (1980)，日本国立京都大学人文科学研究所用台北图书馆藏明刊本景照本。1985年中医古籍出版社据明崇祯元年 (1628) 石林精舍刻本出版了影印本。

29. 吴嘉言

吴嘉言 (1507—1580年以后)，字梅坡，浙江分水 (今属杭州) 人，以名医征入太医院，授太医院吏目，有"当世名医"之誉。《(万历) 严州府志》记载其生平：

> 吴嘉言，分水人，世以医名，尽得《素》《难》等书玄妙，当道重之，授太医院吏目，有当世名医之誉。礼部尚书潘公晟、祭酒余公有丁皆有赞赠。所著有《医学统宗》《针灸原枢》等书行于世，子学易亦以医知名，后任雷州吏目。[2]

据吴嘉言《医经会元自序》所谓"余齿七十有四"以及落款"万历庚辰岁孟春上浣之吉，原太医院医官浙严分水梅坡吴嘉言撰"，其中万历庚辰即万历八年 (1580)，可知吴嘉言的生年为明正德二年 (1507)，而卒年在万历八年之后。

吴嘉言《医学统宗》已佚，他的存世医籍有《医经会元》《针灸原枢》。吴嘉言《针灸原枢》二卷，丹波元胤《中国医籍考》认为存世[3]，但未记载其版本及收藏于何处；严世芸《中国医籍通

---

① 薛清录主编：《中国中医古籍总目》，上海辞书出版社2007年版，第7页。

② (明) 杨守仁修，(明) 徐楚纂：《(万历) 严州府志》卷18，明万历六年 (1578) 刊本。

③ [日] 丹波元胤：《中国医籍考》卷22，人民卫生出版社1956年版，第349页。

考》认为此书已佚[①]。实际此书是吴嘉言存世的医籍《医经会元》中的第九卷至第十卷。

《医经会元》是一部削讹辟舛，发古通今的医著。据吴嘉言《医经会元自序》记载：

> 谨以脉诀发明者，正有定论，药性繁杂者，删有切要。卫生有本，设心、脾、肾三方于篇首，以备通用。察病有机，列运气、标本等论于卷末，以启后学。削讹辟舛，发古通今，集成十卷。[②]

吴嘉言不拘泥于古方，而主张通变，讲究精造于医理，他在《医经会元自序》中指出：

> 药不执方，合宜而用，医无定体，应变而施。原乎古方撰集于淳朴之时，传流于偷薄之渐，病名虽同，而治法互异。吁！惟儒有孔、孟之删定，程、朱之发明，所以道统之传，昭如日星。况乎医道精微，又乏明哲阐扬，踵讹袭误，苟非究心《素》《难》之奥，博探诸家之长，安于肤略，其不蹈于实实虚虚之弊者，盖鲜矣。然亘古今而不变者理也，苟能精造乎至理，则如听讼明刑之有法度，纵民伪日繁，不越乎条律；人病百出，岂外乎方法哉！[③]

吴嘉言认为儒家的道统之所以传承有序，依赖于孔、孟、程、朱等先哲对经书的删定发明；他以此反观医家的医统，认为医道精

① 严世芸主编：《中国医籍通考》第二卷，上海中医学院出版社 1991 年版，第 1968 页。

② ［日］丹波元胤：《中国医籍考》卷 59，人民卫生出版社 1956 年版，第 1016 页。

③ ［日］丹波元胤：《中国医籍考》卷 59，人民卫生出版社 1956 年版，第 1016 页。

微，缺乏明哲阐扬，故而医统难续。吴嘉言此篇自序记载当时的缙绅诸公誉之为“当世名医”，再结合自序由道统言及医统，可见他有上继医统的雄心。吴嘉言为何能上继医统？除了他的名医资质，他是将“亘古今而不变者理也”视为他传承医统的路径，这就是“精造乎至理”，深究医学的方与法。

《医经会元》现存传本为明万历八年（1580）书林叶贵刻本，现藏于宁波市天一阁博物馆，题为“吴梅坡医经会元保命奇方十卷”，仅存第六卷、第七卷两卷；日本国立公文书馆内阁文库收藏此刻本的全本，书号：子21—14，《海外中医珍善本古籍丛刊》影印出版。

30. 吴绶

吴绶，钱塘（今浙江杭州）人，出身世医之家，明弘治年间官至太医院院判，撰有《伤寒蕴要全书》。吴绶的生平及《伤寒蕴要全书》的提要，详见本书第三章。

31. 吴志中

吴志中，字道川，新安（今安徽歙县）人，迁居钱塘（今属杭州），曾任明太医院吏目[①]，撰《儿科方要》。万历十五年（1587）冬，杭州时行出痘，吴志中活人甚众。学界或认为《儿科方要》未见刊刻[②]，此书虽然国内无存，但是日本收藏有此书。

《儿科方要》现存明崇祯十一年（1638）序刊本，日本国立公文书馆内阁文库藏，书号：子48—2。此书不分卷，卷首题署为“新安吴志中道川甫著/男元溟小川甫缉”，即此书由吴志中

① 李云：《中医人名大辞典》，中国中医药出版社2016年版，第430页。
② 李经纬等主编：《中医大辞典》，人民卫生出版社2011年版，第850页。

著，其子吴元溟辑。《海外中医珍善本古籍丛刊》影印出版此本。日本国立公文书馆内阁文库还收藏有此书的两种日本抄本。

《儿科方要》首为“小儿形症歌”“虎口三关纹说”“指脉歌”三篇，述儿科诊察法，重观形证、察指纹；嗣后列小儿常见病五则（脐风、夜啼、重舌、木舌、鹅口）之诊治；下此则举儿科常见疾病，如吐、泻、惊、疳积、痫等，分为二十一门。每症先列主证，次则辨证论治，并出若干药方。书后附祖传应验肥儿丸、祖传百验临产良方、膈噎症屡验仙方。该书所载多切小儿诸证之要，故名之曰《儿科方要》。①

吴志中之子吴元溟，字澄甫，一字小川，医学尽得其父之传，官至光禄寺署丞，崇祯十年（1637）撰《痘科切要》，其中也记载有吴志中的治痘经验。

32. 夏英

夏英，字时彦，浙江杭州人，明弘治年间（1488—1505）任太医院冠带医士，参与纂修《本草品汇精要》，任纂修官。其职官见于明刘文泰等《本草品汇精要》卷首《命纂修〈本草品汇精要〉官员职名》。夏英现存的医籍有《灵枢经脉翼》，在该书《凡例》末尾，夏英署名“古杭夏英时彦”，故知其为杭州人，字时彦。

夏英《灵枢经脉翼》旨在阐述《灵枢经》十二经脉、任督二脉及相关腧穴，该书在体例上先征引《灵枢经》原文，再引用滑寿《十四经发挥》作注解，并加己意按断。明徐伯龄《灵枢经脉

---

① 郑金生、张志斌：《海外中医珍善本古籍丛刊提要》，中华书局 2017 年版，第 316 页。

翼序》评价此书："是诚能羽翼乎《灵枢》，而大有功于医道也。"①

《灵枢经脉翼》仅存明弘治十年（1497）稿本，现藏于中国中医科学院图书馆，中医古籍出版社1984年据此本出版影印本。

33. 萧昂

萧昂，字申立，号正斋道人，浙江钱塘（今属杭州）人，以名医征入太医院，正德四年（1509）擢太医院御医，撰有《医萃》一卷。萧昂父为钱塘名医萧鉴，号芝庵，明李东阳（1447—1516）《萧芝庵墓志铭》乃为其所作，其中提及萧昂："惟昂一子，以名医被征入太医院，供事内局，比以进药功，擢御史。命下，君已卒七日，而孺人犹及见焉。明年庚午三月三十日，合葬于西湖嫠井之原，故为铭。"②可知萧昂升任御医在庚午前一年，即正德四年。

萧昂《医萃序》题署"皇明弘治岁在辛酉孟春既望，正斋道人萧昂识"③，可知《医萃》撰成于弘治十四年（1501）；卷首题署"正斋道人钱塘萧昂申立著/识中子仁和彭浩彦洪订正/霁峰山阴黄武维周校正/谷斋萧山史宝国信校正"④，可知此书经彭浩订正，黄武、史宝校正。

《医萃》为脉诊专著，据萧昂序所言，他意在"屏去诸家之异论，而为《医萃》，色脉隐微，著之歌括，泄前圣之秘旨，周

① （明）夏英：《灵枢经脉翼》，中医古籍出版社1984年影印本，第4—5页。

② （明）李东阳撰，周寅宾、钱振民校点：《李东阳集》卷29，岳麓书社2008年版，第1321页。

③ 牛亚华主编：《栖芬室藏中医典籍精选》第一辑，北京科学技术出版社2016年版，第10页。

④ 牛亚华主编：《栖芬室藏中医典籍精选》第一辑，北京科学技术出版社2016年版，第13页。

商于同志”[①]，以阐发前贤秘旨为己任。《医萃》一卷，内含“保命颐生崇道铭”“色脉铭”“脉理精微篇”“十六脉篇”“四时脉篇”“平脉篇”“病脉篇”等22篇，多为七言歌括。

《医萃》现存的主要传本有：(1) 明抄本，现藏于中国中医科学院图书馆；(2) 陆子和抄本，现藏于天津医学高等专科学校图书馆；(3)《医苑》本，清光绪初抄本，现藏于中国中医科学院图书馆。[②]

34. 徐春甫

徐春甫，字汝元，号东皋，祁门（今属安徽）人，自幼师从名医汪宦，博览医籍，曾任太医院医官，著有《古今医统》《医学捷径》等。《(同治) 祁门县志》记载：

> 徐春甫居城东，幼师汪宦，医家书无所不窥。官太医院，居京邸，全活甚众，著有《古今医统》《医学捷径》。[③]

隆庆二年（1568），徐春甫创立“一体堂宅仁医会”，是我国最早的全国性医学学术团体，会员大都是当时的名医，计有46人。

徐春甫《古今医统大全》又名《古今医统》，一百卷，近

---

① 牛亚华主编：《栖芬室藏中医典籍精选》第一辑，北京科学技术出版社2016年版，第9页。

② 薛清录主编：《中国中医古籍总目》，上海辞书出版社2007年版，第137页。牛亚华主编《栖芬室藏中医典籍精选》第一辑（北京科学技术出版社2016年版，第5页）对《医萃》的内容提要指出此书“现仅存明代孤钞本，该钞本被清代人编入《医苑》。该钞本原属范行准所有……后赠与中国中医科学院图书馆”。

③ (清) 周溶修，(清) 汪韵珊纂：《(同治) 祁门县志》卷33，清同治十二年(1873) 刻本。

200 万字，是一部大型的综合性医籍，征引明代中叶以前医籍及四部文献近 400 部，汇集各家所长，分科汇编。书中包括《历世圣贤名医姓氏》《采摭诸书》《内经要旨》《翼医通考》《内经脉候》《运气易览》《经穴发明》《针灸直指》《外科理例》《妇科心镜》《螽斯广育》《胎产须知》《老老余编》《幼幼汇集》《痘疹续抄》《经验秘方》《本草集要》《救荒本草序》《制法备录》《通用诸方》《养生余录》以及各科杂症 100 余门。

《古今医统大全》现存主要传本有：(1) 明隆庆四年庚午（1570）陈长卿刻本，德聚堂藏板，现藏于中国中医科学院图书馆；(2) 明万历刻本，现藏于中国科学院国家科学图书馆；(3) 明刻本，现藏于上海中医药大学图书馆；(4) 日本明历三年（1657）立野据金陵唐氏刻本重刻本，现藏于中国中医科学院图书馆；(5) 日本万治三年（1660）刻本，现藏于中国医学科学院图书馆；(6) 日本半半堂抄本，现藏于首都医科大学图书馆。1996 年中医古籍出版社据明嘉靖三十六年（1557）陈长卿刻本出版影印本；1991 年人民卫生出版社出版崔仲平、王耀廷主校本①；1995 年安徽科学技术出版社出版项长生校点本。

《医学指南捷径六书》是普及性医学丛书，全书共六卷，按阴、阳、风、雨、晦、明六字名集。卷各一书，即每卷（集）分别独立成书，计有《内经正脉》《雷公四要纲领发微》《病机药性歌赋》《诸证要方歌括》《二十四方》《评秘济世三十六方》。徐春

① 崔仲平、王耀廷在该书的前言指出《古今医统大全》的初刻本应称为明万历初陈长卿梓行本，所谓明嘉靖三十六年（1557）陈长卿刻本，是把徐春甫写《内经要旨》序的时间当作的刊行时间；所谓明隆庆四年庚午（1570）陈长卿刻本，是把王家屏为《古今医统》作序的时间当作了刊行时间。

甫乃明代著名医家，具有丰富的医疗经验与精深的理论修养。该丛书内容虽然浅近，但却非常实用，充分表述了徐氏的临床诊疗见解。[1]

《医学指南捷径六书》现存主要传本有：(1)明万历二十五年(1597)刘双松刻本，存四卷，现藏于北京中医药大学图书馆；(2)明刻本，现藏于安徽省图书馆；(3)抄本，现藏于江西中医药大学图书馆；(4)明刻本，现藏于长春中医药大学图书馆；(5)明万历二十五年(1597)刘双松重刻本，六种六卷，现藏于日本大阪府立图书馆，书号：691—33，《海外中医珍善本古籍丛刊》据此本影印出版，2015年中国中医药出版社出版张志斌校注本[2]。

除上述二书外，徐春甫存世的医籍还有《徐氏二十四剂方经络歌诀》，现存传本有清光绪恒德堂主人詹泰抄本，现藏于苏州市图书馆，张志斌认为此书是《医学指南捷径六书》的第五卷[3]。

35. 薛己

薛己(1487—1559)，字新甫，号立斋，吴县(今江苏苏州)

---

① (明)徐春甫著，张志斌校注：《医学指南捷径六书》，中国中医药出版社2015年版，第1页。

② 张志斌查访《医学指南捷径六书》的国内藏本，指出国内仅长春中医药大学图书馆藏本为明刻完本，其他均为残刻本与残抄本；日本所藏1597年的重梓本也是完本，而且在时间上早于长春中医药大学图书馆藏本。参见(明)徐春甫著，张志斌校注：《医学指南捷径六书》，中国中医药出版社2015年版，第252页。

③ (明)徐春甫著，张志斌校注：《医学指南捷径六书》，中国中医药出版社2015年版，第240页。

人，太医院医士薛铠之子。薛己于正德三年（1508）任太医院医士，正德六年（1511）任太医院吏目，正德九年（1514）擢太医院御医，正德十四年（1519）擢南京太医院院判，嘉靖九年（1530）以奉政大夫、南京太医院院使致仕归里①。薛己治病重视培补真阳真阴，多用古方加减，《四库全书总目》评价薛己：“治病务求本原，用八味丸、六味丸直补真阳真阴，以滋化源，实自己发之。其治病多用古方，而出入加减，具有至理，多在一两味间见神明变化之妙。”②

薛己存世的医籍主要有13种，内科有《内科摘要》，外科有《外科心法》《外科发挥》《外科枢要》《外科经验方》《正体类要》《疠疡机要》《口齿类要》《痘疹撮要》，妇科有《女科撮要》，儿科有《保婴粹要》，综合性方书有《经验全方》，本草有《本草约言》。这些医书大多有单行本，也有一些收录在薛己《家居医录》之中，有一些收录在四库全书本《薛氏医按十六种》及明代吴管辑的《薛氏医按二十四种》之中。此外，薛己校注过一些前代医书，比如宋代陈自明《外科精要》、钱乙《钱氏小儿药证直诀》、陈文中《陈氏小儿痘疹方论》、元代倪维德《原机启微》、胡元庆《痈疽神秘灸经》、明代王纶《明医杂著》、程希洛《医学撮要》，薛己均有校注，此不繁述。以下重点阐述薛己著作的内容及主要传本情况。

《内科摘要》二卷，成书于明嘉靖八年（1529），初刻于明万历十九年（1591），又称《薛氏医录》，或署《薛氏内科撮要》。

① 具体考证详见史常永：《薛立斋生平年表》，《中华医史杂志》1981年第2期。
② （清）永瑢等撰：《四库全书总目》卷104《医家类二》，中华书局1965年版，第874页。

卷上载元气亏损、内伤外感等症以及肾虚火不归原等医论 11 篇，末附“各症方药”，选方 18 首。卷下载脾肾亏损、头眩痰气等症的医论 10 篇，附列麻黄汤等古方 91 首。该书是薛氏诊治内科杂病的经验实录，采用医话体例，叙述证治经历，剖判疑似，颇中肯綮。[①]《内科摘要》现存主要传本有：（1）明万历十九年（1591）序刻本，现藏于北京大学图书馆；（2）明崇祯元年（1628）朱明刻本，现藏于南京图书馆；（3）清嘉庆十四年（1809）书业堂刻本，现藏于南京图书馆。此书亦收录于薛己《家居医录》、四库全书本《薛氏医按十六种》、明代吴管辑《薛氏医按二十四种》。

《外科心法》七卷，成书并刊于明嘉靖七年（1528）。卷一、卷二广集诸家医论及论述二十六脉主病；卷三、卷四述疮疡用药总论，辨诸疮疡及诸痈疽病证；卷五、卷六分述肺疽、腹痈等 30 余证及其治疗；卷七汇集诸方药及外科治法，有托里温中汤、六君子汤等 116 方。该书每述一病症均有治验案例，系薛氏将外科理论与临床心得相结合的著作。[②]《外科心法》现存主要传本有：（1）明嘉靖七年日新书堂刻本，现藏于中国中医科学院图书馆，残本；（2）明嘉靖十七年（1538）蔡经刻本，现藏于国家图书馆；（3）清乾隆四十一年（1776）贻经堂刻本，现藏于中国中医科学院图书馆。此书亦收录于吴管辑《薛氏医按二十四种》。

《外科发挥》八卷，成书于明嘉靖七年，阐述肿疡、溃疡等

---

① 裘沛然主编：《中国医籍大辞典》，上海科学技术出版社 2002 年版，第 759 页。

② 裘沛然主编：《中国医籍大辞典》，上海科学技术出版社 2002 年版，第 998 页。

31种外科常见病症及兼症，各病症先概述脉、证、治则，辨证施治简明扼要；末附治验医案，理法方药详明。案中所用方药详列于后，有丸、散、膏、丹、汤等多种剂型，还详述针法和灸法。[①]《外科发挥》现存主要传本有：(1) 明刻本，现藏于中国医学科学院图书馆；(2) 清东溪堂刻本，现藏于上海图书馆。此书亦收录于吴管辑《薛氏医按二十四种》。

《外科枢要》四卷，初刊于明隆庆五年（1571）。卷一为疮疡总论，阐述疮疡脉法、五善七恶等；卷二、卷三论述疮疡痈瘤诸病，着重介绍脑疽、耳疮等39种外科常见病的病因、证治，末附验案。前三卷为医论，共载文61篇，卷四载治疗疮疡各证方剂154首，内容丰富，可称疡科全书，对后世影响较大。[②]《外科枢要》现存主要传本有：(1) 明隆庆五年沈启原刻本，现藏于上海图书馆；(2) 明隆庆刻本，现藏于上海图书馆；(3) 日本承应三年（1654）武村市兵卫刻本，现藏于吉林大学白求恩医学部图书馆；(4) 清东溪堂刻本，现藏于上海图书馆。此书亦收录于四库全书本《薛氏医按十六种》、吴管辑《薛氏医按二十四种》、明代胡正心辑《十竹斋刊袖珍本医书》。此外，《海外中医珍善本古籍丛刊》影印出版日本国立公文书馆内阁文库藏明隆庆五年序、吴勉学校录刊本。

《外科经验方》一卷，成书于明嘉靖七年（1528），载有治疗肿疡、瘰疬等13种外科病症的常用方70首，以病症为目，下列

① 裘沛然主编：《中国医籍大辞典》，上海科学技术出版社2002年版，第998页。

② 裘沛然主编：《中国医籍大辞典》，上海科学技术出版社2002年版，第999页。

选方，间有述及致病机理、治法和随症用药加减，清晰明了，颇为实用。[①]《外科经验方》现存主要传本有：(1) 明刻本，现藏于陕西省中医药研究院图书馆；(2) 清东溪堂刻本，现藏于上海图书馆；(3) 清刻本，现藏于安徽中医药大学图书馆。此书亦收录于吴管辑《薛氏医按二十四种》。

《疠疡机要》三卷，成书于明嘉靖八年（1529），上卷论述疠疡的病因、病机、病位及治疗原则，并分述疠疡的本症、变症、兼症、类症治法，末附各症治验；中卷为续诸症治验，下卷载各症所用方剂，共 112 方。[②]《疠疡机要》现存主要传本有：(1) 日本承应三年（1654）武村市兵卫刻本，现藏于上海图书馆；(2) 清刻本，现藏于首都图书馆。此书亦收录于薛己《家居医录》、四库全书本《薛氏医按十六种》、吴管辑《薛氏医按二十四种》。

《正体类要》二卷，成书于明嘉靖八年（1529），是一部伤科专著，上卷为正体主治大法 19 条，并载扑伤治验、坠跌金伤治验、烫火伤治验 64 则；下卷为方药，载方 72 首。薛氏治病务求其本、辨明虚实，其重视脾胃和元气的学术思想贯串全书，辨证详尽，施治分明。[③]《正体类要》现存主要传本有：(1) 明刻本，现藏于天津中医药大学图书馆；(2) 清东溪堂刻本，现藏于上海图书馆；(3) 清刻本，现藏于山西省图书馆。此书亦收录于薛己《家居医录》、四库全书本《薛氏医按十六种》、吴管辑《薛氏医

① 裘沛然主编：《中国医籍大辞典》，上海科学技术出版社 2002 年版，第 998 页。

② 裘沛然主编：《中国医籍大辞典》，上海科学技术出版社 2002 年版，第 998 页。

③ 裘沛然主编：《中国医籍大辞典》，上海科学技术出版社 2002 年版，第 1050 页。

按二十四种》。

《口齿类要》一卷，成书于明嘉靖八年（1529），专论茧唇、口疮等12种口腔咽喉症候。每一病症先述病因、治法，后附验案，以临床验证来说明其理、法、方、药依据。在治疗口齿疾病方面，主张从整体观念出发，内服多偏温补之品，薛氏擅长温补的学术思想于书中有所体现。[①]《口齿类要》现存主要传本有：（1）明刻本，现藏于中华医学会上海分会图书馆；（2）清东溪堂刻本，现藏于上海图书馆；（3）清刻本，现藏于中国中医科学院图书馆。此书亦收录于薛己《家居医录》、四库全书本《薛氏医按十六种》、吴管辑《薛氏医按二十四种》。

《痘疹撮要》四卷，约成书于明嘉靖八年，卷一述痘疹受病之由及痘疹症状等；卷二述不靥闷乱哽气腹胀之症、两目生翳痕黯凹凸之症等；卷三述痘稠密、痘吐泻等；卷四述小便不利、痘便血或黑屎等。[②]现存传本有胡正心辑《十竹斋刊袖珍本医书》。

《女科撮要》五卷，刊于1548年，上卷列述经候不调、经漏不止等15类妇科疾病的证治和方药；下卷介绍保胎、小产等15类产科疾病的证治和方药[③]。《女科撮要》现存主要传本有：（1）明刻本，现藏于上海中医药大学图书馆；（2）清嘉庆十四年（1809）书业堂刻本，现藏于南京图书馆；（3）清嘉庆刻本，现

① 裘沛然主编：《中国医籍大辞典》，上海科学技术出版社2002年版，第1100页。

② 裘沛然主编：《中国医籍大辞典》，上海科学技术出版社2002年版，第903页。

③ 高希言、朱平生、田力主编：《中医大辞典》，山西科学技术出版社2017年版，第124页。

藏于吉林省图书馆；(4）清东溪堂刻本，现藏于上海图书馆。此书亦收录于薛己《家居医录》、四库全书本《薛氏医按十六种》、吴管辑《薛氏医按二十四种》。

《保婴粹要》一卷，成书于明嘉靖八年（1529)，设寒热瘰疬病篇、惊搐瘰疬病篇等，卷末附方并注，简述近 20 种小儿内、外科疾病证治和治验，体现薛己重视先天后天，力倡脾肾兼补的学术观点。篇末附以治验，有治愈之例，也有因延误失治而死亡之例，客观如实，给后人以借鉴和启示。[①]《保婴粹要》现存主要传本有：(1）日本承应三年（1654）武村市兵卫刻本，现藏于辽宁中医药大学图书馆、日本国立公文书馆内阁文库，《海外中医珍善本古籍丛刊》影印出版此本；(2）清刻本，现藏于广州中医药大学图书馆。此书亦收录于薛己《家居医录》、四库全书本《薛氏医按十六种》。

《经验全方》四卷，明刻本，现藏于苏州大学医学院图书馆（残本），未收入薛己《家居医录》《薛氏医按十六种》《薛氏医按二十四种》。裘沛然主编《中国医籍大辞典》记载有《经验全书》四卷，明刻本，仅存两卷，题为明薛己撰著，当即《经验全方》。该书约成书于明正德年间（1506—1521)，卷一为“济世幼科经验全方”，前半部主要阐述小儿痘疹的诊法、治法、转归及预后，其中小儿痘疹配有病态插图共 60 幅，附治法及预后，并载五经诀、吉凶歌、赤痘诀、五言诗诀、七言诀等；后半部为各种治疗痘疹的通用方共 57 首。卷二前半部为“济世小儿经验急

① 裘沛然主编：《中国医籍大辞典》，上海科学技术出版社 2002 年版，第 903 页。

救全方”，论述小儿惊风证治22种以及治疗方法16类，又有小儿科摘要35首常用方剂，后半部为《济世女科经验全书》，计有186首方剂。[①]

《本草约言》四卷，约成书于明正德十五年（1520），卷一至卷二为《药性本草》，卷三至卷四为《食物本草》，实为两书合刊本。《药性本草》收药287种，主要讨论药性及用药法，对药物炮制亦有较多记载；《食物本草》记载食物药品385种，每药阐明性味、功效，并引用前人论述，尤以朱丹溪之言为多，偶记药品形态和产地。据龙伯坚《现存本草书录》考证，薛己《食物本草》的内容与卢和《食物本草》、汪颖《食物本草》雷同。尚志钧等《历代中药文献精华》认为当是薛己撰，并非卢和、汪颖等著。[②]《本草约言》现存主要传本有：（1）明刻本，现藏中国中医科学院图书馆；（2）日本万治三年（1660）田原二左卫门刻本，现藏中国医学科学院图书馆；（3）1994年中医古籍出版社据明弘治六年刻本影印本。

薛己是明代名医，托名其著的医籍有《医学指南》十卷，据明刻本复制本，现藏中国中医科学院图书馆；《海外中医珍善本古籍丛刊》影印出版日本国立公文书馆内阁文库藏《医学指南》十卷。据考证，该书题为明薛己辑著，然全书除序言、卷首书名及责任人题署外，版式、文字均与明代周礼《医圣阶梯》相同。凡例之首、卷一之末尚留有“医圣阶梯”书名未剜改，可知该书

① 裘沛然主编：《中国医籍大辞典》，上海科学技术出版社2002年版，第399页。

② 裘沛然主编：《中国医籍大辞典》，上海科学技术出版社2002年版，第259—260页。

乃用《医圣阶梯》原版，撤去原序，换上伪托之序，剜改书名及责任人题署而成。①

36. 薛铠

薛铠，字良武，吴县（今江苏苏州）人，薛己之父，明弘治年间（1488—1505）任太医院医士，擅长儿科治疗，著有《保婴撮要》，后由其子薛己增补后刊行。《（崇祯）吴县志》记载：

> 薛铠，字良武，少为府学诸生，兼精医理，有所剖亦皆切玄微。疗病必本五行生克，不按方施治。所著述甚多，惟编《保婴撮要》足为后世法程。弘治间以明医征入为太医院，屡著奇验，以子己赠院使。②

薛铠在世时，只是在太医院任职，并没有担任院使；他去世后，因为其子薛己任太医院院使的缘故，被追赠为院使。今人校注《保婴撮要》称薛铠“弘治中以明医征太医院医士，后升为院使”③，这是不准确的。

薛己《保婴撮要序》记载：

> 《保婴撮要》一书，余先人所编集也。余所尝治验者，因类附焉。……先人讳铠，字良武。素业儒，为郡学生，以明医征。弘治年间，为太医院医士，今赠院使。所著述甚多，此特其一耳。平生履历，纪于学士大夫，载于家乘及墓志为详，兹不赘及。嘉靖三十四年岁次乙卯九月朔旦，奉政

① 郑金生、张志斌：《海外中医珍善本古籍丛刊提要》，中华书局2017年版，第220页。

② （明）牛若麟修，（明）王焕如纂：《（崇祯）吴县志》卷53，明崇祯刻本。

③ （明）薛铠著，李奕棋校注：《保婴撮要》，中国中医药出版社2016年版，第1页。

大夫太医院院使致仕男薛己谨书。[①]

可见，薛己在写此序时，即嘉靖三十四年（1555），薛铠已去世，故称其为“先人”，又称其履历载于墓志，而其院使头衔是“今赠”，即非其在世之时任过院使。此序明确记载薛铠在世时只担任过太医院医士，《（崇祯）吴县志》当是在“征入为太医院”之后遗漏了“医士”二字。

《保婴撮要》又名《保婴全书》，刊刻于明嘉靖三十五年（1556），共二十卷，前十卷由薛铠著，后十卷由薛己续补。此书前十卷主要论述初生儿护养法、儿科疾病的诊断方法、五脏主病及小儿内科杂病证治，其中临床医案均由薛己补入；后十卷主要论述小儿外科、伤科、皮肤科及痘疹等的证治及有关医案[②]。《四库全书总目》对《保婴撮要》评价较高：“是编分门纂辑，于幼科证治最为详悉。其论乳下婴儿有疾，必调治其母，母病子病，母安子安，且云小儿苦于服药，亦当令母服之，药从乳传，其效自捷。皆前人所未发。”[③]

《保婴撮要》现存主要传本有：（1）明嘉靖三十五年薛氏自刻本，现藏于中国中医科学院图书馆；（2）明嘉靖三十五年林懋举刻本，现藏于国家图书馆；（3）明嘉靖三十八年（1559）刻本，现藏于天津图书馆；（4）明嘉靖刻本，现藏于国家图书馆；（5）明万历十一年（1583）赵氏福建刻本，现藏于中国中医科学院图

① 方春阳编著：《中国历代名医碑传集》，人民卫生出版社2009年版，第557页。

② （明）薛铠著，李奕棋校注：《保婴撮要》，中国中医药出版社2016年版，第539页。

③ （清）永瑢等撰：《四库全书总目》卷105《医家类存目》，中华书局1965年版，第884页。

书馆；(6) 明万历三十年（1602）刻本，现藏于上海中医药大学图书馆。此外，清代尚有数种刻本。

《薛氏医按二十四种》记载薛铠注元代滑寿《十四经发挥》、注明代徐用诚《本草发挥》；此外，薛铠还校注宋代钱乙《钱氏小儿直诀》，薛铠的上述注本皆存世。

37. 严治

严治，字朝重，浙江山阴（今浙江绍兴）人，明崇祯年间（1628—1644）任太医院医官，撰《医家二要》。

《医家二要》题署“太医院医官山阴严治朝重甫编辑”，共三卷，前二卷为《脉宝决疑》，后一卷为《药性要览》。严治以“脉”与“药”为医家二要，正如他在《医家二要自序》中所说：“医之为道，虽分十有三科，以言其要，不过脉与药而已。余不揣愚鲁，集诸家脉书本草，议论的确，品味精专者，补其阙略，订其差缪，别为三卷。前二卷尊叔和之旧、折舆论之中，谓之《脉宝决疑》，使似是者不得以淆其真。后一卷补东垣之略，合运气之宜，谓之《药性要览》，使用药者无冗杂之弊。总名之曰《医家二要》，以示人知所要归，而不为众论偏方之惑。”① 此书汇集诸家脉书、本草，补其阙略，订其差缪，具有一定的参考价值。

《医家二要》仅存明崇祯十三年（1640）严起恒序刊本，现藏于台北故宫博物院，书号：平图 011816，卷首钤有“明善堂览书画印记”“安乐堂藏书记”“国立北平图书馆收藏”藏书印。《海外中医珍善本古籍丛刊》据此本影印出版。

《医家二要》前二卷《诊宝决疑》除“精微论”“持脉节

① 王重民：《中国善本书提要》，上海古籍出版社 1983 年版，第 269 页。

要”等脉论外，尤推崇“六脉提纲”，即在宋崔嘉彦“四脉为宗”基础上，再加“滑涩”二脉，以为诸脉纲领；引述前人歌诀，除傅滋脉论外，主要引王氏脉歌，即《王叔和脉诀》中若干段落，如五脏脉歌、五脏察色候歌、察色观病生死候歌等。《医家二要》后一卷《药性要览》，多与寻常《药性赋》类同，然其中寒、热、温、平四性药性赋等亦属自撰，不同于《东垣药性赋》。[①]

38. 杨继洲

杨继洲(1522—1620)，名济时，浙江衢县(今衢州市衢江区)人，以字行，出身世医之家，其父杨阊在明嘉靖年间（1522—1566）任太医院吏目，杨继洲则于明隆庆年间（1567—1572）任太医院吏目。《(康熙）常山县志》记载：“杨阊，前坊人，嘉靖间太医院吏目。杨济时，阊之子，隆庆间太医院吏目。”[②]据明王国光《卫生针灸玄机秘要叙》记载，杨继洲祖父也曾在太医院任官，曾纂修《集验医方》进呈。

杨继洲广泛阅读诸家医籍，撰成《玄机秘要》，后又经增补，更名《针灸大成》，一名《针灸大全》。《四库全书总目》评价此书：“其书以《素问》《难经》为主，又肖铜人像，绘图立说，亦颇详赅，惟议论过于繁冗。”[③]

《针灸大成》现存70余种传本，举其要者有：(1）明万历

① 郑金生、张志斌：《海外中医珍善本古籍丛刊提要》，中华书局2017年版，第67页。

② （清）杨滐纂修：《(康熙）常山县志》卷11，清康熙二十二年（1683）钞本。

③ （清）永瑢等撰：《四库全书总目》卷105《医家类存目》，中华书局1965年版，第886页。

二十九年（1601）山西赵文炳刻本，现藏于国家图书馆；(2）明刻本，现藏于国家图书馆；(3）清顺治十四年（1657）山西平阳李月桂刻本，现藏于中国医学科学院图书馆。此书在清康熙、乾隆、嘉庆、道光年间均有刊刻，版本较多，此不赘述。

39. 杨珣

杨珣，字恒斋，陕西长安人，以名医召入太医院，授武功县医学训科。《(正德）武功县志》记载："杨珣，长安人，以名医召入太医院，授武功医学训科，诊治殊验，所著有《伤寒撮要》《针灸详说》行于世。"[①]《伤寒撮要》《针灸详说》二书皆亡佚。杨珣现存医籍有《伤寒摘玄》《针灸集书》《丹溪心法类集》。

《伤寒摘玄》不分卷，明杨珣撰著，黄伯淳编，内容包括咳嗽、咳逆、恶风、恶寒、身痛、头痛、无汗、自汗、寒热往来、似疟、喘、渴、霍乱、下痢、发黄、吐血、衄血、百合、腹痛、小便难、小便自利、胁痛、项强、风温、湿温、温毒、温疫、伤寒、妇科诸病等90篇，药方共276首。[②]明殷仲春《医藏书目》将《伤寒摘玄》列在"秘密函"分类之下而未注明撰人，故此书为秘传之书，不经世目。此书仅存明嘉靖间抄本，现藏于浙江图书馆。

《针灸集书》国内仅存半部残卷，现藏于中国中医科学院图书馆；日本国立公文书馆内阁文库藏日本江户时期抄本二卷，则是全本，书号：304—275，《海外中医珍善本古籍丛刊》据此

① （明）康海纂，（清）孙景烈评注：《(正德）武功县志》，文渊阁四库全书本。

② 裘沛然主编：《中国医籍大辞典》，上海科学技术出版社2002年版，第99页。

本影印出版。此书卷上题署“长安后学恒斋杨珣类集”。据书前杨珣《针灸集书序》记载，明景泰三年壬申（1452），都察院右副都御史耿公来镇关陕，便宜行事，对杨珣颇为欣赏，称赞他“由太医院出，亲炙当代名人，博览群籍，必得其旨要，尝著《伤寒撮要》等书，已行于世”；又就针灸穴位讹舛失位之弊，建议杨珣“详考诸说，立成经络起止绘图，分注腧穴，各归所属经，分类而集之”。杨珣于是取《素问》《铜人腧穴针灸图经》诸书，参互考订，“分为经络起止、灌注交会、腧穴寸数、度量取穴之法，与夫针灸补泻、治病腧穴、次韵括诀，悉类而集之”[①]，并将十二经脉兼任督二脉之穴，绘于图像，撰成《针灸集书》二卷。

《针灸集书》卷上首为“腧穴治病门类”，以病名为纲，下列针刺、灸治诸方，又类集前代针灸简要歌赋及针法、灸法诸基本知识；卷下则为“经络起止腧穴交会图解”，列举经脉循行路线，又列“灵枢经经脉篇”，逐经注释其经脉起止循行、主病取穴等内容，配有经脉或经穴图[②]。

《丹溪心法类集》四卷，卷首题署“长安后学恒斋杨珣类集”。李时珍《本草纲目·引据古今医家书目》记载“杨珣《丹溪心法》”。杨珣此书收集朱丹溪遗文，又参考朱丹溪弟子戴思恭之说，景泰年间刊于陕西，然此本已亡佚，今存最早的刻本是明正德三年（1508）卢翊刻本，现藏于国家图书馆以及上海中医药大学图书

① 本书所引杨珣《针灸集书序》，俱出《针灸集书》日本国立公文书馆内阁文库藏日本江户抄本。

② 郑金生、张志斌：《海外中医珍善本古籍丛刊提要》，中华书局 2017 年版，第 74 页。

馆。此外，另有明弘治间刻本，著录为《丹溪心法类集》五卷心法论一卷附录一卷，现藏于北京大学图书馆。

《丹溪心法类集》四卷分别题为春、夏、秋、冬四集，卷一为《本草衍义补遗》《十二经见证》《不治已病治未病》《审察病机无失气宜》《治病必求其本》等，卷二至卷四录各科病症106门，每一病症，先记丹溪先生原论，次述戴思恭论述及方药，有条不紊[①]。

40. 姚国祯

姚国祯，里居未详，明万历年间（1573—1620）任太医院医官，撰《新刊太乙秘传急救小儿推拿法》二卷，仅存明万历书林刘龙田乔山堂刻本，现藏于中国国家图书馆，日本国立公文书馆内阁文库也有收藏，书号：303—289，《海外中医珍善本古籍丛刊》据日本藏本影印出版。

《新刊太乙秘传急救小儿推拿法》扉页题为“太乙仙传/小儿推拿法/龙田印行”，左右两侧为一副对联“术本异人妙在手法穴法，方传海上须知人性药性”。卷上题署“新刊太乙秘传急救小儿推拿法卷之上/太医院姚国祯述辑/吏目詹文卿订参/书林刘氏刊行”，书末有牌记“万历新春之吉书林刘氏乔山梓行”，可知此书由刘龙田（1560—1625）乔山堂刊刻。

此书二卷，与姚国祯补辑的龚廷贤《小儿推拿秘旨》不同[②]。上卷为推拿手法、主治疾病及小儿望诊诊断等内容，其中“穴

① 参见陈腾：《〈丹溪心法类集〉提要》，载（明）杨珣：《丹溪心法类集》，复旦大学出版社2018年版，第2页。

② 仅“手指五脏六腑歌”“诸惊症推法歌”“诊脉要诀歌”等少部分条目与《小儿推拿秘旨》某些篇章内容相近。

道阴阳手诀法”“家传秘诀手法”，似为该书所独有。卷下首为二十四则惊风图论，上图下文，图示惊风形状，文述主证及所用方药，与推拿无关；卷末列“小儿无患歌”“小儿寿夭歌”，讲述健康小儿与寿夭判别法；其后列惊风常用方近30首。小儿推拿乃明代后期兴起的民间治法，口传手抄，故此书的推拿内容与万历间之同类书籍或有相近之处。①

41. 叶文龄

叶文龄，字德征，号石峰，仁和（今属浙江杭州）人，明嘉靖十三年（1534）任太医院御医，嘉靖十九年（1540）升太医院院判，撰《医学统旨》。

《（康熙）仁和县志》记载：

> 叶文龄，字德征，幼业儒不遂，去学医。礼部屡试优等，例授冠带，供职于圣济殿，升太医院吏目。甲午召诊，保和有功，升御医。忽被宣召，御书忠爱额于堂。庚子再召，升院判。后因母老乞终养，遂致仕。所著有《医药统旨》行于世。②

其中《医药统旨》当为《医学统旨》，成书于明嘉靖十三年，卷一为诊断，讲述诊脉部位、定息、平脉、持脉、脉体、相类脉、兼见脉、怪脉及妇女、小儿脉等；卷二至卷四，列述内、外、妇、儿、五官各科90余证病因证治；卷五至卷七为诸证用方，共718首；卷八为本草，包括用药法象、升降浮沉补泻、气味、引经、生熟用法、七方十剂等中药理论，并分九部简述约300种

① 郑金生、张志斌：《海外中医珍善本古籍丛刊提要》，中华书局2017年版，第300页。

② （清）邵远平：《（康熙）仁和县志》卷21，清康熙二十六年（1687）刻本。

药物功用主治[①]。

《医学统旨》现存主要传本有：(1) 明嘉靖十四年乙未(1535) 胡体乾刻本（六卷），现藏于天一阁博物馆；(2) 明隆庆六年壬申(1572) 筠郡邬琏刻本，现藏于辽宁省图书馆；(3) 明刻本(六卷)，现藏于国家图书馆；(4) 清康熙抄本（十卷），现藏于中华医学会上海分会图书馆；(5) 清抄本，现藏于中国中医科学院图书馆；(6) 明隆庆六年序刊本、玉夏斋藏板，现藏于日本国立公文书馆内阁文库，书号：302—51，《海外中医珍善本古籍丛刊》据此本影印出版。

此外，题名为叶文龄所撰的《新刊校正李东垣官板药性大全》乃是托名之作，该书国内未见传本，海外传本主要有日本国立公文书馆内阁文库藏明万历三十年（1602）余苍泉刊本，《中国本草全书》第 78 卷（华夏出版社 1999 年版）、《海外中医珍善本古籍丛刊》据此本影印出版。据《海外中医珍善本古籍丛刊提要》考证此书并非叶文龄所撰，此书为上下两层版式，下层卷首题署为“新刊校正李东垣官板药性大全首卷 / 太医院御医叶文龄编 / 建邑书林苍泉余氏梓”，实际含书四种：《药性赋》《东垣珍珠囊》《勿听子药性赋》，以及叶文龄《病机赋》（脱去了该赋后半部），但前三种均未出示书名，仅取其内容，打乱原次序重新组合；上层为“秘传加减十三方 / �山吴球校”，实际含书两种，其一为《秘传加减十三方》，乃元代徐用和撰、明代吴球校，然该书仅载吴球之名，其二为佚名氏《外科经验良方》。显然此书是

① 陈荣、熊墨年、何晓晖主编：《中医文献》，中医古籍出版社 2007 年版，第 581 页。

书商借用叶文龄、吴球之名，将诸书攒集而成《李东垣官板药性大全》。[①]

题名为叶文龄所撰的《病机赋》，是否为叶文龄所撰，仍存疑。该书的传本为日本享保元年（1716）滕野九郎兵卫刻本，现藏于中国中医科学院图书馆；《海外中医珍善本古籍丛刊》据日本国立公文书馆内阁文库所藏该本（书号：302—45）影印出版。丹波元简《聿修堂藏书目录》对《病机赋》有提要："《病机赋》一卷，一册，享保丙申重刊，明叶文龄撰。"[②]享保丙申即享保元年，此即日本国立公文书馆内阁文库藏本。据《海外中医珍善本古籍丛刊提要》考证，最早引录《病机赋》的医籍是明嘉靖二十九年（1550）刻本《新刊仁斋直指附遗方论》，该本有朱崇正附遗之《病机赋》，未题作者名；此后又有多种明后期及清初医书予以转录，内容多寡不一，均不著撰人；惟万历三十年（1602）刊《李东垣官板药性大全》所载题为"太医院御医叶文龄编"，该书存《病机赋》一篇，疑即《病机赋》题叶文龄撰之由来，然《李东垣官板药性大全》并非叶文龄之作，故其中所收《病机赋》是否叶氏真作，尚待考证[③]。

42. 阴有澜

阴有澜，号九峰，太平芜湖（今属安徽）人，任明太医院吏目，撰《医贯奇方》《痘疹一览》。对阴有澜生平及《医贯奇方》《痘

① 郑金生、张志斌：《海外中医珍善本古籍丛刊提要》，中华书局2017年版，第90页。

② ［日］丹波元简：《聿修堂藏书目录》，日本国立公文书馆藏本，书号：219—169。

③ 郑金生、张志斌：《海外中医珍善本古籍丛刊提要》，中华书局2017年版，第11页。

疹一览》的提要，详见本书第六章。

43. 俞桥

俞桥，字子木，号溯洄道人，海宁（今属浙江）人，明嘉靖年间（1522—1566）以名医征入太医院，官至南京太医院院判。《（万历）杭州府志》记载：

> 俞桥，海宁人，少业儒，究心理学，兼精医业。嘉靖间以名医征入京，初授太医院吏目，升御医、南京太医院院判。桥于医书多所究心，又博询故老，得河间洁古、东垣未刻诸稿及古今诸家授受良方，晨夜抄录，斟酌损益，处方治病，无不奇应。居京师，事权贵人，耻为容悦，贫寒之家有延请者，尽心治之，不责其报，故医名日盛，家用不给，士大夫多雅重之。所著《医学大原》一书，搜辑《枢》《素》以下诸名家有关病证药脉者，次以赋括，令业医之士诊脉、制方、议法者，皆有考证焉。[①]

俞桥《医学大原》已佚，今存医籍有《广嗣要语》《证治宝鉴》。

俞桥《广嗣要语》是论延续子嗣的医学著作，内容包括调理精血、直指真源、男女服药之论，阴阳虚实四图以及调元、调精、安胎、便产之法，并附有经验秘方，切于实用。俞桥《广嗣要语》主要传本有：(1）濂溪书院抄本，现藏于上海中医药大学图书馆；(2）抄本，现藏于中国科学院上海生命科学信息中心生命科学图书馆；(3）明嘉靖二十三年（1544）抄本，现藏于中国中医科学院图书馆；(4）明嘉靖十五年（1536）跋刊本，现藏于台北图书馆，《海外中医珍善本古籍丛刊》据此本影印出版；(5)

---

① （明）刘伯缙等修，陈善纂：《（万历）杭州府志》卷91，明万历刻本。

明万历胡文焕《格致丛书》刻本，现藏于中国科学院国家科学图书馆。

学界认为《广嗣要语》成书于明嘉靖二十四年（1545）[①]，其实不然。台北图书馆收藏《广嗣要语》明嘉靖十五年（1536）跋刊本，卷末有嘉靖丙申（1536）鹿园居士跋，可知《广嗣要语》成书于嘉靖十五年之前。《广嗣要语》明抄本有俞桥自序[②]，可知此书撰成后，在明代屡有刊刻，其中附方者为锦衣万鹿园所刊，附经者为州守刘仲衡所刻，然而这些刻本流布未洽，于是俞桥出资重梓，以广其传。

俞桥《证治宝鉴》的传本有明嘉靖刻本，现藏于瑞安市博物馆，共二卷，仅存一卷，《中国中医古籍总目》未记载，是存世的孤本。此书卷首题署"证治宝览 / 直圣济殿太医院院判古汴俞桥子木甫撰"，内含中风、脱肛、痔漏、妇人、小儿等 79 种病证的症状及治法。

44. 周纮

周纮（1425—1497），字济广，号月窗，无锡（今属江苏）人，学医于甘露金孟昭，尽得其传，且得金氏以女妻之。周纮深研医学经典，又向吴中诸老及专科医家求教，最终医道大成，被认为有明初名医之风，成化（1465—1487）末年以名医征为太医院医士，居京师两年，托疾辞归故里，撰《卫生集》。明代邵宝《容

① 余瀛鳌、傅景华主编《中医古籍珍本提要》（中医古籍出版社 1992 年版）以及裘沛然主编《中国医籍大辞典》（上海科学技术出版社 2002 年版）均持此说。

② 俞桥自序载于（明）俞桥撰，肖林榕校注：《广嗣要语》，中国中医药出版社 2015 年版，第 1 页。

春堂前集》卷十七《周征君墓志铭》、吴宽《家藏集》卷七十四《周月窗墓表》载其生平。

《卫生集》四卷，书前有正德十五年庚辰（1520）周纮自序，《四库全书总目》评此书："其论外感法仲景，内伤法东垣，湿热法河间，杂病法丹溪，尚属持平之论，然亦大略如是，未可执为定法也。"① 此书现存的主要传本有：(1) 明弘治刻本，现藏于上海中医药大学图书馆，存残卷；(2) 明嘉靖刻本，现藏于国家图书馆。

45. 周文采

周文采，吴县（今江苏苏州）人，曾任兴王府良医正，因从龙有功，擢为明太医院院使，撰《医方选要》《外科集验方》《诊脉捷法》。

徐春甫《古今医统大全》记载："周文采，兴府良医，得《内经》之要旨，该究诸氏方书，治疗尽效。睿宗献皇帝命选经效奇方，编次成书，共捐民瘼。世宗继念生民疾苦，复梓颁行天下，名《医方选要》。"② 徐春甫只言周文采为兴府良医，这并不准确。正德十六年（1521），明武宗朱厚照驾崩，无子继位，兴王朱祐杬之子朱厚熜得以"兄终弟及"，次年改年号为嘉靖。周文采时任兴王府良医正，属于从龙有功，据《明世宗实录》卷二"正德十六年（1521）五月十八日"条记载，周文采由"良医正"直接

① （清）永瑢等撰：《四库全书总目》卷105《医家类存目》，中华书局1965年版，第885页。《四库全书总目》题其名为"周宏"，明代邵宝《周征君墓志铭》、吴宽《周月窗墓表》作"周纮"，以后者为当。

② （明）徐春甫编集，崔仲平、王耀廷主校：《古今医统大全》，人民卫生出版社1991年版，第43页。

擢为太医院院使。徐春甫所言“睿宗献皇帝”即兴王朱祐杬，是朱厚熜即位后对之的追尊。因而《医方选要》一书，实际是周文采受兴王朱祐杬之命，编选经效奇方而成，后明世宗朱厚熜又令人复梓颁行天下。《四库全书总目》对《医方选要》的提要述及周文采生平：“其里贯未详，是书乃其为蜀献王椿侍医时，承献王之命所作，则洪武中人也。”[①]这一说法有误。周文采并非蜀献王朱椿的侍医，而是兴王朱祐杬[②]的侍医，因此他并非洪武年间（1368—1398）人。简言之，周文采在弘治年间（1488—1505）及正德年间（1506—1521）任兴王府良医，嘉靖年间（1522—1566）擢升太医院院使。

《医方选要》十卷，书前有兴王朱祐杬之序、周文采自序，题署时间均为明弘治八年乙卯（1495），故知此书撰成于此年。该书各卷依次分别为诸风、伤寒、呕吐、脾胃、心腹痛、痰饮、五疸、痼冷、咽喉口齿、折伤等45门，涉及内、外、妇、儿、眼、耳鼻喉诸科，集方1152首；每门之下先总论各种病因病机、症状、治则、治法、处方，选方简明切要，多为其平时所见所闻及常用效验方，并对前代方药多有阐发[③]。该书现存的主要传本有：(1) 明嘉靖二十四年乙巳（1545）费寀刻本，现藏于中国中医科学院图书馆；(2) 明隆庆四年庚午（1570）金陵书坊东塘胡氏刻本（附《外科集验方》二卷），现藏于辽宁省

---

① （清）永瑢等撰：《四库全书总目》卷105《医家类存目》，中华书局1965年版，第884页。

② 兴王朱祐杬死于正德十四年（1519），正德帝赐谥“献”，故朱祐杬又被称为“兴献王”。四库馆臣当是将“兴献王”误为“蜀献王”。

③ 余瀛鳌、傅景华主编：《中医古籍珍本提要》，中医古籍出版社1992年版，第154页。

图书馆；(3）明天启五年乙丑（1625）刻本，现藏于北京中医药大学图书馆；(4）明刻本，现藏于国家图书馆；(5）日本刻本，现藏于中国医学科学院图书馆；(6）民国乌丝栏抄本，现藏于国家图书馆；(7）抄本，现藏于天津医学高等专科学校图书馆。1985年中医古籍出版社据明嘉靖二十四年（1545）费寀刻本出版影印本。

《外科集验方》二卷，书前有兴王朱祐杬之序、周文采自序，题署时间均为明弘治十一年戊午（1498），故知此书撰成于此年。此书亦是周文采受兴王之命编撰，按《医方选要》的条例，精选外科诸书中的实用方剂而成。首列“疮科总论”，认为痈疽疮疖皆由气血不和，喜怒不时，饮食不节，寒暑不调，使五脏六腑之气怫郁于内，以致阴阳乖错，气血凝滞而发；后分“五发痈疽”等13类，每类下先论辩受病原因，辨证治疗要点，次列按证应用药方，选方精要，对后世外科影响较大①。该书现存主要传本有：(1）明嘉靖二十四年乙巳南京礼部刻本，现藏于中国科学院国家科学图书馆；(2）明刻本，现藏于国家图书馆；(3）抄本，现藏于国家图书馆。1980年上海古籍书店据明弘治十一年刻本影印本；1985年中医古籍出版社据明嘉靖二十四年刻本影印本。

《诊脉捷法》仅存抄本，现藏于云南省图书馆。该书不分卷，约成书于明弘治年间（1488—1505)，载述脉学大要、七表脉体主病、八里脉体主病、九道脉形体主病、怪脉七种形体主病、怪

① 余瀛鳌、傅景华主编：《中医古籍珍本提要》，中医古籍出版社1992年版，第364—365页。

脉总歌、五脏动止脉、诊诸病生死脉法、诊妇人脉候、诊小儿脉候、左右手诊脉歌、诊急病歌、形症相似歌、诊四时病五行相克脉等，附有脉形简图多幅[①]。

46. 朱儒

朱儒(1515—1591)，字宗鲁，号东山，吴江(今属江苏）人，徙居秀水（今属浙江嘉兴)，弱冠从僧人杨时升习医，后游京师，荐授太医院医士，后升任太医院吏目，累官至太医院院使，撰《太医院志》《太医院纂集医教立命元龟》。《(康熙）嘉兴府志》记载：

> 朱儒，字宗鲁，由吴江徙居秀水。昆弟四人，儒析产让弟，以医显入都。会大疫，所起亡算，选授太医吏目，后绩觜为院使。尝侍疾禁中，一日神宗御文华殿暖阁，召儒切脉，儒奏圣体病在肝肾，宜宽平以养气，安静以益精，神宗首肯之。自两宫太后及后妃公主有疾，率令中涓言状，从儒受方多效，缙绅争为倒屣。所得俸入，多以济困阨，若贫而就医者，不责其报，且潜留金药帖中，周其急。每里中人入都，儒恋恋桑梓，有客死者，倡义经纪其丧。年七十七卒，以子国祚贵，赠太子太保大学士。[②]

朱儒不仅医术高超，获明神宗赏识，而且医德高尚，治疗贫者不求报酬，反赠金周其急。

申时行《奉政大夫太医院院使朱君墓志铭》记载朱儒职官

---

① 裘沛然主编：《中国医籍大辞典》，上海科学技术出版社 2002 年版，第 202 页。

② （清）袁国梓纂修：《(康熙）嘉兴府志》卷 17，清康熙二十一年（1682）刻本。

晋升情况："嘉靖甲寅，乃以医士入院，给事重城工所及会同馆，凡六年。隆庆辛未试礼部最，授太医院吏目，供事内殿。万历丁丑，以秩满授御医，己卯擢院判，寻进院使。"[①]可知朱儒于嘉靖甲寅（1554）荐授太医院医士，隆庆辛未（1571）授太医院吏目，万历丁丑（1577）授太医院御医，万历己卯（1579）擢太医院院判。对于朱儒升任太医院院使的时间，申时行只言"寻进院使"，未提及具体时间。其实《太医院志》之《恩异考》已明确记载朱儒于万历甲申（1584）任太医院院使。

《太医院志》书前有朱儒自序，末署"万历甲申岁春月太医院院使槜李朱儒宗鲁甫撰"，可知此书撰成于万历十二年甲申。书前还有罗必炜序，书后有罗成名跋，均署为明万历丙辰（1616）。朱儒有感于六部诸司各自辑有《职掌》，而太医院无有，故撰《太医院志》。成书后，由罗必炜参、罗成名校。该书介绍明代太医院的职掌、职官等，分为建官考、恩异考、秩禄考、习业考、铨补考、采访考等13门，是记载明代太医院史的重要文献。《太医院志》在明末有刻本，但此本已亡佚，该书现存的主要传本有：（1）1938年北京燕京大学图书馆抄本，现藏于北京大学图书馆；（2）1941年上海合众图书馆晒图本，现藏于上海图书馆。

《太医院纂集医教立命元龟》七卷，仅存明万历十八年（1590）闽建潭城书林余成章刻本，现藏于甘肃省图书馆，为孤本医籍。书名中的元龟即大龟，借以喻指可资借鉴的医学经验。该书卷一除诸部脉歌、药性歌、诸病主药等医药学基础知识外，主要列述

① （明）申时行：《赐闲堂集》卷29，明万历间刻本。

内科46门病证，卷二列31门病证，卷三为妇科33门病证，卷四为儿科39门病证，卷五为痘疹，卷六为外科。每病证门下先述病源病机，再列治方，方药选取多源自经典古方。此书外科卷尤有特色，不但论述治疗宜忌、方法、诊疗技术等，还在每种病证的综论后附上作者的亲身治验。[①]

47. 庄应祺

庄应祺，生平里居不详，笔者据其所撰《补要袖珍小儿方论》卷一文前“南京礼部札付太医院管惠民等局吏目庄应祺补要，督同医士祝大年、孟继孔校正”[②]的记载，考证其为太医院吏目，并知此书由庄应祺补要，祝大年、孟继孔校正。

明太医院医士钱宏校刊家传的徐用宣《类纂方论》，改名《袖珍小儿方论》，计六卷。其后，庄应祺对此书进行补要，将六卷扩充为十卷，撰成《补要袖珍小儿方论》。据李棠《刻补要袖珍小儿方论序》可知，徐用宣《类纂方论》刻于永乐乙酉年（1405），钱宏校刊《袖珍小儿方论》刻于嘉靖壬辰（1532），即赣州陈琦刻本，庄应祺《补要袖珍小儿方论》成书于明万历二年甲戌（1574）。

李棠序记载其幼子伤食中暑泄泻，辗转成他证而殒，他痛定思痛，检阅幼科医书，欲明其理，得《袖珍小儿方论》始知其幼子被庸医所误。为推广此书，时任南赣巡抚的李棠“札付太医院，选取吏目庄应祺，督同医士祝大年、孟继孔细加校正，以各

① 李鸿涛主编：《孤本医籍叙录集》，中医古籍出版社2016年版，第800页。
② （明）庄应祺编撰，张洁校注：《补要袖珍小儿方论》，中国中医药出版社2015年版，第1页。

书方论有资于各证治者，补要于各证治方论之后”[1]。这就是庄应祺《补要袖珍小儿方论》的由来。该书以宋代钱乙《小儿药证直诀》为基础，以小儿诸家方书为辅助，眉目清晰，医理有据。

《补要袖珍小儿方论》十卷，总72门，收录624方，卷首诊察诸法，涉及脉纹、诊脉、观形察色、判断生死等法；卷二为初生调护法；卷三至卷八，为诸病论治列方，含惊风、诸疳、伤寒、疟证、脾胃、二便诸疾、虫痛、黄疸、痈疮等证，每门或断以歌诀，或详以论议，且附经验方药于下；卷九为痘疹方论；卷十为针灸图形[2]。该书多本钱乙之书，然编纂有序，条理秩然，搜采颇备。

《补要袖珍小儿方论》现存的主要传本有：(1) 明嘉靖十一年壬辰（1532）赣州陈琦刻本，现藏于安徽省图书馆，日本国立公文书馆内阁文库也藏有此本，书号：304—29，《海外中医珍善本古籍丛刊》据此本影印出版；(2) 明万历二年甲戌（1574）太医院校刻本，现藏于中国中医科学院图书馆；(3) 清刻本（残），现藏于抚顺市图书馆；(4) 据明万历刻本影抄本，现藏于南京图书馆。[3]

---

① （明）庄应祺编撰，张洁校注：《补要袖珍小儿方论》，中国中医药出版社2015年版，第2页。

② 郑金生、张志斌：《海外中医珍善本古籍丛刊提要》，中华书局2017年版，第278页。

③ 薛清录主编：《中国中医古籍总目》，上海辞书出版社2007年版，第593页。

参考文献

（宋）郭雍撰，聂惠民点校：《伤寒补亡论》，人民卫生出版社 1994 年版。

（宋）张杲著，曹瑛等注：《医说》；（明）俞弁著，曹瑛注：《续医说》，中医古籍出版社 2013 年版。

（金）成无己注：《注解伤寒论》，人民卫生出版社 2012 年版。

（金）李东垣：《李东垣医学全书》，山西科学技术出版社 2012 年版。

（金）李东垣著，张年顺校注：《脾胃论》，中国中医药出版社 2007 年版。

（元）脱脱等撰，中华书局编辑部点校：《宋史》，中华书局 1985 年版。

（元）朱丹溪撰，田思胜校注：《丹溪心法》，中国中医药出版社 2008 年版。

（明）董宿：《试效神圣保命方》，日本国立公文书馆内阁文库藏日本江户抄本。

（明）董宿辑录，方贤续补，田代华等点校：《奇效良方》，天津科学技术出版社 2003 年版。

（明）董宿著，万芳等点校：《试效神圣保命方》，载郑金生主编：《海外回归中医善本古籍丛书》第 7 册，人民卫生出版社 2003 年版。

（明）杜大章撰，胡馨等校注：《医学钩玄》，中医古籍出版社 2012 年版。

（明）方有执撰，储全根、李董男校注：《伤寒论条辨》，中国中医药出版社 2009 年版。

（明）傅懋光：《医学集要经验良方》，日本国立公文书馆内阁文库藏明崇祯十年（1637）序刊本。

（明）傅仁宇纂辑，（明）傅维藩编集：《审视瑶函》，中国医药科技出版社 2018 年版。

（明）龚居中撰，傅国治等点校：《痰火点雪》，人民卫生出版社 1996 年版。

（明）龚居中撰，江蓉星等校注：《新刻幼科百效全书》，中国中医药出版社 2015 年版。

（明）龚廷贤撰，（明）胡廷训补遗：《新锲御院秘传补遗痘疹辨疑全幼录》，日本国立公文书馆内阁文库藏日本抄本。

（明）胡文焕辑，李经纬等点校：《寿养丛书全集》，中国中医药出版社 1997 年版。

（明）康海纂，（清）孙景烈评注：《（正德）武功县志》，文渊阁四库全书本。

（明）李春熙：《玄居集》，清乾隆二十六年（1761）重刻本。

（明）李东阳撰，周寅宾、钱振民校点：《李东阳集》，岳麓书社 2008 年版。

（明）李时珍：《本草纲目》，人民卫生出版社 2018 年版。

（明）李时珍编著，赵艳等点校：《濒湖脉学》，学苑出版社 2013 年版。

（明）李中梓：《医宗必读》，山西科学技术出版社 2006 年版。

（明）刘伯缙等修，陈善纂：《（万历）杭州府志》，明万历刻本。

（明）刘伦：《济世内科经验全方》，日本宫内厅书陵部藏明刻本。

（明）刘宇：《安老怀幼书》，载曹洪欣总主编，张志斌主编：《中医养生大成》第一部，福建科学技术出版社 2012 年版。

（明）刘浴德：《脉学三书》，中医古籍出版社 2017 年版。

（明）鲁守仁撰，鲁邦杰编：《痘科庭训》，明万历七年（1579）刻本。

（明）陆采：《冶城客论》，清钞本。

（明）陆彦功：《伤寒类证便览》，日本国立公文书馆内阁文库藏明弘治十二年（1499）刊本。

（明）缪希雍撰，夏魁周校注：《神农本草经疏》，中国中医药出版社 1997 年版。

（明）牛若麟修，（明）王焕如纂：《（崇祯）吴县志》，明崇祯刻本。

（明）牛若麟修，（民国）吴锡璜纂：《（民国）同安县志》，民国十八年（1929）铅印本。

（明）全循义、金义孙：《针灸择日编集》，清光绪十六年（1890）上杭罗氏十瓣同心兰室刻本。

（明）申时行：《赐闲堂集》，明万历间刻本。

（明）盛寅：《医经秘旨》，载裘沛然：《中国医学大成三编》第 12 册，岳麓书社 1994 年影印《三三医书》本。

（明）万表集，齐馨、永清点校：《万氏济世良方》，中医古籍出版社 1991 年版。

（明）汪机著，叶进等校注：《伤寒选录》，中国中医药出版社 2015 年版。

（明）王鏊：《（正德）姑苏志》，正德元年（1506）刻本。

（明）王九达：《四诊心传》，中医古籍出版社 2015 年版。

（明）王肯堂著，吴唯等校注：《证治准绳》，中国中医药出版社 1997 年版。

（明）王圻：《稗史汇编》，明万历间刻本。

（明）吴绶：《伤寒蕴要全书》，日本国立公文书馆内阁文库藏丰后佐伯藩主毛利高标献上本。

（明）夏英：《灵枢经脉翼》，中医古籍出版社 1984 年影印本。

（明）萧京著，刘德荣等校注：《轩岐救正论》，线装书局 2011 年版。

（明）徐春甫编集，崔仲平、王耀廷主校：《古今医统大全》，人民卫生出版社 1991 年版。

（明）徐春甫著，张志斌校注：《医学指南捷径六书》，中国中医药出版社 2015 年版。

（明）徐师曾著，罗根泽校点：《文体明辨序说》，人民文学出版社 1962 年版。

（明）薛己：《济世幼科经验全方》，日本宫内厅书陵部藏明刻本。

（明）薛铠著，李奕棋校注：《保婴撮要》，中国中医药出版社 2016 年版。

（明）杨士奇：《东里集》，明刻本。

（明）杨守仁修，（明）徐楚纂：《（万历）严州府志》，明万历六年（1578）刊本。

（明）杨珣：《丹溪心法类集》，复旦大学出版社 2018 年版。

（明）阴有澜：《痘疹一览》，日本国立公文书馆内阁文库藏明刊本。

（明）殷仲春：《医藏书目》，群联出版社 1955 年版。

（明）于谦著，魏得良点校：《于谦集》，浙江古籍出版社 2016 年版。

（明）俞桥撰，肖林榕校注：《广嗣要语》，中国中医药出版社 2015 年版。

（明）张昶：《吴中人物志》，明隆庆张凤翼、张燕翼刻本。

（明）赵献可：《医贯》，人民卫生出版社 1959 年版。

（明）庄应祺编撰，张洁校注：《补要袖珍小儿方论》，中国中医药出版社 2015 年版。

（清）程芳修，（清）郑浴修纂：《（同治）金溪县志》，清同治九年（1870）刻本。

（清）达春布修，（清）黄凤楼、（清）欧阳焘纂:《（同治）九江府志》，清同治十三年（1874）刻本。

（清）高龙光修、（清）朱霖纂:《（乾隆）镇江府志》，清乾隆十五年（1750）增刻本。

（清）顾景星:《白茅堂集》，清康熙间刻本。

（清）黄桂修，（清）宋骧纂:《（康熙）太平府志》，清康熙十二年（1673）修，光绪二十九年（1903）重刊本。

（清）黄瑞图修，（清）姚鼐纂:《（嘉庆）重刊江宁府志》，清嘉庆十六年（1811）修，清光绪六年（1880）刊本。

（清）潘克溥纂修:《（咸丰）蕲州志》，清咸丰二年（1852）刻本。

（清）邵远平撰:《（康熙）仁和县志》，清康熙二十六年（1687）刻本。

（清）汪琥撰，王振亮等校注:《伤寒论辨证广注》，中国中医药出版社 2016 年版。

（清）王国安、（清）黄宗羲纂辑:《（康熙）浙江通志》，清康熙二十三年（1684）刻本。

（清）王宏翰:《古今医史》，清钞本。

（清）王宗尧修，（清）卢纮纂:《（康熙）蕲州志》，清康熙三年（1664）刻本。

（清）魏之琇编，黄汉儒等点校:《续名医类案》，人民卫生出版社 1997 年版。

（清）杨文灏修，（清）杭世馨、丁健纂:《（乾隆）金溪县志》，清乾隆十六年（1751）刻本。

（清）杨滐纂修:《（康熙）常山县志》，清康熙二十二年（1683）钞本。

（清）永瑢等撰:《四库全书总目》，中华书局 1965 年版。

（清）俞震著，焦振廉等校释:《古今医案按》，上海浦江教育出版社 2013 年版。

（清）袁国梓纂修：《（康熙）嘉兴府志》，清康熙二十一年（1682）刻本。

（清）张廷玉等撰，中华书局编辑部点校：《明史》，中华书局 1974 年版。

（清）周溶修，（清）汪韵珊纂：《（同治）祁门县志》，清同治十二年（1873）刻本。

（清）周中孚：《郑堂读书记》，民国十年（1921）刻吴兴丛书本。

（清）左辅纂修：《（嘉庆）合肥县志》，民国九年（1920）王氏今传是楼影印清嘉庆九年（1804）本。

台北“中研院”历史语言研究所校印：《明实录》，台北“中研院”历史语言研究所 1962 年影印本。

包来发主编：《李中梓医学全书》，中国中医药出版社 1999 年版。

陈荣、熊墨年、何晓晖主编：《中医文献》，中医古籍出版社 2007 年版。

范行准：《栖芬室架书目录》，北京医学院理论小组 1975 年油印本。

方春阳编著：《中国历代名医碑传集》，人民卫生出版社 2009 年版。

傅沛藩等主编：《万密斋医学全书》，中国中医药出版社 1999 年版。

高希言、朱平生、田力主编：《中医大辞典》，山西科学技术出版社 2017 年版。

李峰、汤钰林编著：《苏州历代人物大辞典》，上海辞书出版社 2016 年版。

李鸿涛主编：《孤本医籍叙录集》，中医古籍出版社 2016 年版。

李建生、李成文主编：《中医肺病方剂辞典》，中国中医药出版社 2017 年版。

李经纬等主编：《中医大辞典》，人民卫生出版社 2011 年版。

李世华等主编：《龚廷贤医学全书》，中国中医药出版社 1999 年版。

李云:《中医人名大辞典》,中国中医药出版社 2016 年版。

廖育群:《扶桑汉方的春晖秋色:日本传统医学与文化》,上海交通大学出版社 2013 年版。

刘尚恒:《二馀斋文集》,天津古籍出版社 2013 年版。

刘时觉:《浙江医人考》,人民卫生出版社 2013 年版。

刘时觉:《中国医籍补考》,人民卫生出版社 2016 年版。

刘时觉编注:《四库及续修四库医书总目》,中国中医药出版社 2005 年版。

刘时觉主编:《宋以后医籍年表》,学苑出版社 2019 年版。

马继兴:《马继兴医学文集(1943—2009)》,中医古籍出版社 2009 年版。

牛亚华主编:《栖芬室藏中医典籍精选》第一辑,北京科学技术出版社 2016 年版。

钱仲联、傅璇琮、王运熙等总主编:《中国文学大辞典》,上海辞书出版社 1997 年版。

裘沛然主编:《中国医籍大辞典》,上海科学技术出版社 2002 年版。

瞿冕良编著:《中国古籍版刻辞典》,苏州大学出版社 2009 年版。

上海中医学院、上海市卫生局主编:《中医儿科学》,人民卫生出版社 1983 年版。

盛维忠主编:《薛立斋医学全书》,中国中医药出版社 2015 年版。

史常永:《本味集》,中国中医药出版社 2007 年版。

天一阁博物馆编:《天一阁博物馆藏古籍善本书目》,国家图书馆出版社 2016 年版。

王德深编著:《中国针灸文献提要》,人民卫生出版社 1996 年版。

王新陆主编:《山东中医药大学九大名医经验录系列:徐国仟》,中国医药科技出版社 2018 年版。

王重民:《中国善本书提要》,上海古籍出版社 1983 年版。

薛清录主编:《中国中医古籍总目》,上海辞书出版社 2007 年版。

严绍璗:《日藏汉籍善本书录》,中华书局 2007 年版。

严世芸主编:《中国医籍通考》第二卷,上海中医学院出版社 1991 年版。

严世芸主编:《中国医籍通考》第三卷,上海中医学院出版社 1992 年版。

杨楣良、盛燮荪编:《浙江近代针灸学术经验集成》,浙江科学技术出版社 2002 年版。

易宗礼、曹国庆主编:《明代江右闻人》,上海社会科学院出版社 1993 年版。

余瀛鳌、傅景华主编:《中医古籍珍本提要》,中医古籍出版社 1992 年版。

张丽君、丁侃主编:《明代宫廷御医医书撷英》,中国中医药出版社 2022 年版。

郑洪主编:《〈太医院志〉考释与研究》,科学出版社 2022 年版。

郑金生、张志斌:《海外中医珍善本古籍丛刊提要》,中华书局 2017 年版。

郑金生主编:《海外回归中医善本古籍丛书》第七册,人民卫生出版社 2003 年版。

中国古籍善本书目编辑委员会编:《中国古籍善本书目》子部(上),上海古籍出版社 1996 年版。

中国古籍总目编纂委员会编:《中国古籍总目》子部第 2 册,上海古籍出版社 2010 年版。

[日] 丹波元简:《聿修堂藏书目录》,日本国立公文书馆藏本。

[日] 丹波元胤:《中国医籍考》,人民卫生出版社 1956 年版。

[日] 宫内省图书寮编:《图书寮汉籍善本书目》中册,宫内省图书寮昭和五年(1930)版。

[日] 町泉寿郎文著，王铁策译：《江户医学馆的教育——考证医学的奠基》，《医古文知识》2005 年第 3 期。

海霞、陈红梅：《〈魏氏家藏方〉日本流布考》，《中医典籍与文化》2021 年第 2 期。

郎需才：《也谈李时珍任院判之争》，《湖北中医杂志》1986 年第 2 期。

史常永：《薛立斋生平年表》，《中华医史杂志》1981 年第 2 期。

赵小青：《壶隐子医著考述》，《杏苑中医文献杂志》1994 年第 2 期。

周云逸：《明代太医吴绶〈伤寒蕴要全书〉的医药学贡献》，《中医药文化》2022 年第 3 期。

朱紫尧：《吴绶〈伤寒蕴要全书〉主要类方的药物运用规律研究》，云南中医药大学 2021 年硕士学位论文。

责任编辑：詹　夺
封面设计：姚　菲
版式设计：严淑芬

图书在版编目（CIP）数据

海外藏明代太医珍稀古籍研究 / 周云逸 著 . — 北京：人民出版社，
2023.11
ISBN 978－7－01－025997－0

I. ①海…　II. ①周…　III. ①中医典籍－古籍研究－明代
IV. ① R2－52 ② G256.2

中国国家版本馆 CIP 数据核字（2023）第 191721 号

海外藏明代太医珍稀古籍研究
HAIWAICANG MINGDAI TAIYI ZHENXI GUJI YANJIU

周云逸　著

人民出版社 出版发行
（100706　北京市东城区隆福寺街 99 号）

中煤（北京）印务有限公司印刷　新华书店经销

2023 年 11 月第 1 版　2023 年 11 月北京第 1 次印刷
开本：880 毫米 ×1230 毫米 1/32　印张：9
字数：202 千字

ISBN 978－7－01－025997－0　定价：79.00 元

邮购地址 100706　北京市东城区隆福寺街 99 号
人民东方图书销售中心　电话（010）65250042　65289539